実地医家のための
ステロイドの上手な使い方

編集
東邦大学教授 川合眞一

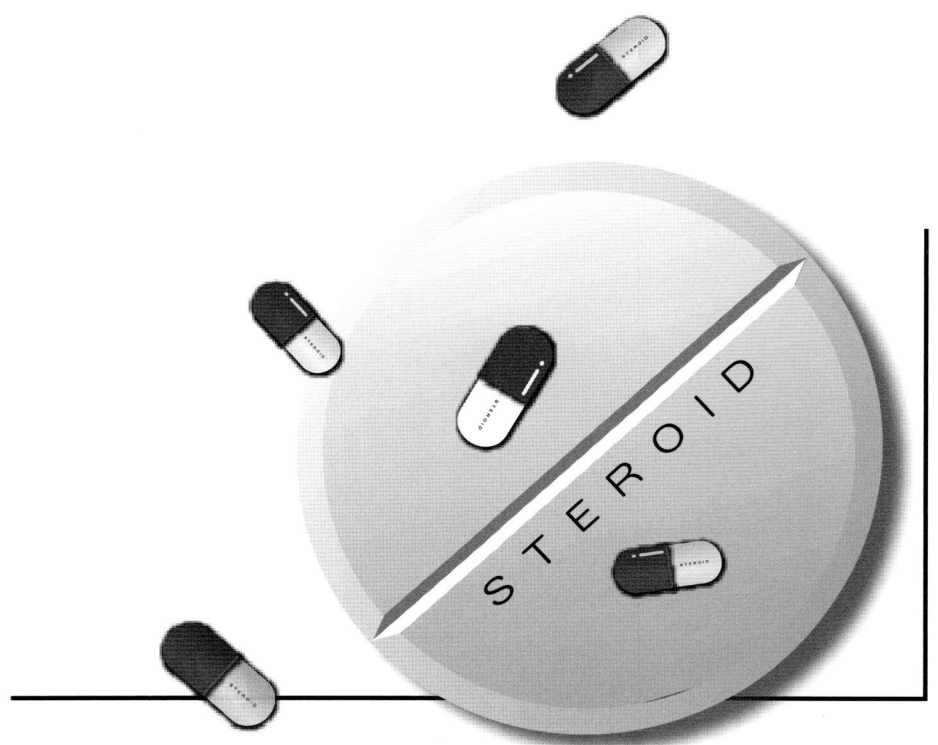

永井書店

●執筆者一覧

●編　集
川合　眞一　（東邦大学医学部付属大森病院膠原病科　教授）

●執筆者（執筆順）
岡部泰二郎　（九州大学大学院医学研究院病態制御内科）
名和田　新　（九州大学大学院医学研究院病態制御内科　教授）
川合　眞一　（東邦大学医学部付属大森病院膠原病科　教授）
鈴木　康夫　（東海大学医学部内科学系リウマチ内科学　助教授）
石橋みゆき　（帝京大学医学部第4内科　教授）
吉田　　正　（星薬科大学薬学部病態生理学教室　教授）
高崎　芳成　（順天堂大学医学部膠原病内科　助教授）
山本　一彦　（東京大学医学部アレルギーリウマチ内科　教授）
田中　良哉　（産業医科大学医学部第1内科学講座　教授）
堤　　明人　（筑波大学臨床医学系内科　助教授）
住田　孝之　（筑波大学臨床医学系内科　教授）
遠藤　平仁　（北里大学医学部膠原病リウマチ感染内科　講師）
村田　　満　（慶應義塾大学医学部内科　講師）
和野　雅治　（金沢医科大学血液免疫制御学　助教授）
斉藤　喬雄　（福岡大学医学部内科学第4講座　教授）
中島　幹夫　（帝京大学医学部内科）
大田　　健　（帝京大学医学部内科　教授）
古要　俊也　（東京医科歯科大学消化器内科）
宮田　達也　（東京医科歯科大学消化器内科）
渡辺　　守　（東京医科歯科大学消化器内科　教授）
野村　恭一　（埼玉医科大学総合医療センター神経内科　教授）
島津　邦男　（埼玉医科大学神経内科　教授）
竹原　和彦　（金沢大学大学院医学系研究科皮膚科学　教授）
稲沖　　真　（川崎医科大学皮膚科学　助教授）
肥塚　　泉　（聖マリアンナ医科大学耳鼻咽喉科　教授）
石岡みさき　（両国眼科クリニック　院長）（墨田区）
横田　俊平　（横浜市立大学大学院医学研究科発生成育小児医療学　教授）
大島　久二　（藤田保健衛生大学医学部臨床検査部　教授）
細野　　治　（東京大学医科学研究所付属病院アレルギー免疫科）
田中　廣壽　（東京大学医科学研究所先端医療研究センター免疫病態分野　助教授）
中村　　洋　（聖マリアンナ医科大学難病治療研究センター　講師）

序　文

　このたび、永井書店の単行本「実地医家に必要なステロイドの上手な使い方」の編集を担当させて頂く機会を得た。1948年9月21日、Hench は合成コルチゾンを初めて関節リウマチ患者に使用し、劇的な効果を得た。彼はこの発見によりノーベル賞を受賞するが、すぐにこの治療は重篤な副作用を引き起こすことも明らかにされた。しかし、それにもかかわらず、その後もステロイドは多くの疾患に使われるようになった。また、多くの新薬が登場しつつある今日にあっても、ステロイドは依然として臨床の場における中心的薬物の1つである。本書は、近代臨床医学の発展に大きく貢献したステロイドについて、実地医家に必要な情報という観点でありながら最新の情報も含んだ内容を、専門家諸氏にわかりやすくご執筆頂いた。本書が多くの臨床医の日常診療に大いに利用して頂くことを期待したい。

　なお、ステロイドはいうまでもなくグルココルチコイド（糖質コルチコイド）、ミネラルコルチコイド（電解質コルチコイド）、および性ホルモンなどを含む幅広いホルモンの総称だが、本書は特に炎症性疾患などで広汎に用いられているグルココルチコイドの解説書として企画・編集した。グルココルチコイドは、歴史的には、コルチコステロイド、副腎皮質ホルモン、副腎皮質ステロイドなどとさまざまに呼ばれてきたが、本書では"ステロイド"に統一させて頂いた。

　最後になりましたが、本書の出版に御尽力頂いた執筆者の諸先生および永井書店の担当者の皆様に深謝致します。

　　平成16年11月吉日

　　　　　　　　　　　　　　　　　　　　　　　　　　編集　川合眞一

I 基礎知識

1. ステロイドの作用機序 ――――――――――――（岡部泰二郎、名和田 新）3

① ステロイドの多彩な作用 ………………………………………………………3
② グルココルチコイド（ステロイド）レセプター（GR）による転写調節 ………4
③ ステロイドの作用と代謝 ………………………………………………………11
④ 視床下部―下垂体―副腎皮質系と炎症反応 …………………………………11
⑤ ステロイドの作用と副作用の分離 ……………………………………………12
⑥ ステロイドに対する分子レベルの抵抗性と感受性 …………………………13

2. 種類・代謝動態・相互作用 ――――――――――――――（川合眞一）16

① ステロイドの種類 ………………………………………………………………16
② ステロイドの代謝動態 …………………………………………………………19
③ ステロイドの相互作用 …………………………………………………………21

3. 副作用とその対策 ――――――――――――――――――（鈴木康夫）23

① ステロイド療法の一般的副作用 ………………………………………………24
② 感染症 ……………………………………………………………………………27
③ 骨粗鬆症 …………………………………………………………………………28
④ 消化性潰瘍 ………………………………………………………………………34
⑤ 高脂血症、高血糖、高血圧、動脈硬化 ………………………………………34

II 臨床使用の実際

1. 内分泌・代謝疾患とステロイド

1 下垂体・副腎疾患におけるステロイドの使い方 ――――（石橋みゆき）41

① 原発性副腎皮質不全の補充療法 ………………………………………………41
② 続発性副腎皮質不全の補充療法 ………………………………………………45

2 甲状腺疾患におけるステロイドの使い方 ————————（吉田　正）48
① 亜急性甲状腺炎 ……………………………………………………………48
② 甲状腺クリーゼ ……………………………………………………………52
③ 悪性眼球突出症 ……………………………………………………………54
④ 粘液水腫性昏睡 ……………………………………………………………56
⑤ 治療のワンポイント ………………………………………………………57

2．リウマチ膠原病疾患とステロイド

1 全身性エリテマトーデスにおけるステロイドの使い方 ————（高崎芳成）60
① 全身性エリテマトーデスの疾患概念・病因 ……………………………60
② 臨床症状と経過・予後 ……………………………………………………61
③ 治療法 ………………………………………………………………………64
④ 副作用とその対策 …………………………………………………………68

2 関節リウマチにおけるステロイドの使い方 ————————（山本一彦）69
① 関節リウマチの概念 ………………………………………………………69
② 臨床症状 ……………………………………………………………………69
③ 検査と診断 …………………………………………………………………70
④ 治療の基本的な考え方 ……………………………………………………71
⑤ 関節リウマチにおけるステロイドの現況 ………………………………71
⑥ ステロイドの適応と用量 …………………………………………………72
⑦ 関節内ステロイド注入 ……………………………………………………73

3 多発性筋炎/皮膚筋炎におけるステロイドの使い方 ————（田中良哉）75
① 疾患の概念 …………………………………………………………………75
② 臨床症状と経過・予後 ……………………………………………………75
③ ステロイドを用いた治療法 ………………………………………………78
④ ステロイドの効果が不十分な症例の治療法 ……………………………79
⑤ 使い方のコツ ………………………………………………………………80

4 血管炎症候群におけるステロイドの使い方 ————（堤　明人、住田孝之）82
① 疾患の概念 …………………………………………………………………82
② 臨床症状と経過・予後 ……………………………………………………82
③ 治療法 ………………………………………………………………………85
④ 使用上の注意 ………………………………………………………………89

5 混合性結合組織病・強皮症におけるステロイドの使い方 ——（遠藤平仁）91
① 混合性結合組織病のステロイド療法 ……………………………………91
② 全身性強皮症のステロイド療法 …………………………………………96

3. 血液疾患とステロイド

1 特発性血小板減少性紫斑病・自己免疫性溶血性貧血における ステロイドの使い方 ────────────────── (村田 満) 99
- ① 特発性血小板減少性紫斑病 ……………………………………………… 99
- ② 自己免疫性溶血性貧血 …………………………………………………… 105

2 白血病・悪性リンパ腫・多発性骨髄腫におけるステロイドの 使い方 ────────────────────────── (和野雅治) 110
- ① ステロイドが治療上重要な位置を占める血液悪性腫瘍 ……………… 110
- ② リンパ系腫瘍におけるステロイド使用時の留意点 …………………… 119

4. 腎炎・ネフローゼ症候群とステロイド ─────── (斉藤喬雄) 124
- ① ネフローゼ症候群 ………………………………………………………… 124
- ② 原発性糸球体腎炎 ………………………………………………………… 133

5. 気管支喘息・COPDとステロイド ──────── (中島幹夫、大田 健) 139
- ① 気管支喘息におけるステロイドの使用 ………………………………… 139
- ② COPDにおけるステロイドの使用 ……………………………………… 147

6. 消化器疾患とステロイド ──────── (古要俊也、宮田達也、渡辺 守) 150
- ① 消化管の疾患 ……………………………………………………………… 150
- ② 肝・胆・膵の疾患 ………………………………………………………… 158

7. 神経疾患とステロイド ─────────── (野村恭一、島津邦男) 172
- ① 免疫異常を主体とする神経疾患 ………………………………………… 173
- ② 炎症を伴う神経疾患 ……………………………………………………… 178

8. 皮膚科疾患とステロイド ──────────── (竹原和彦、稲沖 真) 182
- ① ステロイド全身投与を原則とする疾患 ………………………………… 182
- ② 重症度に応じてステロイド全身投与を考慮すべき疾患 ……………… 186
- ③ 基本的にステロイド外用剤のみを使用し、内服・注射などの全身投与を 行うべきでない疾患 ……………………………………………………… 188
- ④ ステロイド外用剤使用のポイント ……………………………………… 189

⑤ ステロイド(外用剤)・バッシング ……………………………………………190
　　⑥ アトピー性皮膚炎におけるステロイド外用剤の使用上の問題点 …………192

9．耳鼻咽喉科疾患とステロイド ─────────（肥塚　泉）195
　　① 耳科領域 ………………………………………………………………………195
　　② 鼻科領域 ………………………………………………………………………201
　　③ 咽喉頭領域 ……………………………………………………………………203

10．眼科疾患とステロイド ─────────────（石岡みさき）205
　　① 投与方法 ………………………………………………………………………205
　　② 対象疾患 ………………………………………………………………………208
　　③ 副作用 …………………………………………………………………………215

III　特殊な使用法・注意点

1．小児科領域のステロイド療法 ─────────（横田俊平）221
　　① 小児例に対するステロイドの効果と副作用 ………………………………221
　　② 剤型、投与方法の選択 ………………………………………………………227
　　③ 小児期発症のリウマチ性疾患におけるステロイド療法の実際 …………229

2．ステロイドパルス療法・間欠療法 ──────────（大島久二）239
　　① ステロイドパルス療法 ………………………………………………………239
　　② ステロイドパルス療法におけるステロイド使用量 ………………………245
　　③ ステロイドパルス療法時の副作用ならびに代謝に及ぼす影響 …………246
　　④ ステロイド間欠投与 …………………………………………………………248

3．ステロイド不応症のメカニズム ──────────（川合眞一）251
　　① 薬物動態の不応症機序 ………………………………………………………251
　　② 細胞レベルの不応症機序 ……………………………………………………253

4．妊娠・手術での使用法 ─────────────(細野　治、田中廣壽) 258

 ① 妊娠でのステロイドの使用法 ……………………………………258
 ② 手術とステロイド治療 ……………………………………………262

5．関節内ステロイド注入療法 ───────────────(中村　洋) 266

 ① 関節内ステロイド注入に使われる薬剤および薬理 ……………266
 ② 関節内ステロイド注入の対象疾患 ………………………………267
 ③ 関節内ステロイド注入の禁忌 ……………………………………268
 ④ 関節内ステロイド注入の合併症 …………………………………269
 ⑤ 関節内ステロイド注入の実際 ……………………………………270

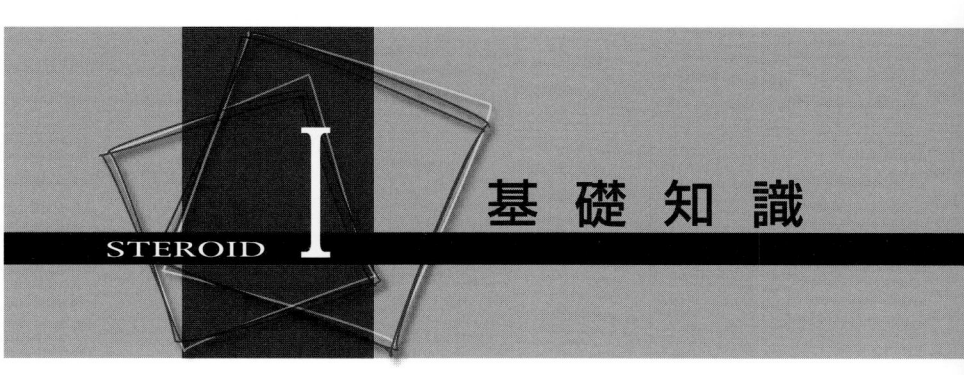

STEROID 1 ステロイドの作用機序

●●●●はじめに

　グルココルチコイド（以下：ステロイド）は臨床の現場で頻用される薬剤であるが、多彩な作用を有しているため、しばしば副作用が問題となる。本総説ではその多彩な作用の基礎にある分子メカニズムを中心に述べていきたい。

1 ステロイドの多彩な作用

　ステロイドは生存のために必須なホルモンであり、種々の生理作用を有していることが知られている。糖代謝、アミノ酸代謝、脂質代謝への作用としては、糖新生促進、蛋白異化促進、脂肪組織における脂肪分解促進作用などが挙げられ、そのほかにも骨・カルシウム代謝、水・電解質代謝、免疫、炎症反応などのさまざまな生理機能に関与する。

　ステロイドを薬剤として使用する場合には、副腎不全に対する補充療法として用いられる場合と、薬理作用としての抗免疫、抗炎症、抗アレルギー作用を期待して投与される場合とがある。ステロイドの抗免疫、抗炎症、抗アレルギー作用はTリンパ球、Bリンパ球、単球・マクロファージ、好酸球、内皮細胞などの細胞に対して、種々の刺激に対する細胞の活性化の抑制、各種のサイトカイン、ケモカインの産生、作用の抑制、接着分子の発現抑制、プロスタグランジンなどのアラキドン酸代謝産物、一酸化窒素（NO）の産生抑制などの作用を及ぼすことにより発揮される。さらにステロイドはリンパ球、好酸球などの細胞に直接作用して増殖抑制、アポトーシスによる細胞死を誘導する。

　こういった抗免疫、抗炎症、抗アレルギー作用以外のステロイドの薬理作用は好ましくない作用、つまり副作用につながることになり、糖尿病、高脂血症、骨粗鬆症、高血圧、不眠、不安、躁・うつ状態などの精神障害、無菌性骨壊死、消化性潰瘍、ステロイドミオパチーによる筋力低下・筋萎縮、動脈硬化、血栓症などが副作用として挙げられる。最も注意すべき副作用の1つが視床下部―下垂体―副腎皮質系の抑制である。比較的大量のステロイドを長期に投与すると視床下部からの副腎皮質刺激ホルモン放出ホルモン（CRH）分泌、下垂体からの副腎皮質刺激ホルモン（ACTH）の分泌、副腎皮質からの内因性のステロイド分泌が抑制される。このような状態でステロイドの投与を急に中止すると、生存に最低限必要な量のステロイドが内因性に合成さ

れないため副腎クリーゼを発症することになり、気づかずに無治療で放置すると不幸な転帰をとることがあるので十分な注意が必要である。

2 グルココルチコイド（ステロイド）レセプター（GR）による転写調節

1 GRによる転写活性化

　ステロイドは一般に脂溶性低分子であり、標的細胞に到達すると細胞膜を受動的に透過しレセプターに結合する。リガンドを結合したレセプターはクロマチンDNAの特定の配列（ホルモン応答配列）を認識、結合し、ホルモン応答性の転写調節因子として遺伝子発現の制御を行う（図1）。レセプターはホルモン刺激のないときは通常種々の熱ショック蛋白（Hsp 90、70、56など）と複合体を形成しているが、リガンドの結合により熱ショック蛋白より解離しホモ2量体を形成してクロマチンDNAと結合する。その結合配列は、GRの場合、AGAACA配列をモチーフとするハーフサイトが3塩基のスペーサーで隔てられた逆位反復配列（AGAACA(N)$_3$TGTTCTまたはAGGTCA(N)$_3$TGACCT配列）からなっている。

　ステロイドホルモンのレセプターにはGR以外に、アンドロゲンレセプター（AR）、ミネラルコルチコイドレセプター（MR）、プロゲステロンレセプター（PR）、そして2種類のエストロゲンレセプターα、β（ERα、β）が知られている（図2）。これらのレセプターは、リガンド依存性転写因子としての機能を発揮できるように共通のドメイン構造をとっている。すなわち中央部にDNA結合領域、そのC末側にリガンド結合領域が存在する。DNA結合領域は各レセプター間で最も相同性の高い部分であり、CⅠ、CⅡと呼ばれる2つのZnフィンガー構造からなり、それぞれ4個のシステインが1つの亜鉛イオンを配位することにより形成される。CⅠの後半部分には、5アミノ酸残基よりなるP　boxと呼ばれる部位があり、この部位で結合するDNAの特異的な塩基配列を識別する。

　転写活性化に関与する領域はN末領域に存在するactivation function-1（AF-1）、リガンド結合領域に存在するactivation function-2（AF-2）である。AF-1は恒常的な転写活性に、AF-2はリガンド誘導性の転写活性に関与する。

　AF-2と相互作用する因子としてp160 family（SRC-1、TIF-2/GRIP-1、P/CIP/AIB-1/ACTR）、CBP/p300などの転写共役因子が知られている。CBP/p300は最初、転写因子CREBのcoactivatorとしてクローニングされたものであるが、GRをはじめ種々の転写因子群と相互作用し、細胞内の転写制御に中心的役割を果たしている。CBP/p300およびp160 familyは内在性、または相互作用するp/CAFのヒストンアセチルトランスフェラーゼ活性（HAT活性）によりクロマチンの構成蛋白で

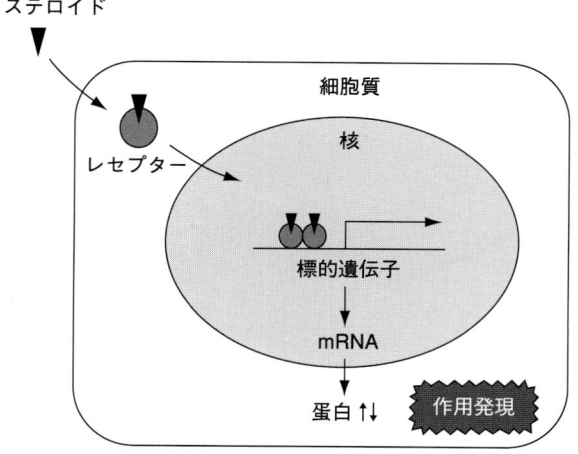

図1／ステロイドによる作用発現

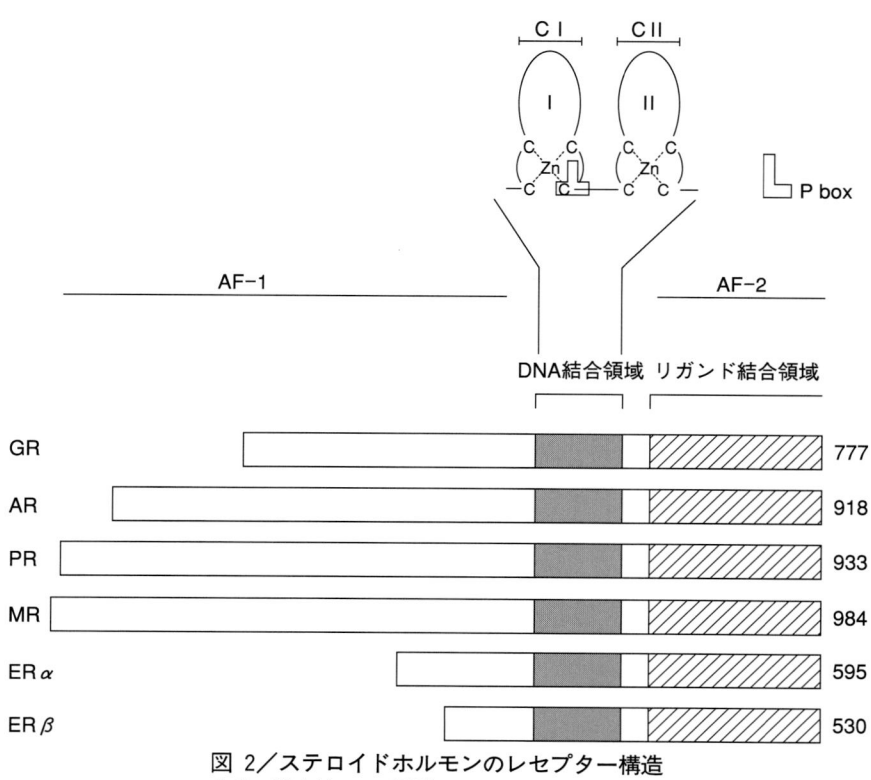

図2／ステロイドホルモンのレセプター構造
右端の数字はアミノ酸数。

あるヒストンをアセチル化しクロマチンを弛緩した状態にする。その結果、転写に関与する種々の因子がDNA上の転写調節領域にアクセスできるようになり転写を活性化すると考えられている(図3)。

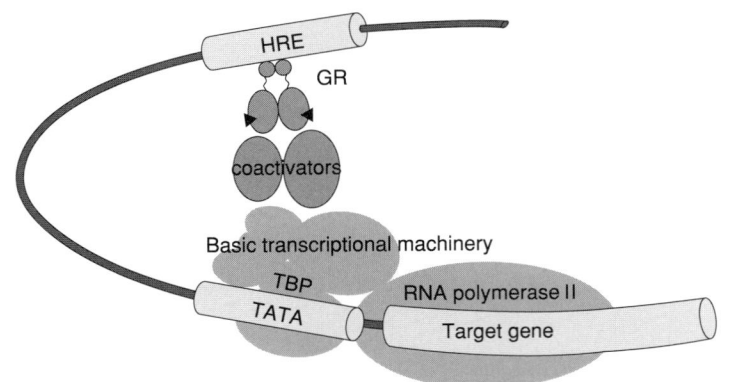

図3／GRによる転写促進の分子メカニズム
HRE：hormone response element（ホルモン応答配列）
TBP：TATA binding protein（TATA結合蛋白）

表1／ステロイドレセプターと相互作用する因子

coactivator
p 160 family
SRC-1
TIF-2/GRIP-1
P/CIP/AIB-1/ACTR
CBP/p 300
DRIP/TRAP 複合体
PGC-1
CARM-1
PRIP/ASC-2/AIB 3/RAP 250/NRC
p 68、p 72
corepressor
N-CoR
SMRT
REA
chromatin remodeling complex
SWI/SNF

GRはp 160 family、CBP/p 300以外にも、ATP依存性クロマチンリモデリング因子であるSWI/SNFや、GRとRNAポリメラーゼとの橋渡しをすると考えられるDRIP/TRAP複合体などさまざまな因子と相互作用する（表1）。AF-2と相互作用するものとして単離された共役因子の一部のものはAF-1とも相互作用するため、これらの共役因子はAF-1とAF-2の分子内相互作用を促進させることにより、GRの転写活性化能を増強させると考えられる。また、AF-1に結合するsteroid receptor RNA activator（SRA）は、蛋白としてではなく、RNAとしてAF-1に結合し転写を活性化する、ユニークな転写共役因子である。

　現在、ステロイドの作用メカニズムを説明する、2ステップモデルが提唱されている（図4）。第1ステップは、GRがクロマチンDNAの標的配列に結合後、クロマチンリモデリング因子であるSWI/SNF複合体をリクルートして、標的配列周辺のクロマチンの構造（スペーシングなど）を変化させ、続いてp 160 family、CBP/p 300などのHAT活性をもった複合体（HAT複合体）をリクルートし、ヒストンをアセチル化してクロマチンを弛緩した状態にする。このようにして第1ステップでクロマチンがほどかれた後、第2ステップでGRにDRIP/TRAP複合体が結合し、GRと基本転写因子の橋渡しをする、というものである。

　ステロイドの作用は特定の組織において特定の遺伝子に対して発揮されるわけであ

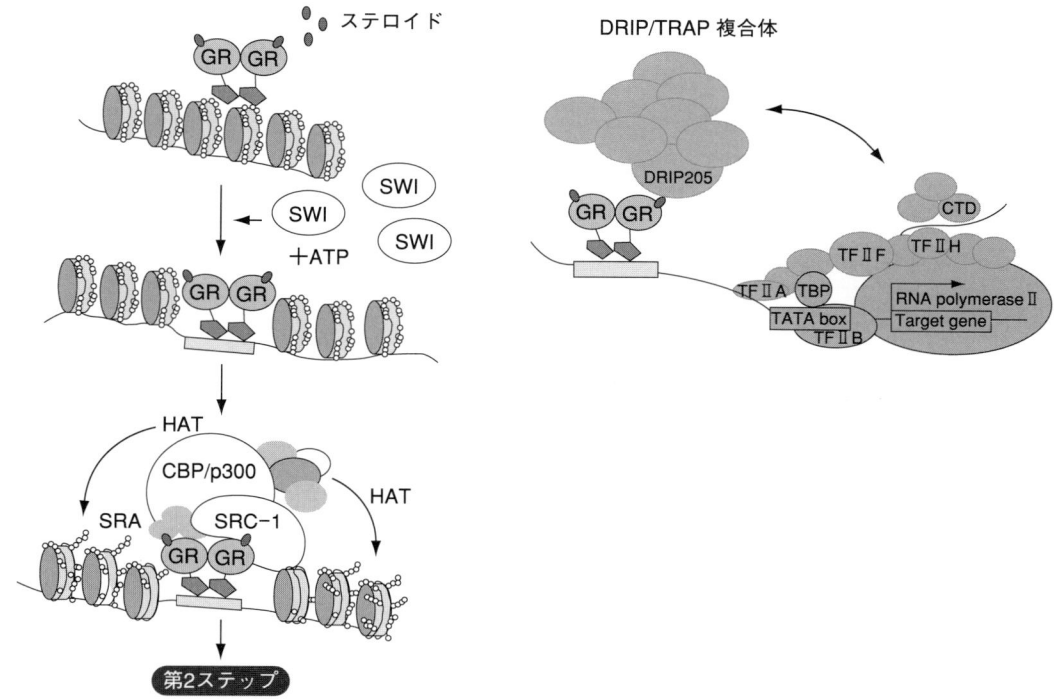

図 4／GR を介したステロイド作用の 2 ステップモデル

るが、この GR のプロモーター特異性、組織特異性がいかにして発揮されているかについては不明の部分が多い。その興味深い調節の例として PGC-1 が挙げられる。ステロイドの肝臓における糖新生作用は主に、phosphoenolpyruvate carboxykinase (PEPCK)、glucose 6-phosphatase などの糖新生に関与する酵素の遺伝子の活性化によるものである。転写共役因子 PGC-1 はもともと脂肪組織において PPARγ 特異的な coactivator としてクローニングされ、組織特異的な coactivator として注目されたが、Yoon ら[1]および Herzig ら[2]は、肝細胞ではグルカゴン（cAMP 刺激）とステロイドの作用によりその発現が誘導され、その結果 GR、HNF-4α などによる PEPCK、glucose 6-phosphatase の遺伝子発現増強作用を促進することが報告された。このことは、GR のプロモーター特異性、組織特異性を考える場合、さまざまな情報伝達系により coactivator の発現、活性が変化し得ることを念頭においておく必要がある。さらに転写因子 Foxo 1 が PGC-1 による糖新生作用の発現にとって重要であり、インスリンはこの Foxo 1 の不活化により糖新生を抑制することが明らかになってきた[3]（図 5）。

　以前より GR はリン酸化による修飾を受けることが知られていたが、近年、GR および coactivator はリン酸化以外にアセチル化、メチル化、ユビキチン化、SUMO-1 化などのさまざまな化学修飾を受け、その活性、細胞内局在、分解などが調節され

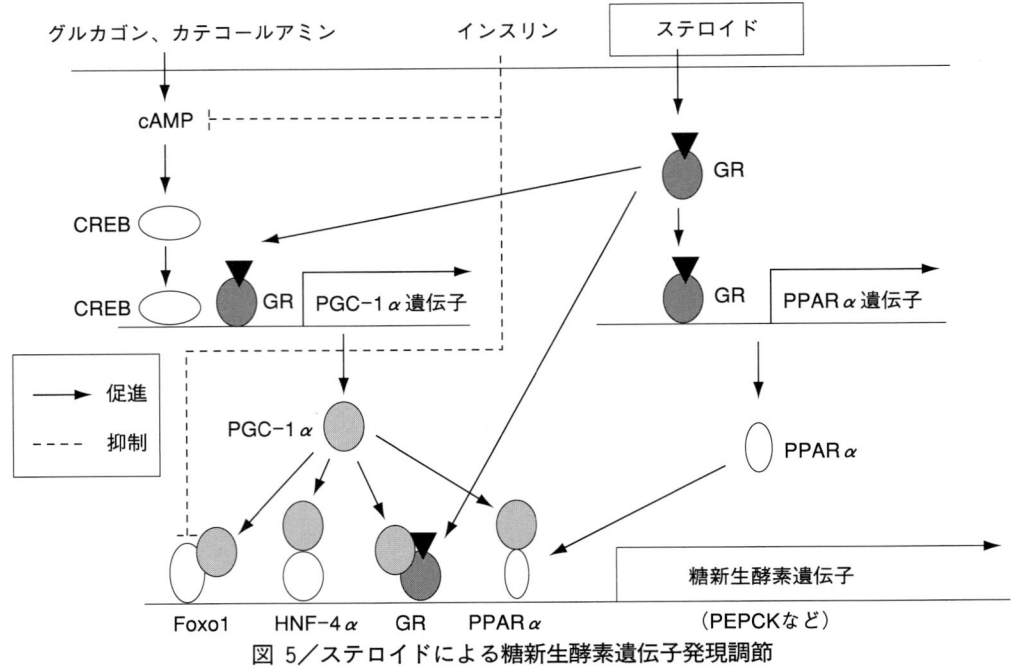

図5／ステロイドによる糖新生酵素遺伝子発現調節

ていることがわかってきた。

　また、GFPなどの蛍光物質を使った最近の研究により、転写をはじめ核内でのさまざまな現象がある一定のcompartmentを形成して遂行されることがわかってきた。rRNAの転写に関与する核小体、スプライシングに関与するsplicing factor compartment、また機能がよくわからないがCajal body、PML bodyなどさまざまなcompartmentが報告されている。nuclear receptor（核レセプター。ステロイドホルモンのレセプターもこの仲間である）もnuclear receptor compartmentを形成し、そのcompartmentがさまざまなcoactivatorをリクルートするためのプラットフォームになっていると考えられるが、まだまだ不明な点が多い。

2　GRによる転写抑制

　ステロイドは転写を活性化するだけでなく、転写を抑制する活性も有している。GRが転写を抑制するメカニズムには大きく分けると、GRが直接DNAに結合する場合とそうでない場合がある。前者はさらに2つに分けられ、1つはほかの転写活性化因子の結合部位にGRが結合して、その因子の結合を阻害する場合（オステオカルシン遺伝子など）、もう1つはnegative glucocorticoid response element（nGRE）に結合して転写を抑制する場合（POMC遺伝子など）がある。後者のDNAに結合しない場合には、GRによるactivator protein-1（AP-1）、NF-κBなどの炎症性転写因子の抑制が挙げられる。このGRによるAP-1、NF-κBの抑制がステロイドの抗炎

症、抗免疫、抗アレルギー作用の主要なメカニズムと考えられている。

　NF-κB は rel family に属する蛋白質のヘテロ 2 量体で、最も主要なものが p 50 と p 65(rel A)のヘテロ 2 量体である。NF-κB は inhibitor of κB(IκB)と結合して不活性型として細胞質に存在する。TNF-α や IL-1 といった炎症性サイトカインなどの種々の刺激により IκB kinase(IKK)複合体が活性化されると、IκB の特定のセリン残基がリン酸化され、さらにリン酸化された IκB はプロテオソーム依存性に分解される。その結果、NF-κB は核に移行し転写因子として種々の遺伝子の転写を活性化する。NF-κB により転写活性化が誘導される遺伝子としては、炎症性サイトカイン、ケモカイン、iNOS、cyclooxygenase-2(COX-2)、接着因子、レセプターなどがあり、ステロイドは NF-κB の作用を抑制してこれらの遺伝子発現誘導を抑制する。

　ステロイドによる NF-κB の抑制機序には少なくとも 2 つあり、1 つは IκB 遺伝子発現を誘導して NF-κB を不活性型として細胞質にとどめておくものであり(図 6-A)、もう 1 つは GR による p 65 サブユニットの抑制である。GR による p 65 の抑制に関しては、GR と p 65 の間での protein kinase A の catalytic subunit(PKAc)または CREB-binding protein(CBP)の奪い合い、NF-κB の標的遺伝子に結合している p 65 の転写活性化能の抑制が挙げられる(図 6-B)。このうち GR と p 65 の間での PKAc の奪い合いに関しては主として細胞質で生じているのに対して、それ以外のものは主に核内での event と考えられる。標的遺伝子に結合している p 65 の転写活性化能の抑制に関しては、標的遺伝子上にリクルートされた RNA ポリメラーゼ II の carboxy ternminal repeat(CTD)の heptad repeat 内の 2 番目のセリン残基の脱リン酸化(図 6-B)、p 65 により活性化された HAT 活性の抑制、標的遺伝子への histone deacetylase(HDAC)-corepressor 複合体の recruitment などのメカニズムが報告されている(図 6-C)。これらのうちどのメカニズムが優位に働いているかは組織、細胞により異なるものと考えられる。

　一方、AP-1 は Jun family および Fos family に属する蛋白質からなるダイマーであるが、そのうち c-Jun および c-Fos からなるヘテロダイマーが最もよく知られている。AP-1 はインテグリンや VCAM-1 などの接着因子、IL-1β や TNF-α などのサイトカイン、iNOS、COX-2 などに加えて、コラゲナーゼなどの matrix metalloproteinase(MMP)の遺伝子発現に関与する。このうちコラゲナーゼは IL-1 などの炎症性サイトカインや成長因子により誘導され、関節リウマチにおける組織傷害性に関与することが知られているが、ステロイドは AP-1 を抑制することによりこの誘導を抑制する。

　GR による AP-1 の抑制の機序としては GR による NF-κB の抑制の場合と同様に、GR と AP-1 が互いに CBP/p 300 を奪い合うこと、また標的遺伝子上に結合した AP-1 がほかの因子と相互作用するのを GR が抑制したり、GR が HDAC-core-

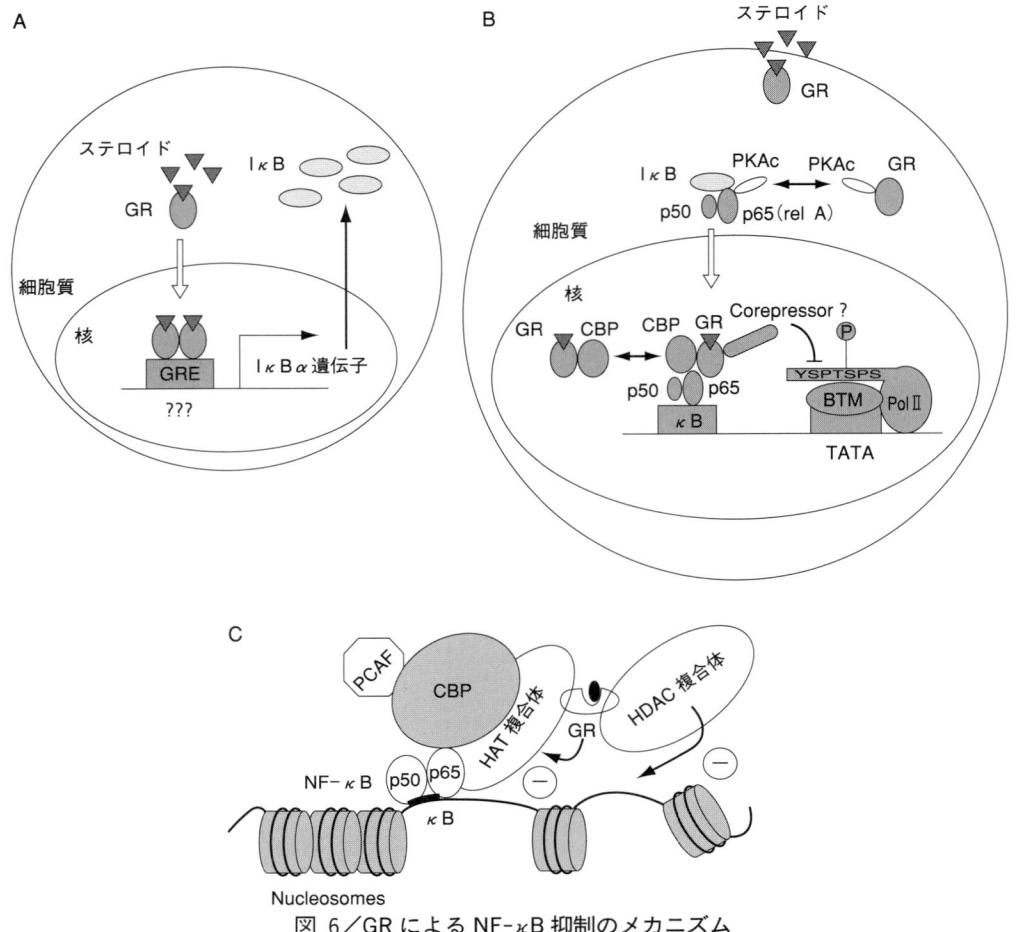

図 6／GR による NF-κB 抑制のメカニズム

pressor 複合体をリクルートしたりする可能性が示唆されている。

　さらにまったく異なるメカニズムとして、AP-1 の活性を調節する情報伝達系を GR が抑制することが報告されている。IL-1 などの炎症性サイトカインや成長因子により AP-1 の活性が誘導される場合、MAP キナーゼの 1 つである Jun N-terminal kinase(JNK) が重要な働きをしている。JNK はその名前のとおり c-Jun の N 末端部をリン酸化して c-Jun の転写活性を上昇させると同時に、Jun や Fos の転写誘導に関係するほかの転写因子の活性化を誘導することが知られている。JNK による AP-1 の活性化のステロイドによる抑制のメカニズムに関しては、GR と JNK の蛋白─蛋白相互作用により、mitogen-activated protein kinase kinase 7(MKK 7) による JNK の活性化が抑制されることが報告されている[4]。また、JNK の不活性化に関与することが示唆されているホスファターゼ、MAP kinase phosphatase-1(MKP-1) が、ステロイドにより蛋白レベルでその量が増加することが報告された[5]。この誘導には MKP-1 の遺伝子発現の増加と蛋白分解の抑制の両方が関与するようである。

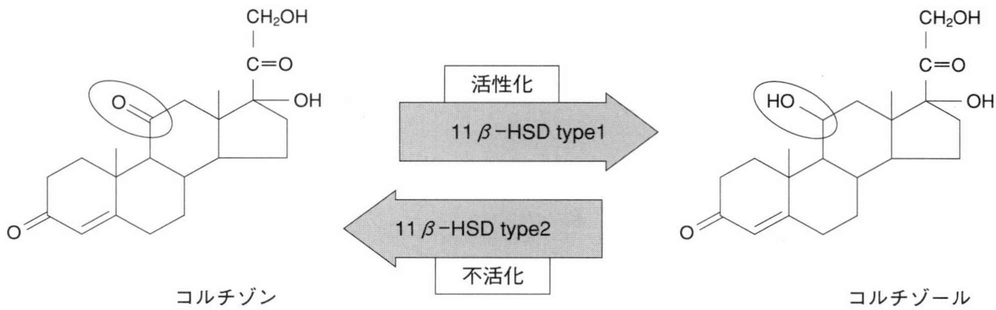

図7／ステロイドの代謝

3 ステロイドの作用と代謝

　ステロイドの作用はGRと転写共役因子だけでなく、ステロイドの代謝によっても調節されている。ステロイドであるヒドロコルチゾン（コルチゾール）とその不活性体であるコルチゾンの相互変換は主に2つの酵素により調節されているが、11β-hydroxysteroid dehydrogenase（11β-HSD）type 1が主に活性化を、11β-HSD type 2が不活性化を担っている（図7）。腎臓の尿細管の細胞は11β-HSD type 2を発現しているため、コルチゾールを不活化しコルチゾールがMRに作用するのを防いでいる。ミネラルコルチコイド（電解質コルチコイド）であるアルドステロンはコルチゾールに比べて量的にはるかに少ないが、11β-HSD type 2のおかげでコルチゾールによりMRを占拠されずに作用を発揮することができるのである。逆に11β-HSD type 1の活性化はステロイドの感受性の亢進に関与し、内臓脂肪での11β-HSD type 1の過度の活性化はmetabolic syndromeに関与すると考えられている。

4 視床下部─下垂体─副腎皮質系と炎症反応

　神経、内分泌、免疫系が相互に関連していることはよく知られているが、そのうち視床下部─下垂体─副腎皮質系（Hypothalamic-Pituitary-Adrenal axis；HPA axis）と免疫、炎症反応とは互いに密接に関連している。炎症反応において産生されたIL-1、TNF-α、IL-6といったサイトカインは視床下部、下垂体に作用してHPA axisを刺激し、副腎皮質よりのステロイドの産生を亢進させる。その結果、ステロイドはリンパ球、マクロファージなどの細胞からのサイトカインの産生を抑制し、過剰なサイトカインの産生が阻止されることになる（図8-A）。HPA axisによる免疫系へのこのネガティブフィードバックの重要性は、次のような実験結果からもうかがえる。つまり、正常なマウスに中程度の量のLPS（エンドトキシン）を注射しても通常致死的にはならないが、両側の副腎を摘出したマウスでは同様なLPSの投与により

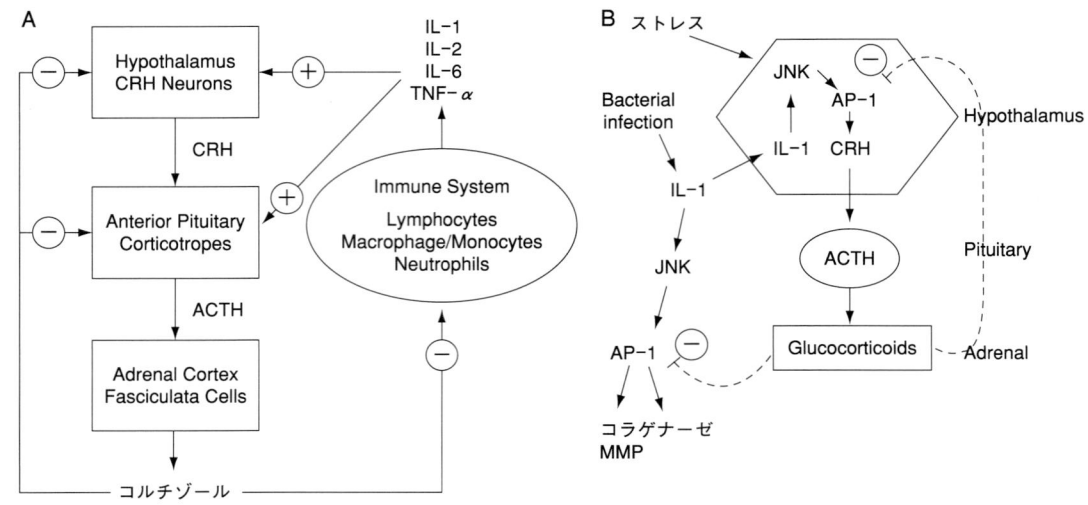

図 8／生体における視床下部−下垂体−副腎皮質系（HPA axis）と炎症との関係

過剰なサイトカインの産生のために致死的になるというものである。

　また前述の JNK、AP-1 の活性化は中枢神経系においても認められており、炎症反応を含む種々の生体へのストレスによる視床下部からの CRH 放出促進にも関与している。それと同時に、ステロイドによる CRH へのネガティブフィードバックには GR による AP-1 の抑制が関係しているようである（図 8-B）。

　HPA axis と炎症との関連でさらに、グラム陰性菌に感染したり LPS に曝露した生後間もないラットでは長期的に HPA axis が亢進し、将来にわたって炎症反応への感受性が低下することが報告されている。一般に HPA axis は生後早期にリプログラミングされると考えられており、したがってこれをヒトに当てはめると、成人の炎症反応への感受性、ストレスへの反応性などを規定する要因の1つに新生児期の感染症の既往などが関係する可能性があると考えられる。

　また、免疫反応の中枢であるT細胞におけるステロイドの役割について興味ある報告がされており、T細胞特異的に GR をノックアウトしたマウスではT細胞の活性化自体が致死的となり、これには COX-2 の過剰な活性化が関与しているようである[6]。

5　ステロイドの作用と副作用の分離

　GR の変異体を用いた *in vitro* および *in vivo* のさまざまな研究により、GR の転写活性化能と転写抑制能は分離できることがわかってきた。特に GR の DNA 結合領域内の2量体形成に関係する D ボックス内に1アミノ酸変異を導入したノックインマウス（GR^{dim}）において、GR の転写活性化能と転写抑制能が分離されることが

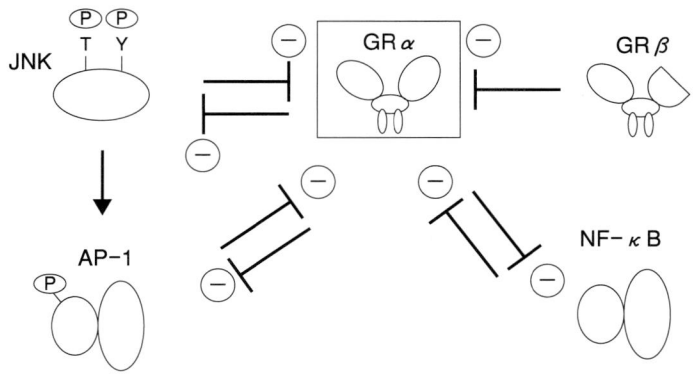

図 9／分子レベルのステロイド抵抗症のメカニズム

Schutz らにより示されている[7]。つまり GR^{dim} マウスでは GR が 2 量体を形成できないため GRE に結合できず、したがって転写活性化能を欠如しているのに対して、NF-κB、AP-1 などの抑制能は保持されている。

一般にはステロイドの抗炎症作用には転写抑制能が、副作用には転写活性化能が関係すると考えられているため、転写活性化能と転写抑制能を分離したステロイド化合物（GR-selective modulator；SeGRM）の開発がいくつかの製薬会社を中心に進められているが、in vivo における完全な転写活性化能と転写抑制能の分離には今のところ成功していない。

6 ステロイドに対する分子レベルの抵抗性と感受性

臨床の場においてステロイドは劇的な効果をもたらす反面、ステロイドがまったく効かない場合をしばしば経験する。そのような場合、もともとステロイドが効かない病態による場合、または元来はステロイド依存性の病態であるが病態の活動性が高く、ステロイドで完全に制御できない場合などの可能性が考えられる。後者は適応症を間違っていないにもかかわらずステロイドの効果が期待どおりに得られない、厳密な意味でのステロイド抵抗症といえる。

このようなステロイド抵抗症の機序として、炎症により GR が量的、質的に変化したり、また炎症の成立に重要な役割を果たしている種々の因子が質的、量的に変化して GR により制御できなくなっていることが考えられる。前者の例として GRβ の関与に関する報告が近年散見されるようになった。GR には alternative splicing により GRα と GRβ の 2 つのアイソタイプを生じることが知られているが、通常 GR といえば GRα のことを指す。当初 GR の cDNA がクローニングされたときは、発現量が少なく意義も不明だった GRβ はあまり注目されなかったが、炎症反応が生じると GRα に比べて GRβ の方の発現量が多くなる場合もあることなどが知られるよう

表 2／GRの感受性調節因子

調節段階	因　　子
リガンド	11β-HSD(type 1、type 2)、ステロイドアゴニストまたはアンタゴニスト、SeGRM、Membrane transporter
GR	GR isoform(GRβ)、GR SNPs、GR mutation
GRの修飾	リン酸化、メチル化、アセチル化、SUMO化、ニトロシル化
シャペロン	熱ショック蛋白質、RAP 46、FKBP、14-3-3
cofactor	coactivator/corepressor(CBP/p 300、p 160 family) SWI/SNF、DRIP/TRAP 複合体、FLASH
転写因子	NF-κB、AP-1、STATs、COUP-TF II、CREB、C/EBP Nur 77、p 53、GATA-1、Oct-1、NF-1
標的遺伝子	PPARα ほか

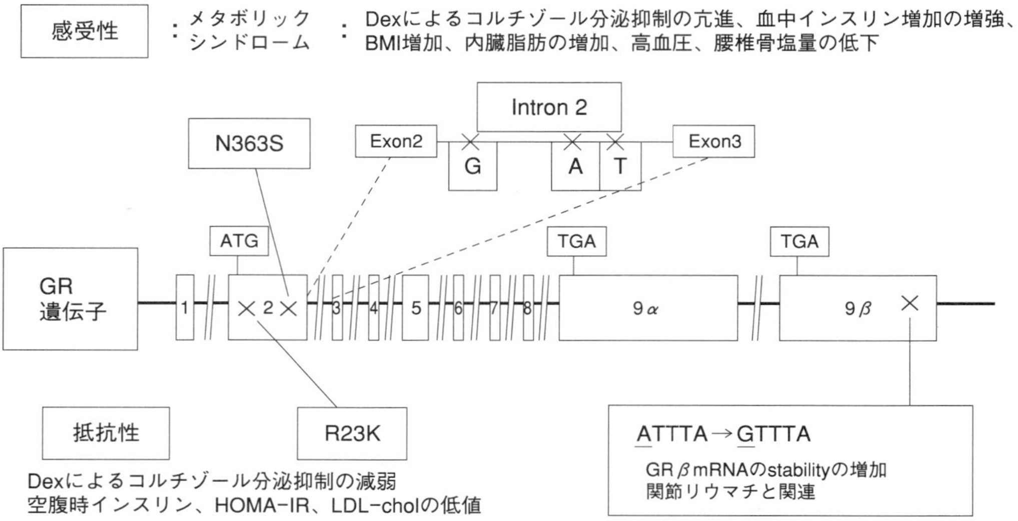

図 10／GR遺伝子の一塩基多型(SNP)

になり、現在ではその意義が見直され始めている。一方、後者の例としてはNF-κB、AP-1などが量的に過剰になった場合が挙げられる。NF-κBやAP-1はGRにより抑制されるだけでなく、逆にGRに対して抑制作用があるため、NF-κB、AP-1などが量的に過剰になると、ステロイドが炎症を抑制できなくなる場合があり得ると考えられる(図9)。

　ステロイドの感受性は表2に示すようにさまざまな因子により調節されており、リガンドレベル、GRの遺伝子多型、変異、発現、翻訳後修飾、GRと相互作用する因子などがある。GR遺伝子の一塩基多型(single nucleotide polymorphism；SNP)に関しても少しずつ明らかになってきている(図10)。エクソン2のN 363 S(363番目のコドンがアスパラギンの代わりにセリンになったもの)はステロイド感受性に、R 23 Kはステロイド抵抗性に関与する[8]。また、感受性亢進に関係するイントロン2

の変異も報告されているが、これは以前より知られていた Bcl I RFLP との関連が示唆されている[9]。エクソン9βの3'-非翻訳領域にある、mRNAの不安定性に関与する配列 ATTTA が GTTTA になっている SNP は、GRβ の量的な増加につながり、関節リウマチと関連することが報告されている[10]。

また、ステロイドの標的遺伝子自体もステロイドの感受性を調節する可能性がある。ノックアウトマウスの解析よりステロイドによる血糖上昇、血圧上昇作用は転写因子 PPARα を介すること、ならびに PPARα は GR の標的遺伝子であることが示され、PPARα の発現の個人差が糖尿病や高血圧などのステロイドによる副作用の発現と関係する可能性があり注目されている（図5）[11]。

●●●おわりに

ステロイドの作用機序にはまだまだ不明な部分が多い。さらなる作用機序の解明と副作用のないステロイドの開発が望まれる。また、GR遺伝子のSNPを含め、ステロイドの感受性を調節するメカニズムがさらに明らかになれば、ステロイドの投与量を個人個人で調節できるテーラーメード医療の実践につながるため、研究の発展が期待されている。

（岡部泰二郎、名和田　新）

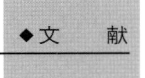
◆文　献

1) Yoon JC, Puigserver P, Chen Get, et al : Control of hepatic gluconeogenesis through the transcriptional coactivator PGC-1. Nature 413 : 131, 2001.
2) Herzig S, Long F, Jhala U, et al : CREB regulates hepatic gluconeogenesis through the coactivator PGC-1. Nature 413 : 179, 2001.
3) Puigserver P, Rhee J, Donovan J, et al : Insulin-regulated hepatic gluconeogenesis through Foxo 1-PGC-1α interaction. Nature 423 : 550, 2003.
4) Bruna A, Nicolas M, Munoz A, et al : Glucocorticoid receptor-JNK interaction mediates inhibition of the JNK pathway by glucocorticoids. EMBO J 22 : 8035, 2003.
5) Kassel O, Sancono A, Kratzschmar J, et al : Glucocorticoids inhibit MAP kinase via increased expression and decreased degradation of MKP-1. EMBO J 20 : 7108, 2001.
6) Brewer JA, Khor B, Vogt SK, et al : T-cell glucocorticoid receptor is required to suppress COX-2-mediated lethal immune activation. Nat Med 9 : 1328, 2003.
7) Reichardt HM, Kaestner KH, Tuckermann J, et al : DNA binding of the glucocorticoid receptor is not essential for survival. Cell 93 : 531, 1998.
8) Wust S, van Rossum EFC, Federenko IS, et al : Common polymorphisms in the glucocorticoid receptor gene are associated with adrenocortical response to psychosocial stress. J Clin Endoclinol Metab 89 : 565, 2004.
9) Stevens A, Ray DW, Zeggini E, et al : Glucocorticoid sensitivity is determined by a specific glucocorticoid receptor haplotype. J Clin Endoclinol Metab 89 : 892, 2004.
10) Derjik RH, Schaaf MJM, Turner G, et al : A human glucocorticoid receptor gene variant that increases the stability of the glucocorticoid receptor α-isoform mRNA is associated with rheumatoid arthritis. J Rheumatol 28 : 2383, 2001.
11) Bernal-Mizrachi C, Weng S, Feng C, et al : Dexamethasone induction of hypertension and diabetes is PPAR-α dependent in LDL receptor-null mice. Nat Med 9 : 1069, 2003.

STEROID 2　種類・代謝動態・相互作用

1　ステロイドの種類

1　種類と特徴

　ヒト副腎から最も多く分泌されるステロイドはヒドロコルチゾン(コルチゾール)であるが、初めて合成され関節リウマチ患者に使われたのはコルチゾンであった。その後、副作用を軽減するために多くのステロイドを開発する努力がなされ、グルココルチコイドとはレセプターの異なるミネラルコルチコイド作用をある程度分離することは可能となった。

　主なステロイドの血漿消失半減期($t_{1/2}$)、グルココルチコイドおよびミネラルコルチコイド作用の強さを表1にまとめた。一般に$t_{1/2}$の長いステロイドほどグルココルチコイド作用は強いが、それだけでは相互の力価の違いを説明できない。血漿中の遊離ステロイドの比率、標的細胞への移行率、レセプターとの結合親和性などの要因も関係している[1]。

　プレドニゾロンとプレドニゾンは、血中ではコルチゾールとコルチゾンと同様の平衡関係にあるため、それぞれの2薬物の力価もほぼ同等である。グルココルチコイド作用には11位の水酸基が必須であり、コルチゾンはコルチゾールに、プレドニゾンはプレドニゾロンに、それぞれ還元されて初めて活性体となる。すなわち、プレドニゾンとコルチゾンはプロドラッグであるといえる。歴史的にわが国では、プレドニゾロ

表1／合成ステロイドの特徴

ステロイド	血漿消失半減期(時間)	グルココルチコイド作用	ミネラルコルチコイド作用	1錠中の量(mg)
ヒドロコルチゾン(コルチゾール)	1.2	1	1	10
コルチゾン	1.2	0.7	0.7	25
プレドニゾロン	2.5	4	0.8	1 or 5
プレドニゾン*	3.3	4	0.8	
メチルプレドニゾロン	2.8	5	0	4
トリアムシノロン	―	5	0	4
パラメタゾン	―	10	0	2
デキサメタゾン	3.5	25	0	0.5
ベタメタゾン	3.3	25	0	0.5

*米国では一般的に使用。

ンが臨床に用いられることが多い。これに対し、欧米、特に米国ではプレドニゾンがよく使われている。表2にステロイドの剤型による分類を示した。以下、剤型別に特徴を述べる。

1. 経口剤

　成人健常人は、1日あたり20 mgのコルチゾールを副腎より分泌している。そこで、ステロイドの錠剤は、原則的には1または2錠中にそれとほぼ同力価のステロイドを含むようにつくられている(表1)。例えば、プレドニン®錠(プレドニゾロン)は1錠5 mgであり、デカドロン®錠(デキサメタゾン)は1錠0.5 mgである。なお、微量の用量の調節にはプレドニゾロンの1 mg錠または散剤が便利である。小児用の経口剤としてはシロップ剤がある。

2. 坐剤

　潰瘍性の大腸炎の直腸炎に対して、局所に高濃度のステロイドが作用することを期待して投与する製剤である。非ステロイド性抗炎症薬の坐剤とは異なり、ステロイドの坐剤は全身投与のためには用いられない。

表 2／ステロイドの剤型(広義のDDS)による分類

DDS		製剤例	特　徴
経口剤	錠剤	各種錠剤	通常1錠中には成人副腎の1日分泌量と同力価を含有
	散剤	各種散剤	微量の減量に便利
	シロップ剤	リンデロン® シロップ	小児用
坐剤		リンデロン® 坐剤	潰瘍性大腸炎に適応
注射剤	水溶性剤	ソル・メドロール® デカドロン® 注射液	パルス療法など大量投与可能 〃
	懸濁剤	ケナコルト-A® デポ・メドロール® ハロアート®	局注で持続効果 〃 関節内投与のアンテドラッグ
	ターゲット製剤	リメタゾン®	初めてのリポ製剤
外用剤	皮膚外用剤	各種軟膏、クリーム、ローション パンデル®	ステロイドの種類、剤型ともに多種類あり 皮膚外用のアンテドラッグ
	噴霧剤(鼻) (気管支) (口腔)	ベコナーゼ® リノコート® アルデシン® サルコート®	噴霧剤のアンテドラッグ(エアゾール) 〃　　　　　　　　　(カプセル) 〃　　　　　　　　　(エアゾール) 〃　　　　　　　　　(カプセル)
	点眼剤	各種点眼剤	
	口腔用剤	ケナログ® アフタッチ®	軟膏 付着型の錠剤
	浸透性外用剤	ファルネラート® ファルネゾン®	外用剤だが関節に浸透して作用する

3. 注射剤

a. 水溶性剤

ステロイドはそのままでは水に溶け難い。そこで、水溶性のステロイドとして、21位をコハク酸やリン酸のナトリウム塩にした製剤が使われている。この改良により、パルス療法などの超大量のステロイド投与が可能となった。一般に、これらのエステル体それ自身には活性がなく、血中に入るとすぐにエステラーゼで加水分解されて遊離のステロイドとなり、作用を発揮すると考えられている。しかし、側鎖の種類によっては加水分解され難いものがあることには注意を要する。例えば、21位がコハク酸やリン酸のプレドニゾロンやデキサメタゾンは容易に加水分解を受け、期待される薬効が得られる。しかし、同じ部位の硫酸塩は加水分解され難く、かなりの部分が尿中に未変化体で排出されるために十分な薬効が得られないとされている[1]。

b. 懸濁剤

水に難溶性で局所にとどまる性質を利用して、懸濁剤が臨床に用いられている。21位に酢酸の側鎖をもつものが多く、皮下注や筋注では全身的な持続効果を期待して使用する。一方、関節腔内や炎症巣に注射する場合は、局所に高濃度かつ長時間作用することを期待している。酢酸ハロプレドンは関節リウマチ患者の関節腔内に投与するが、局所で長時間とどまって効果を発揮し、全身吸収後は速やかに不活性化される。こういった薬剤をプロドラッグに対する概念でアンテドラッグと呼ぶ。Leeら[2]が皮膚外用剤で提唱した概念である。

c. ターゲット製剤

パルミチン酸デキサメタゾンをリピッドマイクロスフェアーに封入したリポ製剤をリポステロイドと呼ぶ[3]。リピッドマイクロスフェアーは大豆油である中心部分とそれを被うレチシン層とで構成されている。デキサメタゾンは大豆油に溶解性が低いため、21位にパルミチン酸をつけて脂溶性を増した。リピッドマイクロスフェアーが炎症部位に選択的に取り込まれる性質を利用したターゲット療法薬である。臨床的には関節リウマチ患者に対して2週に1回の静注が承認されており、下垂体抑制などの副作用が少ないという。

4. 外用剤

皮膚外用剤としては、多くの剤型が市販されている。疾患や症状の強さに応じた各種外用剤の使い分けの詳細については他稿に譲りたい。プロピオン酸ベクロメタゾンはアンテドラッグ(前述)で、気管支喘息、アレルギー性鼻炎、口内炎などを対象とした種々の噴霧剤が開発され、臨床に用いられている(表2)。ユニークなステロイド浸透性外用剤としては、ファルネシル酸プレドニゾロンがある。本剤は、皮膚より吸収されて血液を介さずに深部に浸透し、関節の炎症部分にとどまり作用する。関節リウマチによる手・肘関節炎に対するプラセボを対照とした二重盲検比較試験でも、有効

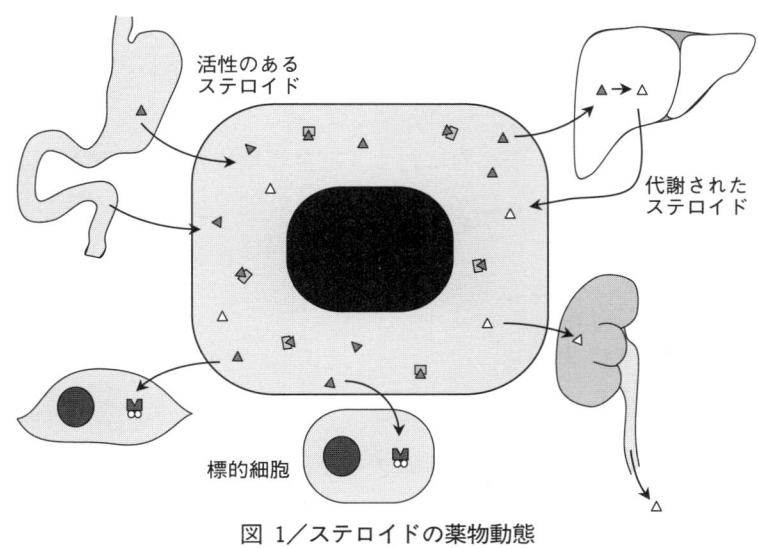

図1／ステロイドの薬物動態

性が確認された。

2 ステロイドの代謝動態

　図1に、ステロイドが吸収されて血中を運ばれ、各標的臓器に達するまでの経路を示した。同時に、ステロイドは一般に肝で代謝されて、その代謝産物が腎から排泄される。以下、それぞれのステップにおける代謝経路の特徴をまとめた。

1　吸収・生物学的利用率

　一般に、ステロイドはいずれも70〜100％が消化管から吸収される。臨床でよく併用される水酸化アルミニウムなどの制酸剤やシメチジンは、プレドニゾンの吸収に対して影響しないとされている。一方、3ケイ酸マグネシウム5gとデキサメタゾンとを同時投与すると、内因性コルチゾール分泌抑制の程度が減弱したとする報告もある。しかし、一般的にいえば、ステロイドの吸収に対する胃薬の併用はほとんど問題がないと考えてよい。ステロイドが水に難溶性であるため、21位をエステル抱合し水溶性とした製剤が注射剤としてよく用いられる。前述したように、体内で加水分解されて遊離のステロイドになると作用を発揮する。

2　標的臓器への運搬

　ステロイドは、血中で蛋白結合型と非結合型として存在している。一般に非結合型のステロイドが標的細胞の細胞膜を拡散によって通過し、細胞質に存在するステロイドレセプターに結合するものと理解されている。コルチゾールとプレドニゾロンが血

中のコルチコステロイド結合グロブリン(CBG)と強い親和力を有するのに対し、コルチゾン、プレドニゾン、メチルプレドニゾン、デキサメタゾンおよびベタメタゾンは、いずれも CBG とはほとんど結合しない。一方、アルブミンはこれらのステロイドすべてと結合するが、親和力は弱く、結合容量は非常に大きい。例えば血漿中のコルチゾールの存在様式は、CBG と 77%、アルブミンと 15%結合し、残り 8%が遊離型とされている。プレドニゾロンもおおむね同様と考えられているが、デキサメタゾンは 77%、ベタメタゾンは 62%が主としてアルブミンと結合する。

3 代謝経路

表 3 に、各種ステロイドの主要代謝経路および尿中代謝産物の形態をまとめた[1]。前述したように、活性のあるコルチゾールとそのままでは活性のないコルチゾンとは 11β-hydroxysteroid dehydrogenage による可逆的な平衡関係にあり、正常人血漿中の濃度比はコルチゾール：コルチゾン＝2.8：1 である。各々、A 環の 2 重結合および 3 位ケト基の還元により tetrahydrocortisol と tetrahydrocortisone に代謝される。これがコルチゾールとコルチゾンの主要代謝経路だが、一部はさらに 20 位の還元を受ける。また、極性の高い 6β-hydroxycortisol に代謝されるものもあり、さらにほかの一部は側鎖切断により C-19 ステロイドに代謝される。これら代謝産物の大部分が、二次代謝を受ける。A 環還元代謝産物は 3 位、A 環非還元代謝産物は 21 位で、グルクロン酸抱合あるいは硫酸抱合されて尿中に排泄される。そのため、尿中に未代謝のコルチゾールは 1%未満しか回収されない。また、糞便など腎外排泄は極めて少ないとされている。

プレドニゾロンは、コルチゾールの場合と異なり A 環還元はほとんど認めず、20 位還元と 6β 位水酸化が主要代謝経路とされている。尿中代謝産物ではグルクロン酸抱合などの抱合型の割合が減少する。未代謝のプレドニゾロンは非抱合分画に多く含まれるが、投与量の 10〜40%が回収される。また、メチルプレドニゾロン、デキサメタゾン、ベタメタゾンに関しては、いずれも 6β 位水酸化が主要代謝とされている。

肝にはステロイド代謝経路にかかわるすべての酵素が存在する。しかし、腎などの

表 3／ステロイドの主要代謝経路と尿中代謝産物

| | 代 謝 経 路 ||||| 尿 中 代 謝 産 物 ||||
| | | | | | | 抱 合 型 ||| 非抱合型 |
	A環還元	11位酸化	20位還元	6位水酸化	側鎖切断	グルクロン酸抱合	硫酸抱合	その他	
コルチゾール	┼┼┼	┼┼	┼┼	＋	＋	┼┼┼	＋	＋	＋
プレドニゾロン	±	┼┼	┼┼┼	┼┼	＋	┼┼	＋	＋	┼┼
メチルプレドニゾロン	−	＋	┼┼┼	┼┼	？	＋	＋	＋	┼┼
デキサメタゾン	−	＋	＋	┼┼┼	？	＋	？	？	┼┼
ベタメタゾン	−	＋	┼┼	┼┼┼	＋	＋	＋	＋	┼┼

(文献 1) より引用)

肝外組織にも 11 位酸化や 20 位還元などのいくつかの酵素が確認されている。

4 代謝速度

各ステロイド間の代謝速度を比較すると(**表1**)、$t_{1/2}$の長いものほど強力である傾向は認められるが、それのみでは抗炎症作用の力価の大きな違いを説明できない。前述したように、ステロイドの力価の差には、代謝速度の差異に加え、血漿遊離薬物の比率、相互転換し得る代謝物との転換率、標的臓器、特に病変部位への移行率、レセプターとの親和力などのさまざまな要因の関与があると考えられる。

患者の病態によって、ステロイド代謝速度は変動することが知られている[4]。例えば、プレドニゾロンは肝不全患者では影響を受け難いが、高度腎不全患者では代謝が阻害される。高度腎不全では健常人に比べて約2倍量の投与と同等であると推定されるため、過剰投与にならないように注意する必要がある。一方、デキサメタゾンは、肝不全では代謝が阻害されて体内に蓄積傾向となる。しかし、腎不全では逆に代謝が亢進するといった奇妙な現象が認められた。この原因の詳細は不明だが、代謝経路の違いによる可能性が考えられた。いずれにしても、ステロイド代謝に関係した肝や腎の臓器障害を有する患者では、ステロイドの種類と用量には注意を要する。

5 体内分布・分泌

ステロイド静注後の関節腔内移行を検討した研究によると、120分で血漿とほとんど同じ濃度に達していた。一方、脳脊髄液にもコルチゾールは速やかに血漿濃度の20%の濃度で移行し、唾液中にも血漿濃度の約10%が分泌されるが、ともに血中の遊離コルチゾール濃度の反映と考えられている。また、唾液中プレドニゾロン濃度は、血漿遊離薬物濃度にほぼ等しい。

筆者は、かつてプレドニゾロン 30 mg/日投与中の全身性エリテマトーデス患者の乳汁中プレドニゾロン濃度を測定した。その結果、0.2〜0.6 μg/dl の範囲で推移し、その間の血漿中濃度は 12〜22 μg/dl であった。すなわちプレドニゾロンは血漿濃度の3%前後と極めて微量しか乳汁に移行せず、仮に 0.6 μg/dl のプレドニゾロンを含む乳汁 1,000 ml を乳児が摂取しても、わずか 6 μg/日のプレドニゾロンが移行するに過ぎず、ほとんど無視し得るものと考えられる。

3 ステロイドの相互作用

ステロイドには、**表4**に示したような多くの相互作用が知られている[5]。これらの中では、ステロイドとフロセミドなどの利尿剤の併用による低カリウム血症については、臨床的にしばしば観察される。

抗てんかん薬やリファンピシンとの併用により、ステロイド代謝が亢進してステロ

表 4／ステロイドと他の薬物との相互作用

機　序	他薬物	影響する方向	ステロイド	結　果
1．同じ作用（副作用）	免疫抑制薬	←→	ステロイド	重篤な感染症
	アンホテリシンB サイアザイド系利尿薬 エタクリン酸 フロセミド 甘草（リコリス）	←→	ステロイド（特に電解質作用の強いもの）	低カリウム血症
	非ステロイド性抗炎症薬	←→	ステロイド	消化性潰瘍合併率増加
2．相反する作用	経口糖尿病薬	←→	ステロイド	血糖値上昇
	生ワクチン	←→	ステロイド	弱毒ワクチンの全身感染症
	抗凝固薬	←→	ステロイド	抗凝固効果減弱/増強？
3．吸収阻害	経口カルシウム	←→	ステロイド	吸収率低下
	ケイ酸アルミニウム	→→	デキサメタゾン	吸収率低下？
4．結合蛋白	経口避妊薬（エストロゲンを含む製剤）	→→	プレドニゾロン	結合蛋白増加による薬効減弱[*1]
5．薬物代謝	バルビタール系薬物（フェノバルビタールなど） フェニトイン カルバマゼピン リファンピシン	→→	ステロイド（種類により代謝亢進の程度異なる[*2]）	CYP3A4誘導によるステロイド代謝亢進のために薬効低下
	エフェドリン	→→	デキサメタゾン	酵素誘導と肝血流量の増加による代謝亢進
	シクロホスファミド	←→	ステロイド	活性化減弱（初期） 活性化増強（長期併用）
	経口避妊薬（エストロゲンを含む製剤）	→→	プレドニゾロン	代謝阻害による薬効増強[*1]
6．レセプター拮抗	イミダゾール系抗真菌薬	→→	ステロイド	結合阻害による薬効低下

[*1]：代謝阻害による作用が強く、結局は作用は増強する。
[*2]：デキサメタゾン＞プレドニゾロン＞コルチゾールの順で代謝が亢進する。

イド不応症になることがある。この場合、ステロイドの種類によって代謝亢進の程度が異なり、デキサメタゾン、プレドニゾロン、コルチゾールの順で亢進する。この相互作用の詳細は、本書の他章に紹介する（251頁）。

（川合眞一）

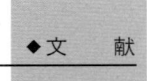

◆文　献

1) 川合眞一，市川陽一，本間光夫：合成ステロイドの代謝．最新医学 39：1556-1563, 1984.
2) Lee HJ, Soliman MRI：Anti-inflammatory steroids without pituitary-adrenal suppression. Science 215：989-991, 1982.
3) Mizushima Y, Hamano T, Yokoyama K：Tissue distribution and anti-inflammatory activity of corticosteroids incorporated in lipid emulsion. Ann Rheum Dis 42：263-267, 1982.
4) Kawai S, Ichikawa Y, Homma M：Differences in metabolic properties among cortisol, prednisolone, and dexamethasone in liver and renal diseases ; accelerated metabolism of dexamethasone in renal failure. J Clin Endocrinol Metab 60：848-854, 1985.
5) 川合眞一：副腎皮質ステロイド．今日の治療薬 2004，水島　裕（編），pp 196-206，南江堂，東京，2004.

3 副作用とその対策

●●●はじめに

　ステロイドは膠原病をはじめ、慢性閉塞性肺疾患（COPD）、ネフローゼ症候群、皮膚疾患、血液疾患などの難治性疾患の治療に広く使われている。適応疾患の性質上、長期にわたって使用されることが多いため、副作用を把握し対策を立てることが臨床的に重要である。ステロイドは生体内のほとんどすべての細胞にとって重要な生理作用を営んでいるため、そのレセプターはほとんど全身の臓器に分布している。臨床的に問題となる副作用は、本来の生理作用が過剰に発現する結果、あるいは薬理量になって現れる作用の結果生じるもので、多臓器にわたり、多彩である（図1）。本稿ではステロイド療法の副作用のうち、臨床上重要と考えられる副作用とその対策について解説する。

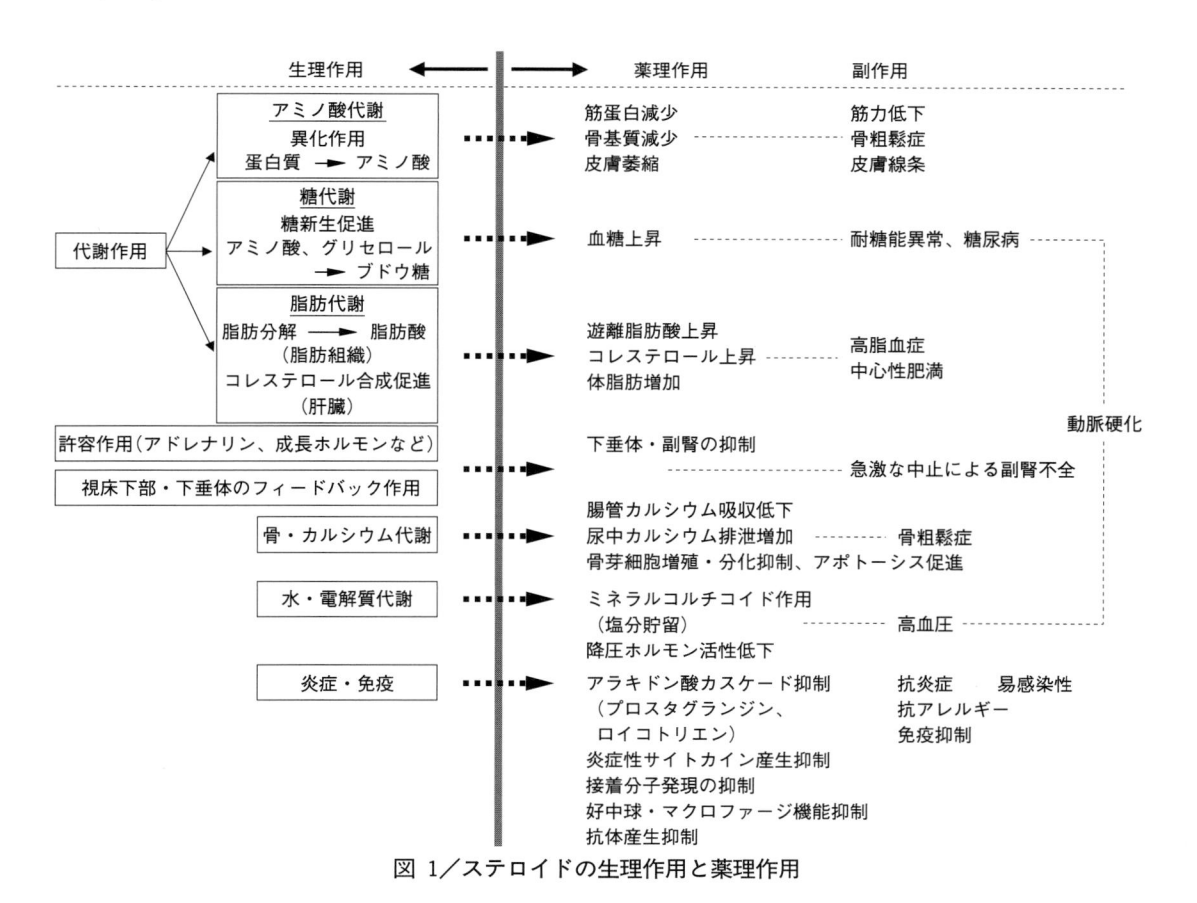

生理作用		薬理作用	副作用
代謝作用	アミノ酸代謝 異化作用 蛋白質 → アミノ酸	筋蛋白減少 骨基質減少 皮膚萎縮	筋力低下 骨粗鬆症 皮膚線条
	糖代謝 糖新生促進 アミノ酸、グリセロール → ブドウ糖	血糖上昇	耐糖能異常、糖尿病
	脂肪代謝 脂肪分解 → 脂肪酸 （脂肪組織） コレステロール合成促進 （肝臓）	遊離脂肪酸上昇 コレステロール上昇 体脂肪増加	高脂血症 中心性肥満 動脈硬化
許容作用（アドレナリン、成長ホルモンなど）		下垂体・副腎の抑制	急激な中止による副腎不全
視床下部・下垂体のフィードバック作用			
骨・カルシウム代謝		腸管カルシウム吸収低下 尿中カルシウム排泄増加 骨芽細胞増殖・分化抑制、アポトーシス促進	骨粗鬆症
水・電解質代謝		ミネラルコルチコイド作用 （塩分貯留） 降圧ホルモン活性低下	高血圧
炎症・免疫		アラキドン酸カスケード抑制 （プロスタグランジン、ロイコトリエン） 炎症性サイトカイン産生抑制 接着分子発現の抑制 好中球・マクロファージ機能抑制 抗体産生抑制	抗炎症　易感染性 抗アレルギー 免疫抑制

図1／ステロイドの生理作用と薬理作用

表 1／ステロイド療法の主な副作用

重症な副作用	軽症な副作用
1．感染症の誘発・増悪*	1．痤瘡様発疹*
2．消化性潰瘍	2．多毛症
3．骨粗鬆症*、骨折	3．満月様顔貌*、中心性肥満
4．精神障害	4．皮膚線条*
5．過血糖*、糖尿病	5．皮下出血、紫斑
6．血圧上昇*、高血圧	6．食欲亢進*、体重増加*
7．高脂血症*	7．月経異常
8．動脈硬化、心電図異常	8．多尿、多汗
9．副腎不全	9．不眠*
10．無菌性骨壊死	10．白血球増多*
11．白内障、緑内障	11．脱毛
12．血管炎、血栓症	12．浮腫
13．筋力低下*、筋萎縮	13．低カリウム血症

*しばしばみられる副作用　　　　　　　　　　　　　　　　　（文献1）より引用）

1 ステロイド療法の一般的副作用

表1にステロイド療法の副作用を示す[1]。

このうち臨床上特に問題となる感染症、骨粗鬆症、消化性潰瘍、動脈硬化については別項で詳細に述べるが、それ以外の副作用について簡単に解説する。

1 外観上の変化

ステロイド服用者ではクッシング症候群と同様の外見上の変化が認められる。満月様顔貌、野牛肩、皮膚線条、頬部紅潮、皮膚易出血性などは中心性の脂肪沈着や蛋白質の異化作用によって生じた皮膚菲薄化が原因である。脂肪沈着は脂肪細胞のホルモン感受性リパーゼの活性低下や、間接的なインスリン分泌亢進を介して起きるが、ステロイドやインスリンに対する感受性が、身体の部位によって異なるため、中心性肥満が起きるものと理解されている。こうした外見上の変化や食欲亢進による体重増加・肥満は、特に女性患者で精神的な負担になっている。この作用はステロイドが本来もっている生理作用であり、投与量が少なくなれば必ず改善することを十分説明しないと、勝手に治療を中断して基礎疾患の悪化を招く恐れがある。

2 ステロイド筋症

ステロイドは筋肉に対して異化作用を示し、筋肉からアミノ酸を放出させる。臨床的には筋萎縮、筋力低下をきたし"ステロイド筋症"と呼ばれる。筋原性酵素の上昇はないが、尿中クレアチン排泄量は増加する。筋力低下を防ぐため、基礎疾患のコントロールがよければ適度な運動が必要である。

3 間脳・下垂体・副腎系の抑制

薬剤として投与されたステロイドは視床下部および下垂体の両者に抑制的に働いて、CRFおよびACTH分泌を抑制する。このような状態が長く続くと、副腎はACTHに対する反応性を失い、萎縮に陥る。ステロイド療法による下垂体・副腎系の抑制は臨床的に重要な問題である。

投与方法により異なるが、一般的に間脳・下垂体機能は、連日分割投与法では、プレドニゾロン5 mg/日以下では3年間の投与でもほとんど抑制されないが、10〜15 mg/日、3年以上で、また総投与量7 gでは全例で抑制される。隔日あるいは1日1回投与法では間脳・下垂体系の抑制は少ない。いったん抑制された下垂体・副腎機能は、投与量を生理的分泌量以下に減量後、徐々に回復する。ACTH分泌の回復の方が早く、高ACTH血症が続いた後、ヒドロコルチゾン(コルチゾール)、ACTHともに正常化する。下垂体・副腎の完全な回復までには9ヵ月を要する。下垂体・副腎系が抑制されている間は、大手術などのストレス時にはアジソン病に準じてステロイドを増量しなければならない。一般的に、ステロイドカバー(262頁)と呼ばれる。大きなストレスの際には、コルチゾールとして200 mg程度を投与する。ACTHで最大刺激時に副腎から分泌されるコルチゾールの量から推定した投与量である。

さらに急速な減量・中止は、ステロイド離脱症候群と呼ばれる急性副腎不全様の症状(食思不振、嘔吐、発熱、情動不安、筋・関節痛)を呈することがある。このとき下垂体・副腎機能が正常に保たれていることもあり、ステロイド過剰状態が急速に正常ないし正常以下に減少したときに起きるものと考えられる[2]。離脱症候群の諸症状はステロイドの増量によって速やかに消失する。

4 精神症状

ステロイドレセプターは海馬など中枢神経に広く存在しており、ステロイドにより神経の興奮性、グルコース代謝、シナプス伝達などが修飾を受ける。ステロイドの長期大量療法では行動や記憶の障害が起きることも知られているが、臨床的に遭遇するのは不眠、不安、躁・うつ状態などの精神症状で、特に頻度が多いのはうつ症状である。精神症状はステロイド投与の対象となった基礎疾患でも起きる。しかし、ステロイド療法が第一選択薬である全身性エリテマトーデス(SLE)と中枢神経症状はほとんどみられない多発性筋炎で比較した成績では[3]、情動障害は両疾患にみられ、ステロイド療法が膠原病患者の精神症状に深くかかわっていることを示唆する。SLEの治療中では、SLEに伴う精神症状(中枢神経ループス)とステロイドによる精神症状の鑑別が難しい場合も多い。SLEの神経精神症状は精神病群(psychosis)や器質脳症候群(organic brain syndrome)といった精神症状と神経症状に分けられる[3]。意識障害を伴う錯乱、せん妄状態、認知障害のような器質脳症候群はSLE活動性が十分抑制され

ていない治療開始早期に起き、ステロイドの増量で改善する例も多くみられる。一方、躁・うつ状態を主体とした意識障害を伴わない精神病は、ステロイド増量から十分な時間が経過した時期に起こり、ステロイドの減量と向精神薬の投与で改善する症例が多かった。したがって、意識障害のない精神症状はステロイド療法と関連する場合が多いと考えられる。しかし、器質脳症候群の発症時期はステロイド増量後の数日後に多くみられることから、器質脳症候群はSLEの活動性に関連しており、発症にステロイド増量が契機となっている可能性がある[4]。

最近の報告では、ステロイドによる精神症状はSLE患者の5%にみられ、ステロイド投与量や投与法とは関連がなかった。ステロイドによる精神症状をきたす症例では低アルブミン血症、低補体血症、不安神経症の既往、精神症状の家族歴がみられる頻度が多く、ステロイド誘発精神症状の危険因子として注意が必要である[5]。

ステロイドによる精神症状の際には、可能な限り速やかに減量し、原病の疾患活動性の再燃を抑えるために免疫抑制薬の併用も考慮する。

不眠は、夜の投与量を少なめにするなど投与方法の工夫によって解消できる場合もある。

5 無菌性骨壊死

骨格系の副作用としては後述する骨粗鬆症とともに無菌性骨壊死が重要である。SLE[6]、腎移植患者にみられる無菌性骨壊死は、ステロイド療法と密接に関連している。しかし、ステロイド非服用者にも認められることから、骨粗鬆症、血管炎、脂肪塞栓、血液凝固能亢進などの多因子が関与しているものと推定される。最近、無菌性骨壊死の原因として骨髄圧の上昇と血流障害が注目されている。ステロイドは、骨髄内脂肪組織を増加させ骨髄圧を上昇させて血流を障害する。その結果、組織は浮腫状となり、一層骨髄圧が上昇し虚血が進行し骨壊死をきたす。一方、ステロイドによる骨細胞のアポトーシス誘導が骨脆弱性を惹起し骨壊死の病態に関連する可能性も指摘されている。

診断には単純X線写真での骨頭圧潰像やcreascent sign（骨頭軟骨下骨折線）、骨頭内の帯状硬化像や骨シンチグラムでの骨頭のcold in hot像が特徴的であるが、初期診断にはMRI検査が役立つ。MRIではT1強調画像で帯状低信号像（band像）が特徴的である。組織学的には、band像で囲まれた領域は骨梁・骨髄の無反応性の壊死組織で、band像は線維組織の増生と添加骨形成に相当する。すなわち、band像は壊死部と健常部の境界部にみられる修復反応を反映しているもので、診断的価値が高い。腎移植後では数週間で、SLEではステロイド開始後数ヵ月検出される。また、脂肪抑制画像でband像出現より早期に軽度の高信号域がみられる場合があることが報告されている[7]。

MRI像を経時的に追跡した研究では、band像が末梢側へ拡大することはなく、ステ

ロイド療法を継続していても壊死領域は経過とともに拡大しないことを意味している。また、再発率も極めて低いことが示されている。このような事実は、腎移植後、SLE ともに明らかにされており、骨頭壊死発生後もステロイドを急速に減量したり中止したりする必要がないことを意味している[8]。

初期に発見すれば安静、臥床など免荷を中心とした治療で進行を阻止できる場合もあるので、早期診断が重要である。進行例では外科的に骨髄減圧術、骨切り術、人工骨頭置換術、人工関節置換術が行われる。

2 感染症

1 ステロイドの抗炎症・免疫抑制作用と易感染性

ステロイドはその強力な抗炎症作用・免疫抑制作用により種々の疾患の生命予後を改善してきたが、その反面生体防御機構を低下させることにより感染症を誘発し、生命に危険を及ぼすこともある。SLE 患者の死因の第 1 位が感染症であることからもその重要性が推定できる[9]。

ステロイドは T 細胞に作用して IL-2、IFN-γ の分泌を抑制し、またマクロファージによる IL-1 分泌も抑制する。さらにヘルパーT 細胞、B 細胞を抑制し抗体産生を低下させる。一方、ステロイドは単球、マクロファージの炎症局所への浸潤を抑え、さらにホスホリパーゼ A_2 抑制蛋白質であるリポコルチン合成を促し、プロスタグランジン、ロイコトリエン産生を低下させて、抗炎症作用を発揮する。この結果、易感染性をもたらすとともに、感染の非顕性化により感染が見逃されやすくなるのも問題である。

2 投与量と感染症

一般細菌による肺炎、敗血症などに加え、結核、真菌、ウイルスのような日和見感染もみられる。SLE における感染症と投与量の関係をみると、プレドニゾロン換算 40 mg/日以上では感染症の頻度がかなり多く、100 人・1ヵ月観察中に 15～20 回の治療を要する感染症を起こしている計算になる。しかし 20 mg/日以下では、その頻度ははるかに低くなる (表 2)。つまり、一般細菌感染は、そのときの投与量と関連が深いが、真菌、結核菌、ウイルスなどの日和見感染は、先行する数ヵ月の投与量と関連することが特徴である。SLE 発症初期に細菌感染が多いのは、初期治療に用いられた大量ステロイド療法中に発症していると思われる。また、日和見感染はその病原体の防御機構として重要な細胞性免疫が、ステロイドの長期大量投与で低下しているためと考えられる[10]。

表 2／SLE におけるステロイド投与量と感染症の頻度

	月間最大ステロイド投与量(mg/日)			
	0〜19	20〜39	40〜59	60以上
観察患者/月（人/月）	2,885	258	68	48
感染症の頻度（1/100人・月）				
一般細菌	0.5	0.8	4.4*	8.3**
結核菌	0.0	1.6**	0.0	8.3**
真菌	0.03	0.8	4.4**	2.1
ウイルス★	0.3	1.2	5.9**	2.1
計	0.83	4.4	14.7	20.8

ステロイドはプレドニゾロン(PSL)換算量
★上気道感染症以外のウイルス感染症
＊：p＜0.05　＊＊：p＜0.01（Bonferoni 補正）

3 感染症の対策

　感染症の場合、早期発見、早期治療が重要であり、適切な抗生物質投与とともにステロイドを速やかに減量する。しかし、急速な減量や中止は、原病の悪化や離脱症候群をきたす可能性もあるので注意を要する。ウイルス感染で比較的頻度が多い帯状疱疹は重症化することもあるので、抗ウイルス薬は局所治療に加え全身的にも投与する方がよい。

　原則として抗生物質の予防投与は多剤耐性菌や真菌感染を招くので行わない。しかし、パルス療法試行時やシクロホスファミド併用時、広汎な肺病変（間質性肺炎や肺胞出血）があるときなどは *Pneumocystis carinii*、真菌、サイトメガロウイルス（CMV）の感染が致命的になる場合があるので、慎重なモニタリングや予防投与が必要である。血清 β-D-グルカンは深在性真菌症やカリニ肺炎のモニタリングに役立つ。ステロイド療法中の患者では高率に CMV-DNA が血中より検出されることが報告されている[11]。また、必要に応じて血中 CMV 抗原の検査を行い、さらに、カリニ肺炎の予防には ST 合剤（Sulfamethoxazole-trimethoprim mixtures）を週2日、4錠投与する。また、陳旧性肺結核病巣がみられる症例では、INH の予防投与も考慮する。

3 骨粗鬆症

　ステロイド性骨粗鬆症は、海綿骨含量の多い椎骨や肋骨で強く認められる（図2）。特に骨量の少ない閉経後女性や骨代謝回転の速い成長期の小児は影響を受けやすい。骨量の減少率はステロイド開始後、始めの数ヵ月間は 8〜12％と高く、その後は年間 2〜4％の割合で減少する。したがって、ステロイド療法開始後の初期の骨量減少をいかに最低限にとどめるかが重要となる（一次予防）。

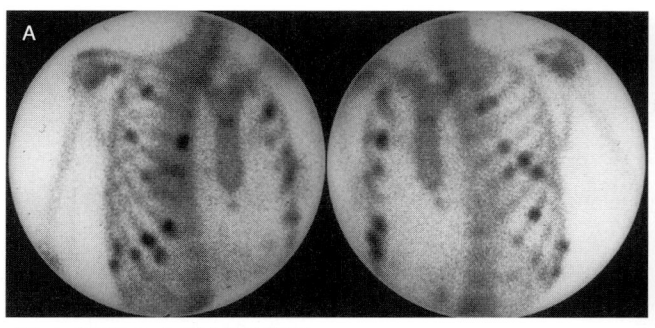

図 2／ステロイド性骨粗鬆症
A：32歳、SLE＋気管支喘息患者にみられた多発性肋骨骨折（骨シンチグラム）
B：58歳女性、関節リウマチにみられた多発性の脊椎変形

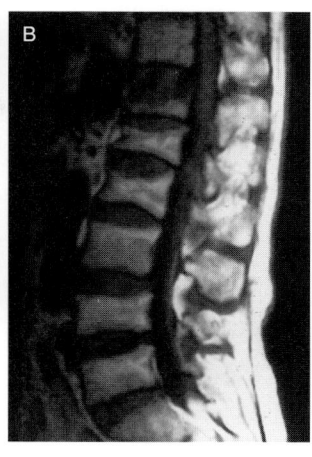

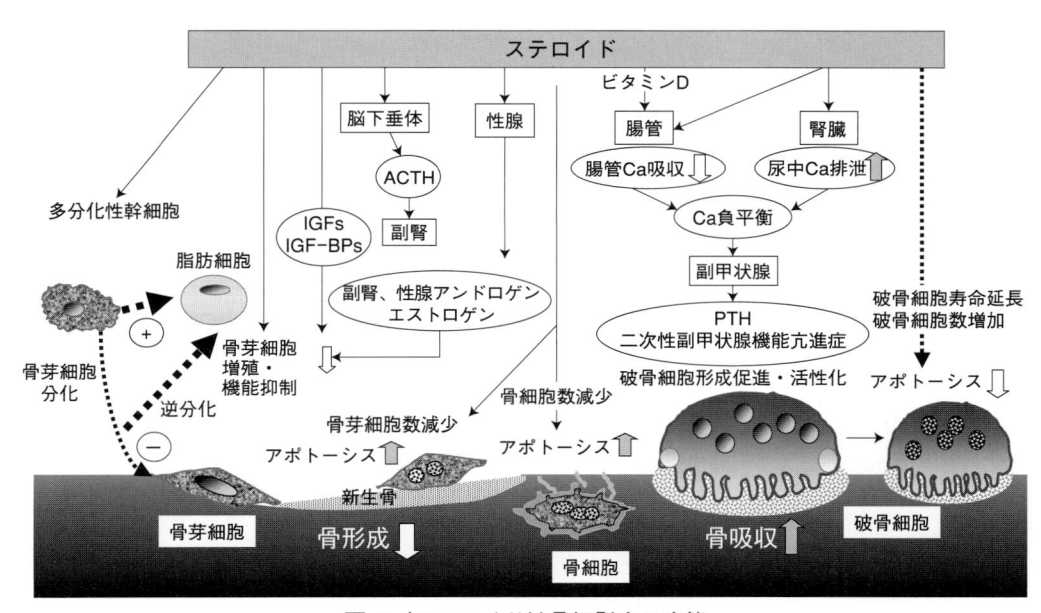

図 3／ステロイド性骨粗鬆症の病態
（鈴木康夫：ステロイド誘発骨粗鬆症；疫学・病態・予防治療ガイドライン．Osteoporosis Japan 11：427-436, 2003 より引用）

1 発症機序(図3)[12]

　ステロイド性骨粗鬆症の発症には骨形成低下と骨吸収亢進が関与していると考えられている。骨吸収亢進は比較的大量投与後の一定期間にみられると考えられ、骨形成低下が主な病態と理解されている。

1. 骨形成（骨芽細胞、骨細胞系）への影響
a．骨芽細胞の増殖、機能への影響
　ステロイドは直接骨芽細胞に作用し、増殖を抑制するほか、コラーゲンや非コラー

ゲン蛋白産生を低下させる。ステロイド投与開始後、血清オステオカルシン濃度は速やかに低下することが報告されている[13]。また、骨芽細胞の増殖や機能抑制には、ACTH抑制を介する副腎由来のアンドロゲンの低下、性腺由来の男性・女性ホルモンの低下、IGFやIGF結合蛋白を介する間接的な影響も関与している。

b．骨芽細胞の分化に対する影響

骨芽細胞の起源は骨髄にある筋細胞、軟骨細胞、脂肪細胞などさまざまな細胞に分化する多分化性幹細胞であると考えられている。*In vitro*でヒト間葉系幹細胞はBMP存在下でアルカリホスファターゼ(ALP)を発現し、さらには石灰化能をもった成熟骨芽細胞へ分化するが、デキサメタゾン存在下では脂肪細胞に分化する。BMPによりALPを発現し骨芽細胞系へ分化し始めた細胞でも、ステロイド添加により一部脂肪細胞へ分化する。前骨芽細胞へcommitmentされた細胞でもステロイドの作用により脂肪細胞へ逆分化する可能性を示唆する成績である。ステロイドは幹細胞から骨芽細胞への分化に重要な転写因子Cbfa1/osf2を抑制し、脂肪細胞への分化に関与するPPARγ2の発現を高めることも明らかになっている。臨床的に、ステロイド服用例では骨髄中の脂肪が増加している所見と一致する。

c．骨芽細胞、骨細胞のアポトーシス誘導

ステロイドが骨芽細胞や骨細胞のアポトーシスを促進し寿命を短縮させることが明らかになっている。ステロイド服用患者の骨組織生検像で健常人ではみられないアポトーシスを起こしている骨芽細胞や骨細胞の増加がみられる[14]。また、骨細胞株MLO-Y4細胞にステロイドを添加するとアポトーシスが誘導される。機序は明確でないが、アポトーシスを制御する遺伝子*bcl-2*を過剰発現させると防止できることから、*bcl-2*遺伝子の抑制や*bcl-2/bax*遺伝子比の相対的低下が関与していることが示唆される。骨細胞のアポトーシスは骨の脆弱性をきたし易骨折性に結びつくほか、無菌性骨壊死の発症にも関与している可能性がある[15]。

ビスホスホネート、エストロゲンや副甲状腺ホルモン(PTH)がステロイドによる骨芽細胞/骨細胞のアポトーシス誘導を抑制することが報告されており、予防・治療戦略のうえで重要である。

2．骨吸収(破骨細胞系)への影響

ステロイド服用者ではPTH高値が報告され、特にプレドニゾロン15mg/日、2ヵ月以上の服用者で明らかである[13]。しかし、低用量服用者ではPTHは正常との報告が多い。これは、ステロイドにより腸管Ca吸収低下と尿中Ca排泄増加が起き[16]、Caバランスが負となり、その結果、二次性副甲状腺機能亢進症をきたしているためと理解されている。腸管Ca吸収低下はステロイドの小腸粘膜に対する直接作用やビタミンD代謝に関する間接作用が指摘されている。腸管Ca吸収を促進するビタミンDや尿中Ca排泄を減少させるサイアザイド剤投与で二次性副甲状腺機能亢進症

の改善がみられる。また、過去のRCTの結果でも、ビタミンD製剤投与は骨密度維持に有効であることが示されている。

　従来、骨吸収亢進状態は二次性副甲状腺機能亢進症が主因と理解されていたが、最近、ステロイドによる破骨細胞アポトーシスの抑制とそれに伴う寿命の延長が報告されており、ステロイド投与動物で破骨細胞の増加が示されている[17]。

2　治療と対策

1．一般的指針

a．ステロイド投与量・投与期間

　一般的にプレドニゾロン 7.5 mg/日、6ヵ月以上の投与例では骨粗鬆症のリスクが高いといわれる。しかし、骨粗鬆症、骨折のリスクが高くなるステロイド投与量、投与期間についてはエビデンスが少ない。van Staaらの報告では、プレドニゾロン 2.5 mg/日以下でも椎体骨折の相対危険率が増加することが報告されている[18]。これに対して、大腿骨骨折は 2.5〜7.5 mg/日以上、前腕骨骨折は 7.5 mg/日以上で骨折の相対危険率が増加している。あくまで、ステロイド投与量の面だけで解析したもので、基礎疾患、日常生活動作（ADL）、年齢などはまったく考慮されていない。しかし、骨粗鬆症の危険因子がある症例では、少量、短期間のステロイドでも骨折リスクが高くなることを念頭におく必要がある。したがって、ステロイドを服用する症例では、全例に一般的な注意は必要であるとの指摘がある。

b．危険因子

　骨折の危険因子として、①閉経、②高齢、③脆弱性骨折既往（40歳以降に些細な外傷で生じた骨折）、④低体重（BMI＜18）、⑤骨量減少をきたす基礎疾患、⑥関節リウマチ（RA）、⑦ADL障害、⑧高用量ステロイド、⑨低骨量、⑩カルシウム摂取不足、などが指摘されている。このうち、65歳以上の高齢者や既骨折例ではステロイド開始時より骨粗鬆症の予防治療薬の必要性が示されている。しかし、投与量が何mg以上になると、また骨密度がステロイド開始時にどの程度低いと薬物療法のベネフィットがあるかは、エビデンスが少ない。

c．一般的指針

　ステロイドを投与する症例全例において以下の一般的な注意が必要である。
　ステロイド投与量を可能な限り減量し、維持量が多いときには免疫抑制薬を併用してステロイドの減量を図る。また、基礎疾患治療において問題がなければ、分割投与より1回投与、連日投与より隔日投与の方が副作用が少ない。一般的にベタメタゾン、デキサメタゾンのようなフッ素含有ステロイドは作用時間が長く筋骨格系の副作用も多いといわれるので、ステロイドの種類についても考慮する。
　筋力の低下は骨密度を低下させ、転倒のリスクを増大させるので、基礎疾患治療に支障がない程度に軽いエクササイズを行うように指導する。日本人のCa所要量は、

表 3-1／ステロイド性骨粗鬆症および骨折の予防・治療における各治療薬の効果：勧告のグレード

治療薬	脊椎BMD	大腿骨BMD	脊椎骨折	治療薬	脊椎BMD	大腿骨BMD	脊椎骨折
アレンドロネート	A	A	A[a]	カルシウム	NDT	NDT	NAE
クロドロネート	A	A	NAE	ビタミンD＋カルシウム	A[b]	A[b]	NAE
周期的エチドロネート	A	A	A[a]	フッ化ナトリウム	A	NDT	NAE
パミドロネート	A[b]	A[b]	NAE	ホルモン補充療法（チボロン含）	A	A	NAE
リセドロネート	A	A	A[a]	テストステロン	A	NAE	NAE
カルシトニン	A[b]	A[b]	NAE	PTH	A	A	NAE
アルファカルシドール	A	A[b]	NAE	ラロキシフェン	No data	No data	No data
カルシトリオール	A[b]	A[b]	NAE				

NAE：not adequately assessed　　NDT：not detected　　[a]：not a primary endpoint　　[b]：data inconsistent

表 3-2／エビデンスのレベルと勧告のグレード

エビデンスレベル	エビデンスタイプ	勧告のグレード
Ia	無作為比較試験のメタ分析による	A
Ib	少なくとも1つの無作為化試験による	A
IIa	少なくとも1つのよくデザインされた非無作為化比較試験による	B
IIb	少なくとも1つの他のタイプのよくデザインされた準実験的研究による	B
III	比較試験や相関試験、症例対照研究など、よくデザインされた非実験的記述研究による	B
IV	専門家委員会の報告や意見、または権威者の臨床経験	C

600 mg/日であるが、ステロイド服用中は、最低1,000 mg/日以上、特に、閉経後女性患者では1,200 mg/日以上の摂取が勧められる。喫煙、飲酒など一般的骨粗鬆症の危険因子はなるべく減らすように心がける。

2．薬物療法

　薬物療法の効果は骨密度減少抑制と骨折減少および一次予防(ステロイド開始後3ヵ月以内に治療を開始し初期の骨量減少を予防する)と二次予防(ステロイド療法継続中の骨密度減少と骨折を予防する)をそれぞれ分けて考える。この点において予防治療効果が最も確立しているのはビスホスフォネートである。周期的エチドロネート、アレンドロネート、リセドロネートの3剤は一次、二次予防において腰椎、大腿骨骨密度の減少抑制、脊椎骨折減少効果が示されている。アルファカルシドール、カルシトリオール、ビタミンD＋カルシウムは骨密度減少に対して有益な効果が一次、二次予防において示されている。しかし、骨量維持作用にとどまり骨量増加作用は期待できない。一方、カルシウム剤単独の骨量減少や骨折に対する有益性は証明されていない。ホルモン補充療法(HRT)は二次予防において骨量減少に対して有益性が示されており、特に性腺機能低下例では効果が期待できる。カルシトニンは鼻腔内噴霧において骨量減少抑制作用が報告されているが、骨折予防効果は明らかでない。わが国で使用されている筋肉注射製剤のステロイド性骨粗鬆症に対する効果に関しては、成績がない。各種薬剤の有益性に関するエビデンスのレベルを**表3**に示す。

表 4／ステロイド性骨粗鬆症の予防・治療に関する海外のガイドラインの比較

	American Collage of Rheumatology		UK consensus Group		Canadian Group
	1996	2001 Update	1998	2002, 12	2000
対象	プレドニゾン 7.5 mg/日以上 6ヵ月以上 服用中、服用予定	プレドニゾン 5 mg/日以上 3ヵ月以上 服用中、服用予定	プレドニゾロン 7.5 mg/日以上 6ヵ月以上 服用中、服用予定	プレドニゾロン 3ヵ月以上服用中、服用予定 投与量、期間は除外	プレドニゾン 7.5 mg/日以上 3ヵ月以上 服用中、服用予定
指針の特徴	骨密度正常、減少で指針を分ける	1996年度版の改訂 薬物療法を1、2次予防に分けて考える	高リスク例(65歳以上、既往骨折、GC≧15 mg/日)、骨密度減少例に薬物療法	高リスク例：65歳以上、既往骨折 投与量は規定(−) evidenceをランクづけ、勧告をグレード化	BMDに関係なく予防治療を行う ＜3ヵ月の短期治療でもCa 1,500 mg/日摂取とビタミンD 800〜1,000 IU/日
骨量減少の目安	BMD: T score＜−1	BMD: T score＜−1	BMD: T score＜−1.5	BMD: T score＜−1.5	BMDを薬物療法開始の指標にしない
薬物療法の基本	HRTを基本	ビタミンDを基礎療法 1次予防：BP 2次予防：BP、HRT	性腺機能低下例ではHRT、性腺機能正常ではBPを第1選択	BPがBMD、骨折予防に対して高ランクのエビデンスあり	1、2次予防ともBP基本
治療効果の判定	BMD測定： 1次予防：6〜12M毎 2次予防：12M毎 治療前より BMD≧5％減少 →治療の変更	BMD測定： 1次予防：6M毎 2次予防：12M毎 治療の変更を考慮する減少率に言及せず	BMD測定：12M毎 治療前より 腰椎BMD≧4％減少 大腿骨BMD≧7％減少→治療の変更	GC大量投与であれば6ヵ月後にBMDチェック それ以外1〜3年毎	BMD測定：12M毎 治療前より 腰椎BMD≧3％減少 大腿骨BMD≧6％減少→治療の変更

3. ステロイド性骨粗鬆症予防治療ガイドライン

　ステロイド性骨粗鬆症の疫学的あるいは薬物療法の予防治療効果に関するエビデンスをもとに欧米では予防治療に関するガイドラインが作成されている[19)-23)]。アメリカリウマチ学会(American Collage of Rheumatology；ACR)はステロイド性骨粗鬆症の予防と治療に関する提言を1996年に初めて行った。その後、UK consensus groupが1998年に、さらに2000年にはカナダより予防・治療ガイドラインが次々と発表された。1998年以降、ビスホスフォネートのステロイド性骨粗鬆症の予防・治療効果に関するエビデンスが集積され、ACRは2001年に、英国は2002年にガイドラインの改訂を行った。各ガイドラインの特徴を表4にまとめた。どのガイドラインも大規模試験で有効性が確認されているビスホスフォネートが薬物療法の中心となっているが、薬物療法の対象となる症例については異なっている。ステロイド服用者では骨折率が高いこと、骨密度の値に比して骨折が起こりやすいことは高いグレードのエビデンスであるが、ステロイドの投与量や投与期間や薬物療法が必要な骨密度についてはエビデンスが少ない。ステロイド開始後初期6ヵ月の骨密度減少が急速であることから、現状ではプレドニゾロン5〜7.5 mg/日、3〜6ヵ月を服用予定の症例では、一次予防をすることが望ましい。特に、高齢者、脆弱性骨折の既往例では、最新の英国のガイドラインのように骨密度を測定しなくても予防を開始すべきである(図4)。

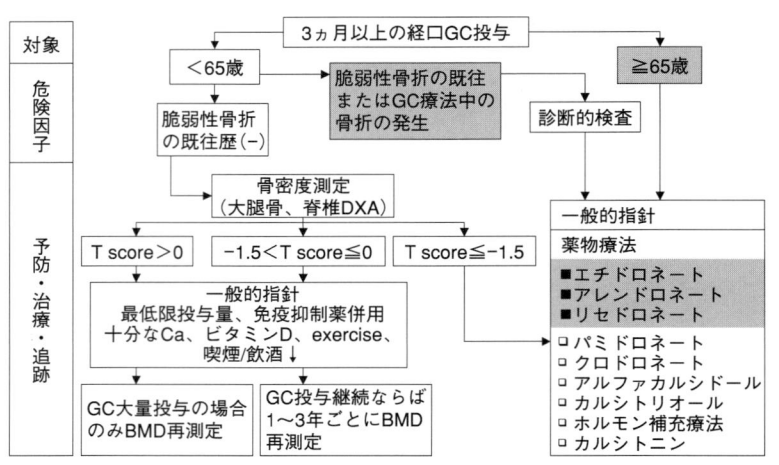

図 4／UK guidelines for prevention and treatment of glucocorticoid-induced osteoporosis (2002, 12)

4 消化性潰瘍

　ステロイド潰瘍と呼ばれる消化性潰瘍は胃小彎、前庭部に多く、胃酸分泌亢進、胃粘液産生低下、肉芽形成抑制、粘膜内のプロスタグランジン産生低下が原因と考えられる。しかしステロイド服用者、非服用者の消化性潰瘍の頻度に有意差がなかったことから、ステロイド潰瘍の臨床的意義を疑問視する報告もある[24]。実際、ステロイドに起因する消化性潰瘍は一般に考えられているよりも少ないと思われるが、便潜血反応や上部消化管透視などで定期的チェックを行い、H_2ブロッカーや粘膜保護剤を併用するのが望ましい。特に、急性呼吸不全や頭蓋内圧亢進に対して大量ステロイドを用いる場合は、基礎疾患自身が潰瘍ができやすい状態なので厳密な注意を要する。また、胃粘膜防御因子を低下させる非ステロイド性抗炎症薬（NSAIDs）を併用するときも注意が必要である。

5 高脂血症、高血糖、高血圧、動脈硬化

　ステロイド療法が長期にわたる場合、動脈硬化症やそれに伴う虚血性心疾患や脳血管障害が副作用として注目されている。実際、ステロイドの大量投与を受けた若いSLE女性患者に、高頻度に冠動脈の粥状硬化症が認められたとの報告がある[25]。また、少量のステロイドを長期服用した関節リウマチ（RA）患者では、心電図上対照例に比べて冠動脈硬化によると思われる変化が高頻度であったとの報告[26]や、石灰化を伴う動脈硬化の頻度が多いとの報告もある。
　ステロイドは肝での中性脂肪、VLDLの合成を促進し、また脂肪組織からはカテ

コールアミン、グルカゴンとともに遊離脂肪酸を放出させる。ステロイド投与時の血清脂質の変化については必ずしも一致した成績が得られていないが、一般的に高コレステロール血症、高中性脂肪血症をきたす。しかしその内容は原疾患によりかなり異なるようである。さらに、ステロイドは、血管壁におけるLDL-LDLレセプター複合体の取り込みに影響するという報告もある。

　ステロイドは筋肉や脂肪組織からアミノ酸、脂肪酸を放出し、また糖新生に関与する酵素合成も亢進させて、その結果高血糖をもたらす。これに対して、代償的にインスリン過剰分泌が起きるが、これが長期間持続すると代償不全をきたして糖尿病状態になる。

　さらに、ナトリウムや水分貯留、カテコールアミンに対する血管反応性の亢進、腎のキニン・カリクレイン・プロスタグランジンなどの降圧系物質の活性の低下を介して血圧上昇をきたす。コルチゾールを治療に用いていた頃には高血圧は重要な副作用であった。今日よく使われているプレドニゾロンは電解質作用が少なく、血圧上昇や低カリウム血症の頻度は減っているが、高血圧素因のある症例、腎機能低下例では注意が必要である。

　これらの脂質代謝異常、糖代謝異常、高血圧、肥満などの因子が複雑に関与して、動脈硬化が促進される可能性がある。

　しかし、最近RA[27]やSLE[28]では疾患自身が動脈硬化と関連があるとの報告がみられる。RA患者では健常人に比べて頸動脈 intima-media thickness (IMT) が厚く、プラーク形成が多いが、通常の動脈硬化の危険因子（高血圧、高脂血症、糖尿病、肥満）とは関連せず、炎症活動性や罹病期間と関連した。同様に、SLE患者で頸動脈プラークや冠動脈石灰化で動脈硬化を評価した成績では、粥状硬化症の有病率がSLE患者で高く、50歳未満でも33％にみられた。粥状硬化症は罹病期間、Damage index (SLEDAI)、年齢と関連したが、ステロイド総投与量は独立した危険因子でなかった。これらの成績は、長期のステロイド療法が粥状硬化を促進するという従来の説に相反する。しかし、粥状硬化症がみられた群では罹病期間が長く、少量でも長期にわたるステロイド治療が粥状硬化症の進展に関与した可能性を否定するものではない。

　予防に関しては、炎症性疾患であれば免疫抑制薬を併用するなど疾患活動性を十分にコントロールするのに加え、動脈硬化の危険因子である高脂血症、高血糖、高血圧、肥満の積極的な予防・治療が重要である。そのために、カロリー制限や塩分制限などの栄養指導を行い、総コレステロール値 250 mg/dl 以上ではHMG-CoA還元酵素阻害薬などで積極的に薬物治療する。また、血圧は135/85以下になるように心がけ、高血糖に対してはインスリンなど薬物治療を行う。

●●●おわりに

最後に、ステロイドは種々の難治性疾患の予後を改善してきたが、その有効性と副作用を分離できないことがステロイド療法の最大の問題点である。したがって、必要最小量を投与し、予期される副作用については患者に説明し、また細心の注意を払う必要がある。

(鈴木康夫)

◆文献

1) 鈴木康夫：副腎皮質ステロイド剤；最近の知見，最近問題となっている副作用とその対策．Mod Physician 10：1613, 1990.
2) Dixon R, Band Christy NP：On the various forms the corticosteroid withdrawal syndrome. Am J Med 68：224, 1980.
3) 市川陽一，松下庸次，赤間秀人，ほか：全身性エリテマトーデスおよび多発性筋炎患者に観察された精神神経症状の比較．厚生省特定疾患自己免疫疾患調査研究班昭和63年度研究業績, p 152, 1992.
4) 亀田秀人，松下庸次，市川陽一：SLEにおける精神神経症状とステロイド療法との関連．Medical Topics Series リウマチ'92, 柏崎禎夫(監修), p 115, メディカルレビュー社, 大阪, 1992.
5) Chau SY, Mok CC：Factors predictive of corticosteroid psychosis in patients with systemic lupus erythematosus. Neurology 61：104-107, 2003.
6) 本間光夫，ほか：SLEにみられる無菌性骨壊死の成因；SLE—ステロイド剤副作用調査報告書．厚生省特定疾患膠原病治療調査研究班昭和57年度業績, p 292, 1982.
7) Kubo T, et al：Initial MRI findings of non-traumatic osteonecrosis of the femoral head in renal allograft recipients. Magn Reson Imaging 15：1017-1023, 1997.
8) Yamamoto T, et al：The prevalence and clinicopathological appearance of extension of osteonecrosis in the femoral head. J Bone Joint Surg 81-B：328-332, 1999.
9) 市川陽一，恒松徳五郎，横張竜一，ほか：全身性エリテマトーデスの死因に関する多施設協同研究；厚生省特定疾患自己免疫疾患調査研究班治療開発分科会報告．リウマチ 25：258, 1985.
10) 市川陽一：全身性エリテマトーデスの予後因子と治療．日医新報 3322：3, 1987.
11) 石井智徳，阿部裕子，佐藤延子，ほか：ステロイド療法におけるサイトメガロウイルス血症．リウマチ 38(suppl)：248, 1998.
12) 鈴木康夫：ステロイド誘発骨粗鬆症；疫学・病態・予防治療ガイドライン．Osteoporosis Japan 11：427-436, 2003.
13) 上原立子，鈴木康夫：ステロイド骨粗鬆症の診断．生化学的検査の応用ステロイド骨粗鬆症の診断と治療, 細井孝之(編), メジカルビュー社, 東京, pp 61-71, 1999.
14) Weinstein RS, Jilka RL, Parfitt AM, et al：Inhibition of osteoblastgenesis and promotion of apoptosis of osteoblasts and osteocytes by glucocorticoids；Potential mechanisms of their deleterious effects on bone. J Clin Invest 102：274-282, 1998.
15) Manolagas SC, Weinstein RS：New development in the pathogenesis and treatment of steroid-induce osteoporosis. J Bone Miner Res 14：1061-1067, 1999.
16) Suzuki Y, Ichikawa Y, Saito E, et al：Importance of increased urinary calcium excretion in the development of secondary hyperparathyroidism of patients under glucocorticoid therapy. Metabolism 32：151, 1983.
17) Weienstein RS, Chen JR, Powers CC, et al：Promotion of osteoclast survival and antagonism of bisphosphonate-induced osteoclast apoptosis by glucocorticoids. J Clin Invest 107：1041-1048, 2002.
18) van Staa TP, Leufkens HGM, Cooper C：The epidemiology of corticosteroid-induced

osteoporosis ; a meta-analysis. Osteoporosis Int 13 : 777-787, 2002.
19) American College of Rheumatology Task Force on Osteoporosis Guidelines : Recommendation for the prevention and treatment of glucocorticoid-induced osteoporosis. Arthritis Rheum 39 : 1791, 1996.
20) Ammerican College of Rheumatology Ad Hoc Committee on Glucocorticoid-induced osteoporosis : Recommendations for the prevention and treatment of glucocorticoid-induced osteoporosis ; 2001 update. Arthritis Rheum 44 : 1496-1503, 2001.
21) Eastell R, Reid DM, Compston J, et al : A UK consensus group on management of glucocorticoid-induced osteoporosis ; an update. J Intern Med 244 : 271-292, 1998.
22) Adachi JD, Olszynski WP, Hanley DA, et al : Management of corticosteroid-induced osteoporosis. Semin Arthritis Rheum 29 : 228-251, 2000.
23) Bone and Tooth Society of Great Britain, The National Osteoporosis Society, Royal College of Physicians : Glucocorticoid-induced osteoporosis ; guidelines for prevention and treatment. pp 1-57, Royal College of Physicians, London, 2002.
24) Conn HO, Blitzen BL : Association of adrenocorticosteroid therapy and peptic ulcer. N Engl J Med 294 : 473, 1976.
25) Bulkey BH, Roberts WC : The heart in systemic lupus erythematosus and the changes induced in it by corticosteroid therapy ; A study of 36 necropsy patients. Am J Med 58 : 243, 1975.
26) Ichikawa Y, Toguchi T, Kawagoe M, et al : ECG abnormalities in steroid treated rheumatoid arthritis. Lancet ii : 828, 1977.
27) Del Rincon I, Williams K, Stern MP, et al : Association between carotid atherosclerosis and markers of inflammation in rheumatoid arthritis patients and healthy subjects. Arthritis Rheum 48 : 1833-1840, 2003.
28) Roman MJ, Shanker BA, Davis A, et al : Prevalence and correlates of accelaerated atherosclerosis in systemic lupus erythematosus. N Engl J Med 349 : 2399-2406, 2003.

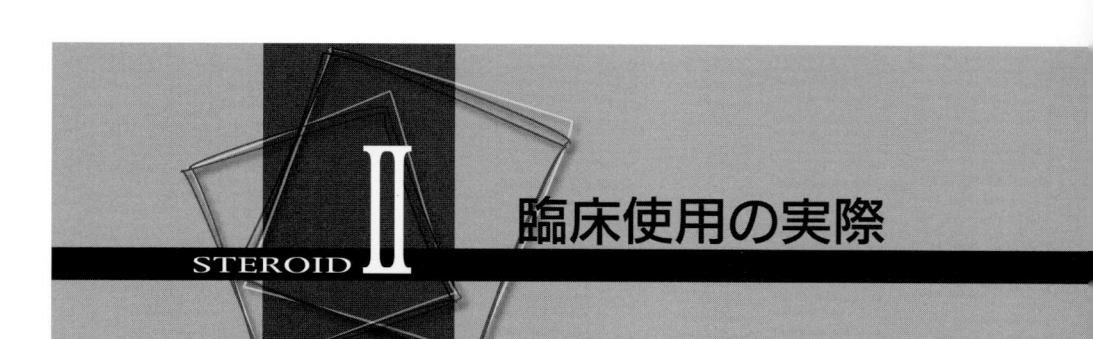

STEROID II 臨床使用の実際

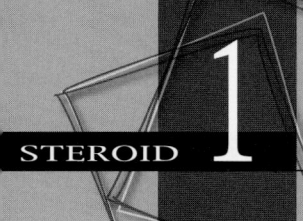

STEROID 1　内分泌・代謝疾患とステロイド
1. 下垂体・副腎疾患におけるステロイドの使い方

●●●はじめに

　ステロイドは生命の維持に必須のホルモンである。視床下部―下垂体―副腎皮質系のいずれかの部位に障害が起こり副腎皮質機能が低下すると、生命の危険がもたらされる。一方、副腎皮質不全症の患者は、適切な補充療法を行うことにより健康人と同様の社会生活を全うすることができる。したがって、副腎皮質不全が疑われるときには、早期にこれを診断し、病因を明らかにして、急性副腎皮質不全を起こす前に治療を始めることが大切である。副腎皮質不全の治療は、脱落したステロイドを生涯にわたって補う補充療法と、慢性副腎皮質不全の急性増悪や種々の原因で起こった急性副腎皮質不全に対する救急処置に分けることができる。

1　原発性副腎皮質不全の補充療法

1. 補充療法の原則

　表1には慢性副腎皮質不全の病因を挙げた。原発性副腎皮質不全とは副腎自体に病因があるものであり、視床下部あるいは下垂体に原因があるものは続発性副腎皮質不全と呼ばれる。慢性の原発性副腎皮質不全はAddison病とも呼ばれる[1]。病因には種々のものがあるが、このうち重要なのは特発性副腎萎縮（自己免疫性副腎炎）と副腎結核である。以前の本邦では、結核性Addison病が多かったが、結核の減少に伴い

表 1／慢性副腎皮質不全の分類と病因

I．原発性副腎皮質不全（Addison 病）	II．続発性副腎皮質不全
1．先天性 ①先天性副腎皮質低形成 ② ACTH 不応症 ③先天性副腎皮質過形成（酵素欠損症） ④ adrenoleukodystrophy 2．後天性 ①特発性副腎萎縮（自己免疫性副腎炎） ②結核（副腎髄質の破壊を伴う） ③癌の転移 ④出血、梗塞 ⑤真菌症 ⑥アミロイドーシス ⑦サルコイドーシス ⑧副腎摘出術後 ⑨副腎皮質酵素阻害薬（op'-DDD、aminoglutethimide、trilostane、metyrapone など）の内服	1．視床下部障害 　脳腫瘍（胚芽腫、頭蓋咽頭腫など） 　ヒスチオサイトーシス X、サルコイドーシス 2．下垂体障害 ①下垂体腫瘍 ②出血、梗塞：Sheehan 症候群（分娩後下垂体壊死）、下垂体卒中 ③リンパ球性下垂体炎 ④放射線照射 ⑤下垂体手術後 ⑥外傷（頭蓋底骨折を伴うもの） ⑦感染症：下垂体膿瘍、髄膜炎、結核、梅毒など 3．ACTH 単独欠損症 4．グルココルチコイド投与中止後 5．Cushing 症候群の副腎腫瘍摘出後

特発性Addison病が相対的に増加した[2)3)]。その結果、1992年の厚生省特定疾患「副腎ホルモン産生異常症」調査研究班の集計では、特発性が48.6％、結核性が37.8％となり、初めて特発性が結核性を上回った(表2)[3)]。

表3にはAddison病の臨床症状とその出現頻度を示した[3)]。本症患者に高率に認められる症状は、色素沈着、易疲労感、脱力感、食欲不振、体重減少、悪心・嘔吐などの消化器症状である。これらの症状のうち、最も頻度が高く本症に特徴的な症状は、皮膚・粘膜の色素沈着である。これはACTHとその関連ペプチドの分泌亢進によるもので、診断のきっかけになることが多い。

副腎皮質からはヒドロコルチゾン(コルチゾール)に代表されるグルココルチコイド、アルドステロンを中心とするミネラルコルチコイド、デヒドロエピアンドロステロンサルフェート(DHEA-S)をはじめとする副腎性アンドロゲンが分泌されている。内分泌学的には、本症患者の血中コルチゾール、血中アルドステロンおよび血中DHEA-S濃度は低下し、尿中17-OHCS、17-KS排泄量も減少するが、negative feedbackを介して血漿ACTH濃度は高値を示す。しかし、これらの値が正常範囲にある部分的Addison病もある。この部分的Addison病では、コルチゾールの分泌は辛うじて保たれているものの予備能が著しく低下しているため、ストレスに合うと急性副腎皮質不全を発症する。したがって、基礎値のみから本症を診断することはできない。本症を疑ったら、図1に示す手順で診断を確認する必要がある。

Addison病患者の治療の原則は、生涯にわたってステロイドの補充を続けることである。治療の第一選択は、コルチゾールの経口投与である。グルココルチコイド、ミネラルコルチコイド、副腎性アンドロゲンの3種のステロイドを健常人の分泌動態にできるだけ近い状態で投与するのが理想的な補充療法といえようが、現実にはコル

表 2／Addison病の病因とその頻度の変遷

	1982～1986年*	1987～1991年**
1．特発性	42例(32.8％)	36例(48.6％)
2．結核性	76例(59.4％)	28例(37.8％)
3．その他 副腎の癌転移、真菌症、ウイルス感染(エイズ、ヘルペスなど)、先天性副腎低形成、サルコイドーシス、アミロイドーシス	10例(7.8％)	10例(17.5％)
合計	128例	74例

*：厚生省特定疾患「副腎ホルモン産生異常症」調査研究班昭和62年度報告書
**：厚生省特定疾患「副腎ホルモン産生異常症」調査研究班平成4年度報告書

表 3／Addison病の主な臨床症状とその頻度

臨床症状	出現率(％)
皮膚色素沈着	89.7
粘膜色素沈着	83.9
易疲労感	81.7
脱力感	77.6
食欲不振	64.8
月経異常	60.0
体重減少	56.1
皮膚乾燥	42.4
腋毛脱落	38.6
体重増加不良	37.5
悪心・嘔吐	33.8
性欲低下	30.0
早期閉経	29.6
起立性低血圧症状	27.6
低血圧	26.8
耐寒性低下	26.4
食塩欲	23.5
低血糖症状	20.3

チゾールの補充が中心となる。表 4 には、主なステロイドの作用を比較して挙げた[4)5)]。コルチゾールは弱いながらもミネラルコルチコイド作用を併せ持つので、本症患者の治療に適している。1 日量として 15〜20 mg を経口投与するが、健常人の日内変動に近づけるため、朝 2/3〜3/4、午後 1/4〜1/3 の 2 分割投与(朝 10〜15 mg、夕 5 mg)とする。多くの日本人患者では、この補充量と食塩を十分摂取させることにより、臨床症状のコントロールは可能で、水・電解質バランスは正常に保たれる。ただ、特に夏季には食塩の摂取量を増加させるように患者を指導する。他方、補充療法中に高血圧を合併する症例では食塩の摂取が過量にならないように注意する必要がある。しかし、一部には、コルチゾールの補充のみでは、脱水、体重減少、低血圧、低Na・高 K 血症などの電解質異常などが改善しない症例がある。その場合には、最少量のミネラルコルチコイド(フルドロコルチゾン 0.05〜0.1 mg)の経口投与を併用する。わが国の食習慣が西欧化していることを考えると、ミネラルコルチコイドの補充が必要な症例が増えている可能性が考えられる。

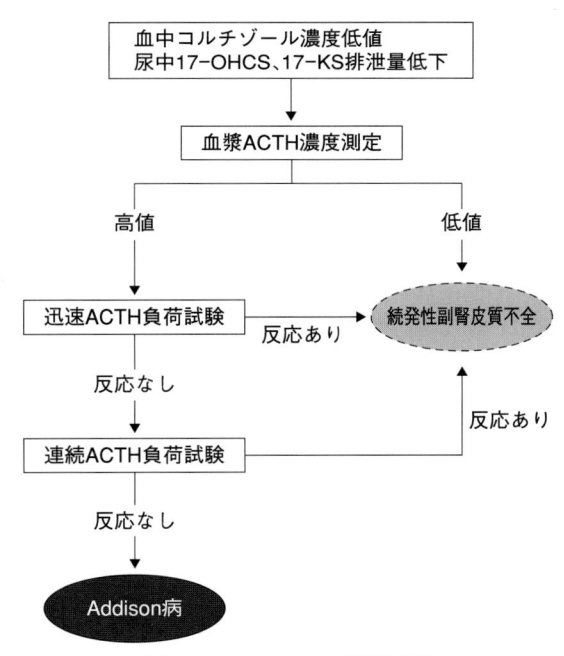

図 1／Addison 病の診断手順

表 4／主なステロイドの特徴

	作用時間(時間)	グルココルチコイド作用	ミネラルコルチコイド作用
ヒドロコルチゾン(コルチゾール)	4〜8	100	0.8
コルチゾン	4〜8	60〜70	0.5〜0.6
プレドニゾロン	6〜12	350	0.6
トリアムシノロン	6〜12	500	0
メチロプレドニゾロン	6〜12	600	0.4
デキサメタゾン	12〜20	3,000〜4,000	0
フルドロコルチゾン	12〜20	1,000	100

コルチゾール以外の合成ステロイドでも副腎皮質不全患者の治療は可能である。コルチゾールの処方で症状が安定しない患者や高血圧を合併する症例では、他の合成ステロイドの処方を試みることがある。ただ、その際は、それぞれのステロイドの力価と作用持続時間に見合った投与量、投与方法を用いる[5)6)]。例えば、デキサメタゾンを使用する場合には、1日量0.5 mgを朝1回投与する。プレドニゾロンの場合にも、1日量5 mg朝1回の投与で十分である。ただ、**表4**に示すように、他の合成ステロイドはコルチゾールに比べてミネラルコルチコイド作用が弱いので、アルドステロン分泌不全を伴う原発性副腎皮質不全に用いる場合には注意が必要である。また、デキサメタゾンは作用持続時間が長いため、色素沈着の改善や体重増加などに好ましい効果を示す反面、効果が持続することにより満月様顔貌や高コレステロール血症などをきたしやすい。これらの事実を考慮すると、原発性副腎皮質不全の治療にあたっては、原則としてコルチゾールの投与を第一に選択すべきものと考えられる。

　Addison病に慢性甲状腺炎を併発することがあり、Schmidt症候群と呼ばれる。Schmidt症候群患者では、急性副腎皮質不全の発症を防ぐため、まずステロイドの補充療法を開始した後に、甲状腺ホルモンの補充を行う。また、フェノバルビタール、フェニトイン、リファンピシンなどはコルチゾールの代謝を促進するので、これらの薬剤を併用するときには副腎皮質不全に注意しなければならない。

2. ストレス時の補充療法

　種々の精神的、肉体的ストレスが生体に加わった場合、健常人では視床下部のCRHと下垂体のACTHの分泌増加を介して副腎皮質のコルチゾールの産生と分泌が著明に上昇する。しかし、副腎皮質不全患者ではこのような調節機構が働かないため、ストレスに遭遇すると急性副腎皮質不全を発症し、時としては生命に危険が及ぶ可能性がある。これを未然に防ぐためには、ストレスの大きさに応じてステロイドの補充量を増量しなければならない。発熱や抜歯、その他の軽度のストレス下では、コルチゾールを2～3倍（40～60 mg）に増量して内服させる。下痢や嘔吐がある場合には、すぐに静脈内投与や筋肉内投与に切り換える。また、局所麻酔下の小手術あるいは内視鏡検査などの検査時には、麻酔や検査の30分前にコルチゾール100 mgを静脈内投与して施行する。そして、ストレスが去ればすぐにもとの維持量に戻す。手術時には、手術侵襲の大きさに応じて1日量およそ300～500 mgのコルチゾールを使用する。例えば大手術の場合には、まず麻酔30分前にコルチゾール100 mgの静脈内投与を行い、手術中はコルチゾール100 mgを加えた点滴を続け、術後は6時間ごとに100 mgを静脈内投与する。術後2日目からは、1日ごとに総投与量を前日の投与量の2/3量へと漸減しながら4分割での静脈内投与を続ける。経口投与が可能になったら内服に変更して、徐々に維持量まで減量する。**表5**には、ストレス下にあるときの補充療法を示した。

表 5／ストレス時のステロイド補充療法

1. 軽度のストレス（発熱、抜歯など）
   コルチゾール 40〜60 mg/日
2. 中等度のストレス（内視鏡検査など）
   コルチゾール 100 mg を検査前に静脈内投与
3. 高度のストレス（手術、重篤な感染症など）
   手術時は、コルチゾール 300〜500 mg を1日4回に分け静脈内投与し、術後2日目からは 2/3 の量ずつ漸減して維持量へもっていく。

表 6／急性副腎皮質不全（副腎クリーゼ）の治療

1. 点滴用の静脈ルートを確保し、コルチゾール、ACTH 測定用の採血をする（結果は待たない）。
2. 水溶性コルチゾール 100 mg を静注する。低血糖性昏睡を伴う症例では、50％ブドウ糖 20〜40 ml を静注する。
3. 生理食塩水と5％ブドウ糖の等量混合液 1〜3 l を点滴する。
4. 水溶性コルチゾール 300 mg を分 3〜4 で静注または点滴内に追加投与する。
5. ショック状態の改善がみられないときは、昇圧剤、強心剤やミネラルコルチコイドを投与する。
6. 患者がショック状態を脱したら、1日におよそ 30％ずつコルチゾールの量を減量しながら、徐々に経口投与に切り換えて持続量とする。

3. 急性副腎皮質不全の治療

　未治療の Addison 病患者だけでなく、補充療法中の患者が薬剤の内服を中断したり、大きなストレスのためにステロイドの需要量が供給量を上回った場合に急性副腎皮質不全が起こる。急性副腎皮質不全の病態は、コルチゾールとアルドステロンの不足による水・電解質代謝異常と低血糖である。臨床的には、易疲労感や脱力感、悪心・嘔吐、腹痛などの不定の消化器症状に始まり、低血圧、低張性脱水や発熱が出現し、高度になると意識障害やショックに陥る。

　急性副腎皮質不全は放置すれば致命的な疾患なので、迅速な治療が必要である。本症を疑ったら、コルチゾールと ACTH 測定用の採血を行った後、測定結果を待たずにすぐ治療を開始する。治療の基本は、速効性のステロイド投与と糖および適切な電解質溶液の輸液である（**表6**）。強心・昇圧剤などを用いたショックに対する対症療法が必要な場合もある。Waterhouse-Friderichsen 症候群では、菌血症に対する強力な抗生物質投与と DIC（播種性血管内凝固症候群）に対する治療も行う。

2　続発性副腎皮質不全の補充療法

　種々の原因で起こる下垂体前葉からの ACTH 分泌不全は続発性副腎皮質不全をもたらす（表1）。続発性副腎皮質不全患者に対する補充療法の原則は原発性副腎皮質不全の場合に準ずる。ただ、アルドステロンの分泌にはレニン―アンジオテンシン―アルドステロン系が大きな役割を果たしているため、続発性副腎皮質不全患者におけるアルドステロン分泌量はあまり低下していないことが多い。したがって、続発性副腎

表 7／ステロイドの離脱法

I. ステロイド1日1錠まで徐々に減量→コルチゾール 20 mg 朝1回投与に切り換える。
II. 2〜4週間後、ステロイド内服前の血漿コルチゾール測定
　1. 血漿コルチゾール正常：内服を中止、ストレス時のみ投与→IIIへ
　2. 血漿コルチゾール低値：1週間ごとに 2.5 mg ずつを減じ、コルチゾール 10 mg 朝1回内服まで減量。4週間おきに血漿コルチゾールを測定し、その正常化を待つ。
III. 4週間後迅速 ACTH 試験
　1. 血漿コルチゾールの反応正常：ストレス時の投与も中止。
　2. 血漿コルチゾールの反応低下：ストレス時のみ投与。4週間おきに迅速 ACTH 試験を繰り返して正常化を待つ。

皮質不全では、一部の例外を除いてミネラルコルチコイドの補充は必要でない。また、下垂体機能低下症の場合、ACTH の分泌が完全に欠落することは少ないので、原発性副腎皮質不全におけるよりもより少量のステロイドで補充療法の目的を達する場合が多い。コルチゾール1日量 10〜15 mg を経口投与するのが原則である。

下垂体機能低下症におけるホルモンの脱落は一様に起こるのではなく、成長ホルモンとゴナドトロピンの分泌低下の頻度が最も高く、ACTH と TSH がこれに次ぎ、プロラクチン分泌が最後まで残るのが一般的である[7]。したがって、ステロイドのみならず、他のホルモンを同時に補充しなければならない場合が多い。このうち、生命の維持に必要なステロイドと甲状腺ホルモンの補充が中心となるが、成人ではこれに性ホルモンの補充を、小児では成長ホルモンの補充を併用する。甲状腺ホルモンは生体の代謝を促進する結果、ステロイドの需要量を増加させるので、両者の補充療法を行う際には、まずステロイドを投与し、その後に甲状腺ホルモンの補充を加えることが重要である。甲状腺ホルモンのみを先に投与すると、急性副腎皮質不全を引き起こす危険があることを十分知っておく必要がある。また、本症においては、補充療法を行うとともに、その病因を明らかにして、原疾患に対する治療を行わなければならないことはいうまでもない。

続発性副腎皮質不全をもたらす最も多い原因は、ステロイド療法である。視床下部—下垂体を抑制して ACTH の分泌不全をきたすのに必要なステロイドの量と投与期間については十分には明らかでないが、薬理量のステロイドを1週間以上使用するときには、続発性副腎皮質機能低下症が起こる可能性を十分考えておく必要がある。逆に、続発性副腎皮質不全を恐れるあまり、年余にわたってステロイドの補充を続けて、離脱のチャンスを逃すことも避けなければならない。内因性の下垂体—副腎皮質機能の回復にあたっては、ACTH の基礎分泌の回復の後に ACTH に対する副腎皮質の反応性が正常化する[8]。この事実は、離脱にあたっての最もよい指標は ACTH 試験の結果であることを示している。すなわち、迅速 ACTH 試験で十分なコルチゾールの反応が認められるときにはステロイドの投与を中止してよい[9]。表7には、ステロイドの離脱法の1つの例を示した。もし、コルチゾールの測定を行えない場合

には、投与量をゆっくり減量するとともに臨床症状を十分観察し、ストレスを受ける際にはこれを増量する配慮が望まれる。

●●●おわりに

　Addison病や下垂体機能低下症の患者の頻度は決して多くはない。しかし、急性副腎皮質不全を起こして初めて本症が診断されることが少なくないのも事実である。一方、ステロイドの使用による副腎皮質不全患者の頻度は増加している。

　副腎皮質不全患者の治療にあたって最も重要なことは患者の教育と指導である。医師と患者が緊密な連絡をとることによって、急性副腎皮質不全の発症を未然に防ぐことができ、患者は十分な社会生活を営むことができる。

（石橋みゆき）

◆文　献

1) Addison T : On the constitutional and local effects of the disease of suprarenal capsules. Highley, London, 1855.
2) 竹田亮祐：本邦におけるアジソン病と選択的アルドステロン症（1982-1986年）．厚生省特定疾患「副腎ホルモン産生異常症」調査研究班昭和62年度報告書（班長：竹田亮祐），pp 18-26, 1988.
3) 出村　博，野村　肇：本邦におけるアジソン病；選択的アルドステロン症，急性副腎クリーゼの全国調査報告（1987-1991年）．厚生省特定疾患「副腎ホルモン産生異常症」調査研究班平成4年度報告書（班長：猿田享男），pp 7-41, 1993.
4) 本田宗宏，石橋みゆき：アジソン病．総合臨床 46(増刊)：1232-1236, 1997.
5) 山路　徹：副腎皮質不全の補充療法．内科 39：1291-1296, 1977.
6) 石橋みゆき：Addison病．臨床医 22(増刊)：1310-1312, 1996.
7) 山路　徹：下垂体前葉機能低下症の診断基準・病型分類．内科 65：1471-1474, 1990.
8) Graber AL, Ney RL, Nicolson WE, et al : Natural history of recovery following long-term suppression with corticosteroids. J Clin Endocrinol Metab 25：11-16, 1965.
9) Byyny RL : Withdrawal from glucocorticoid therapy. N Engl J Med 295：30-32, 1976.

STEROID 1　内分泌・代謝疾患とステロイド
2. 甲状腺疾患におけるステロイドの使い方

●●●はじめに

　甲状腺中毒症(機能亢進)や低下状態を示す種々の甲状腺疾患において、炎症反応を抑えるためや副腎皮質不全の予防・治療のためにステロイド(副腎皮質ステロイド)が使用される。本稿では、臨床上多くみられる亜急性甲状腺炎を中心に、救急治療を要する甲状腺クリーゼ、悪性眼球突出症および粘液水腫性昏睡におけるステロイド療法について述べる。

1　亜急性甲状腺炎

1　疾患概念

　1904年、De Quervainにより初めて記載された非化膿性・炎症性甲状腺疾患である。自発痛や圧痛を伴う甲状腺の腫脹が特徴であり、日常最もよく遭遇するものである。
　男女比は、1：5と女性に多い。20歳以下の発症は稀であり、特に40～50歳の中年の女性に多くみられる[1]。
　原因はいまだ不明であるが、特定の地域や季節に多発し、上気道感染(症状)に引き続いて起こりやすいこと、無治療で放置しても2～4ヵ月で自然に治癒してしまうことなどからウイルス説(コクサッキーなど)が有力である。
　組織適合抗原(HLA)のうちBW 35やB 67が患者で高率に認められ、個体側の遺伝的要因も関与している。

2　臨床症状

　一般に、上気道感染や感冒様の前駆症状を伴うことが多いが、前頸部の自発痛や圧痛をもって急激に発症する。症状は、甲状腺自体の炎症性変化によるものと、それに伴う甲状腺ホルモンの漏出に基づく症状に分けられる[2](表1)。

━━━1. 全身症状

　全身倦怠感や熱感がみられ、発熱は時に39～40℃に及ぶこともある。
　甲状腺ホルモンの血中放出による甲状腺中毒症状として、心悸亢進、手指振戦、発汗過多や精神不安定などが一過性に認められる。重症例では回復期に一時的な機能低

表 1／亜急性甲状腺炎の診断ガイドライン

a．臨床症状
　　有痛性甲状腺腫

b．検査所見
　　1．CRP または赤沈高値
　　2．遊離 T₄ 高値、TSH 低値（0.1μU/mℓ 以下）
　　3．甲状腺超音波検査で疼痛部に一致した低エコー域

　　(1)亜急性甲状腺炎：a および b のすべてを有するもの
　　(2)亜急性甲状腺炎の疑い：a と b の1および2

［除外規定］
　　橋本病の急性増悪、嚢胞への出血、急性化膿性甲状腺炎、未分化癌

［付記］
　　1．上気道感染症状の前駆症状をしばしば伴い、高熱をみることも稀ではない
　　2．甲状腺の疼痛はしばしば反対側にも移動する
　　3．抗甲状腺自己抗体は、原則的には陰性であるが、経過中弱陽性を示すことがある
　　4．細胞診で多核巨細胞を認めるが、腫瘍細胞や橋本病に特異的な所見を認めない
　　5．急性期は放射性ヨード（またはテクネシウム）甲状腺摂取率の低下を認める

（日本甲状腺学会）

下症状を呈することがある。

2. 局所症状・甲状腺腫

　最も重要な所見は、自発痛や圧痛を伴う甲状腺腫である。しばしば耳から後頭部にかけて放散するのが特徴である。

　硬い甲状腺腫を触知するが、母指頭大の硬結にとどまることが多い。腫大した甲状腺腫は、表面は平滑であり、周囲との癒着はなく輪郭が明らかである。疼痛が消退した後も甲状腺腫は数週間にわたって残存するが、徐々に縮小していく。

　通常、一側の腫大に始まり、やがて疼痛部位が移動し、反対側に及ぶことがある（移動性甲状腺炎、クリーピング甲状腺炎）。

　腫大部の前面の皮膚発赤や頸部リンパ節の腫大、嗄声や頸部圧迫症状は一般に少ない。

3　検査成績

1. 血液・生化学検査

　炎症反応が著しい（血清 CRP 値・赤沈値高値）。白血球の軽度増多はあり。時に、肝機能異常を伴うことがある。

2. 甲状腺機能検査

　一過性の甲状腺中毒症（血中サイロキシン T₄・トリヨードサイロニン T₃ 高値および血中 TSH 低値）を示す。放射性ヨード（¹²³I）摂取率が低下する（0〜5％）。

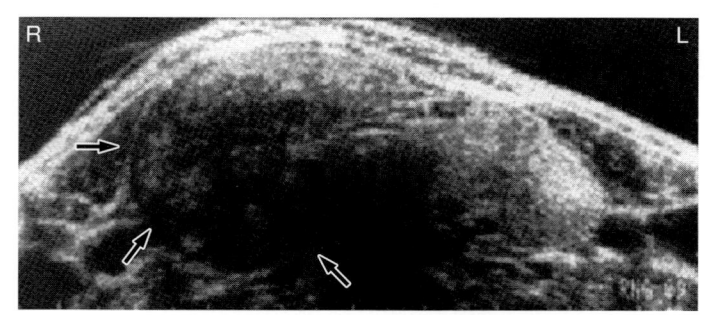

図 1／亜急性甲状腺炎の甲状腺超音波像（42歳、女性）
右葉は腫大し、圧痛部に一致して低エコー域を認める。炎症は、その後左葉に移動した。

血中サイログロブリンが高値を示すが、抗サイログロブリン抗体（抗 Tg 抗体）や抗甲状腺ペルオキシダーゼ抗体（抗 TPO 抗体）などの抗甲状腺抗体は、一般的には陰性である。

3. 画像検査、吸引細胞診検査

甲状腺超音波検査では、疼痛のある炎症部位に一致して低エコー域を認め、カラードップラー上で無血管野となる（図1）。

細胞診検査（針生検）では、濾胞上皮の破壊と多核巨細胞が認められ、肉芽腫性炎症の像を示す。

4 経過、予後

急性期には発熱がみられ、赤沈値の著しい亢進や甲状腺の放射線ヨード摂取率の低下が認められる（図2、表2）。

甲状腺濾胞細胞の破壊により甲状腺ホルモンが血中へ放出されるため、心悸亢進や手指振戦などの甲状腺中毒症状が一過性にみられる。

ステロイド（プレドニゾロン）が有効であり、炎症症状は軽快する。

数ヵ月以上治療してもステロイドが中止できない場合には、橋本病の急性増悪が疑われる。橋本病では、抗甲状腺抗体が強陽性であることが多い（表3）[3]。

予後は良好であり、本症の再発はほとんどみられない（数％）。

5 治療

1. 軽症の炎症例

アスピリンやインドメサシンなどの非ステロイド性抗炎症薬（NSAIDs）を投与する。

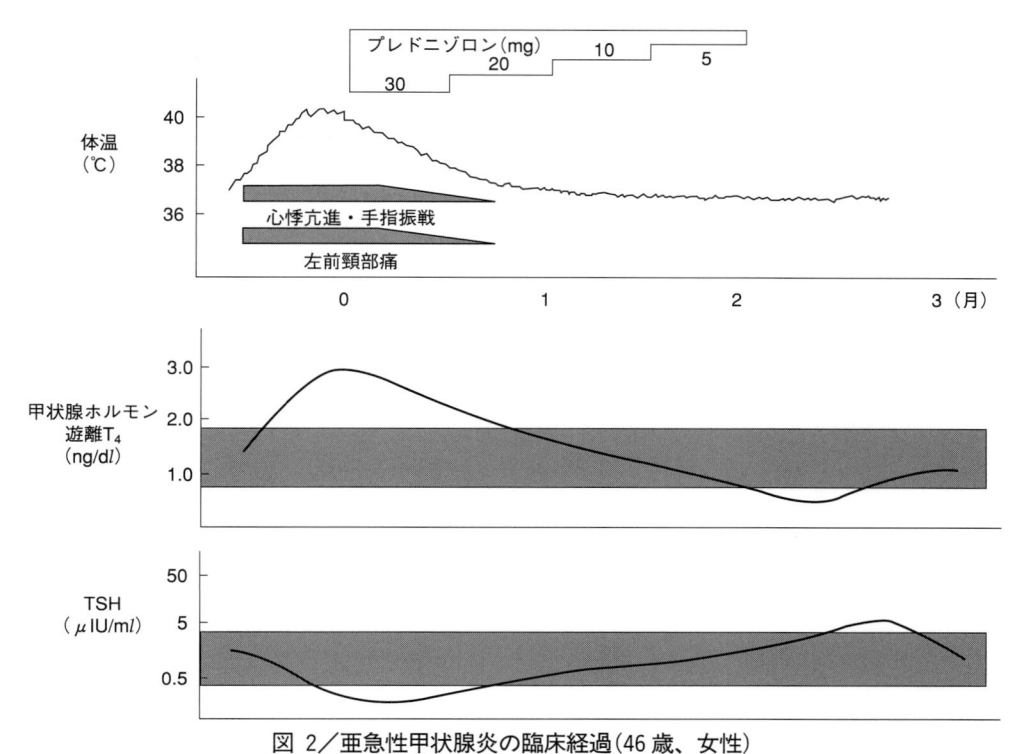

図 2／亜急性甲状腺炎の臨床経過（46 歳、女性）

左前頸部痛を主訴とし、赤沈値の亢進、甲状腺放射性ヨード摂取の低下、血中甲状腺ホルモン値の一過性の上昇、血中 TSH の低下などから亜急性甲状腺炎と診断した。甲状腺シンチグラムでは左葉の欠損が認められたが、ステロイドの投与後、放射性ヨードの甲状腺への摂取が回復した。本例は、回復期に一時的な機能低下を呈した。

表 2／亜急性甲状腺炎の臨床経過

放射性ヨード摂取率(24 時間、%)	2	18	28	12
赤沈値(mm/時間)	86	42	27	18
血中サイログロブリン(ng/ml)	214	83	48	24
抗甲状腺抗体	(−)	(±)	(+)	(±)
甲状腺シンチグラム				

表 3／甲状腺中毒症の鑑別診断

	バセドウ病	亜急性甲状腺炎	無痛性甲状腺炎	橋本病の急性増悪
甲状腺中毒症の時期	3ヵ月以上	3ヵ月以内	3ヵ月以内	3ヵ月以内
発熱・前頸部痛	なし	あり	なし	あり
赤沈値・血清 CRP 値	正常	高値	正常もしくは軽度上昇	高値
抗甲状腺抗体 (抗 TPO 抗体・抗 Tg 抗体)	陽性	陰性	陽性	陽性(強陽性)
抗 TSH レセプター抗体	陽性	陰性	陰性	陰性
放射性ヨード摂取率	高値	低値	低値	低値

(文献 3)より改変して引用)

2. 中等度以上の炎症例

ステロイドが著効を示す。プレドニゾロンを 30 mg/日より経口投与し、治療効果が得られれば 2〜4 週ごとに漸減する。治療に伴って甲状腺の放射線ヨード摂取の改善が認められる。

減量が速過ぎると再燃することがあり、治療期間が長くなる。抗生物質は無効である。

3. 甲状腺中毒症に対して

甲状腺中毒症状は、甲状腺組織の破壊により甲状腺ホルモンが血中に流出することにより生じているので、抗甲状腺薬は無効である。

心悸亢進などに対しては、β遮断薬を投与する。

2 甲状腺クリーゼ

1 疾患概念

バセドウ病や中毒性結節性甲状腺腫(機能性甲状腺結節、プランマー病)などの甲状腺機能亢進症の経過中に、酷暑、感染症、外傷、外科手術(甲状腺亜全摘術など)、分娩、放射線ヨード療法や肝機能障害(甲状腺ホルモンの代謝低下)、糖尿病性ケトアシドーシスなどを契機にして甲状腺中毒症状が劇症化し、循環不全や意識障害など生命に危険を及ぼすようになった重篤な状態をいう。

潜在する副腎皮質不全や副腎髄質ホルモン(カテコールアミン)に対する過剰反応、甲状腺ホルモンの感受性増大などが考えられている[4]。

2 臨床症状

甲状腺クリーゼでは、①発熱(しばしば 40℃以上)、②頻脈(しばしば心房細動)、③著しい発汗、④中枢神経症状(痙攣、せん妄、意識障害など)が主症状である(表 4)。

びまん性甲状腺腫や眼球突出症などの特徴的な所見が乏しい場合には、診断は容易

表 4／甲状腺クリーゼの臨床症状

1. 発熱(しばしば 40℃以上)
2. 頻脈または心房細動
3. 著しい発汗
4. 中枢神経症状(痙攣、せん妄、意識障害など)
5. うっ血性急性心不全、全身浮腫
6. 嘔気・嘔吐、下痢
7. びまん性甲状腺腫
8. 収縮期高血圧、ショック
9. 黄疸
10. 眼筋麻痺

ではない。

3 経過、予後

　甲状腺術後のクリーゼの頻度は、前処置として抗甲状腺薬や無機ヨード剤が投与されるようになってから減少した。甲状腺の治療が十分に行われていない状態や放射性ヨード療法後に感染や外傷などのストレスが加わって起こるクリーゼはいまだにみられる。

　抗甲状腺薬が普及するまでは、50％以上が死亡したが、ステロイドが使用されるようになり約30％に減少した。

　現在でも死亡率の高い合併症であり、高齢者や器質的心疾患のある例では、予防および早期治療が大切である。

4 治療

　上記症状および甲状腺疾患の病歴や甲状腺腫が認められれば、甲状腺クリーゼを疑うべきである。治療は緊急を要し、全身管理と甲状腺中毒症の是正である（表5）。

1. 全身管理

　心不全に対して酸素吸入ならびに循環動態をモニタリングしながら、補液および強心薬（ジギタリス剤）や利尿薬、昇圧薬の投与を行う。

　頻脈に対しては、β遮断薬（プロプラノロール）を投与する。

　発熱に対しては、室温を低く維持し、クーリング（氷囊、冷却マットやアルコール塗布）により、体温は少なくとも39℃以下に是正する。

　中枢神経症状に対しては、鎮静薬などで対応する。

表 5／甲状腺クリーゼの治療

全身管理	
心不全の治療	酸素吸入、強心薬（ジゴキシン）の静注
ショックの予防と治療	補液による水・電解質管理、昇圧薬の投与
副腎皮質不全の予防と治療	コルチゾール1日200～300 mg 点滴静注
	デキサメタゾン2 mg を6時間ごとに静注もしくは経口投与
交感神経の抑制	β遮断薬（0.1％プロプラノロール）2～10 ml を6時間ごとに静注もしくは経口投与
発熱の治療	氷囊・冷却マット・アルコール塗布によるクーリング
	非ステロイド性抗炎症薬（NSAIDs）の経口投与もしくは坐剤
中枢神経症状	鎮静薬の経口投与もしくは静注
感染の予防治療	広域抗生物質の点滴静注
甲状腺中毒症の是正	
T_3、T_4の合成と分泌の抑制	プロピルチオウラシル（PTU）初回 600 mg、以後 200 mg を4～6時間ごとに経口投与
	ルゴール®液1日15滴、ヨウ化カリウム1日 0.3～1.5 g を経口投与
T_4からT_3への転換の抑制	コルチゾール1日200～300 mg 点滴静注
	デキサメタゾン2 mg を6時間ごとに静注もしくは経口投与

その他、感染症に対して広域抗生物質を投与し、誘因や合併症に対して適切な治療を行う。

2. 副腎皮質不全に対して

ステロイドを副腎皮質不全の治療のために投与する(41頁参照)。

> ▶ 処方例　コルチゾール1日200～300 mg 静注、デキサメタゾン2 mg 6時間ごとに静注もしくは経口投与。

3. 甲状腺中毒症に対して

速効性のある甲状腺中毒症の治療が必要である。

a．甲状腺ホルモンの合成抑制

抗甲状腺薬を大量投与する[プロピルチオウラシル(PTU)初回600 mg、以後200 mg、もしくは、チアマゾール(メルカゾール®)初回60 mg、以後20 mgをクリーゼから離脱するまで4～6時間ごとに経口投与]。

PTUは、末梢組織でのT_4からT_3への転換も抑制するために好まれる。

b．甲状腺ホルモンの分泌抑制

無機ヨード剤(ルゴール®、ヨウ化カリウム)やリチウムは、甲状腺組織から血中へのホルモンの分泌を抑制する。

ヨード剤は効果が速いが、初期にはホルモン合成の材料になる恐れがあるため、抗甲状腺薬の投与後少なくとも1時間後にルゴール®液を投与する(ヨード換算にて1日250 mg、8時間ごと)。

c．T_4からT_3への転換抑制

PTU、プロプラノロール、ステロイド、ヨード含有造影剤、アミオダロンなどは、末梢組織でのT_4からT_3への転換抑制のために投与される。

また、血漿交換や透析により甲状腺ホルモンを急速に除去する場合もある。

3 悪性眼球突出症

1 疾患概念

バセドウ病の合併症状の1つである。眼症の発症メカニズムは不明な点が多いが、甲状腺ホルモン過剰による交感神経緊張状態(眼瞼後退など)や自己免疫による眼窩球後病変(眼球突出など)により生じる。

外眼筋や眼窩球後脂肪組織には炎症所見があり、球後組織内圧の亢進により眼球突出が引き起こされる。

喫煙や放射性ヨード治療、甲状腺機能低下状態（血中 TSH 高値）は、眼球突出症を増悪させることがある[5]。

2　臨床症状

甲状腺眼症の症状には、眼球突出、眼瞼や結膜などの軟部組織の変化、複視、外眼筋肥大、角膜病変、視力障害がある。

3　経過、予後

一般に、眼球突出の強いものに重篤な眼障害が出現する。眼球突出による角膜潰瘍や眼窩圧の上昇、視神経の圧迫による視力障害や視野欠損、乳頭浮腫は、重篤な合併症である。

眼症の活動性の時期は、数ヵ月から1年程度であり、保存的治療が有効である。活動期を過ぎても障害が残っている場合には、手術の適応となる。

4　治療

眼症の治療には、ステロイド療法、放射線療法、眼窩的手術療法（眼窩減圧術）がある。眼窩 MRI、CT などで外眼筋の肥大が明らかな場合には、眼窩後部への放射線照射（リニアックを用いて1回照射量1.5〜2 Gy 10回、計20 Gy）およびステロイド療法が適応となる。

1. ステロイド療法

プレドニゾロン 30 mg/日より経口投与し漸減する。ステロイドは、自覚的にも眼痛を緩和させるため、放射線照射開始とともに投与する。

2. 大量ステロイド療法

外眼筋肥大や視力障害、角膜潰瘍などの活動性の高い例には、ステロイドパルス療法やベタメタゾンの投与が有効である。

▶処方例
- メチルプレドニゾロン：1日1,000 mg 点滴静注、3日間1クールを2〜3週ごと3〜5クール
- ベタメタゾン：1日8〜12 mg、適宜漸減

また、球後視神経炎では、ステロイドの球後注射（酢酸メチルプレドニゾロン 20 mg）

が行われる。

4 粘液水腫性昏睡

1 疾患概念

重症な甲状腺機能低下状態にある患者が、寒冷や感染、ストレス、外傷、脳血管障害、代謝障害（アシドーシス）、呼吸抑制作用を有する薬剤（麻酔薬、鎮静薬）の服用などを誘因として、脳神経細胞の代謝機能低下による昏睡状態になったものである。

高齢女性に圧倒的に多く、冬季に後発する。橋本病が基礎にある場合が多い[6]。

2 臨床症状

一般的には甲状腺機能低下症による症状を示し、低血圧や徐脈、皮膚乾燥、意識障害、心不全、低血糖や低ナトリウム血症がみられ、低体温が特徴である。

重症な甲状腺機能低下症の例では、潜在的副腎皮質不全の状態にあり、ストレスに対するコルチゾールの分泌能が低下している。低血圧および血管収縮状態にあり、体温も低下している。心筋梗塞や副腎クリーゼとの鑑別が必要である。

3 経過、予後

高齢者に多いため、現在でも死亡率が60～80％と高い。
誘因疾患の治療や呼吸不全および循環不全に対する対策が重要である。

4 治療

治療は緊急を要し、全身管理と副腎皮質不全や甲状腺機能低下の是正である。

1. 全身管理

補液により循環不全や水分・電解質の管理を行う。

低体温に対しては、保温を行い、循環不全にならないようにゆっくり30℃までとする。

αアドレナリン作動薬は、末梢の血管収縮状態にあることや甲状腺ホルモンとの併用により重篤な不整脈（心室頻拍）を起こしやすいために注意が必要である。

肺胞低換気や低酸素血症などの呼吸不全やCO_2ナルコーシスを認める場合には、レスピレーターによる呼吸管理を行う。

2. 副腎皮質不全に対して

ステロイド（コルチゾール1日200～300 mg静注、デキサメタゾン2 mg静注もしく

は経口投与)を潜在的副腎皮質不全の治療のために投与する(41頁参照)。

甲状腺ホルモンの投与を先行させるとステロイドの代謝が促進し、副腎皮質不全が引き起こされる可能性がある。

3. 甲状腺機能低下症に対して

初期の甲状腺ホルモン補充は、経静脈的投与(初回 T_4 50 μg、6 時間ごと)が望ましい。

注射薬が入手できない場合には、T_3(トリヨードサイロニン)を少量(5〜10 μg、経口投与)から開始し、徐々に 50 μg まで漸増していく。維持量に達した後は、T_4 製剤に変更する。

5 治療のワンポイント

1 甲状腺ホルモン代謝とステロイド

甲状腺から血中に分泌された甲状腺ホルモン(T_3、T_4)は、サイロキシン結合蛋白(TBG)に結合し、遊離甲状腺ホルモンは遊離 T_3 0.3%、遊離 T_4 0.03%程度である。
T_4 は 100%甲状腺から分泌されるが、T_3 は 20%が甲状腺内で生成されたものであり、残りは腎臓や肝臓などの末梢組織で T_4 から脱ヨード化されたものである。

ステロイドは、末梢組織での T_4 から T_3 への転換を抑制する作用があり、血中 T_3 を低下させる。また、大量ステロイドは、甲状腺ホルモンの分泌も抑制する。

2 甲状腺機能異常とステロイド代謝

甲状腺ホルモンは、肝臓の 5α 還元酵素活性や 11β 脱水素酵素活性を亢進させるため、コルチゾールからコルチゾンへの移行を増大させ血中コルチゾン/コルチゾール比を高める(表6)[7]。

甲状腺中毒(機能亢進)状態でのコルチゾールの半減期は短縮し、代謝速度(Metabolic Clearance Rate;MCR)は正常の約 3.8 倍に増加する。その結果として、副腎からのコルチゾールの分泌能に比し代謝速度の亢進が著しいため、潜在的な副腎皮質不全がみられる。

また、甲状腺中毒症では、11β 脱水素酵素活性が高まるため、種々の合成ステロイドの代謝速度も亢進し、その作用も減弱する。

一方、甲状腺機能低下状態では、コルチゾールの代謝速度が正常に比し遅延するため、副腎からのコルチゾールの分泌が低下している。この甲状腺機能低下状態を甲状腺ホルモン投与により急速に回復させると、相対的副腎皮質不全が生じる。

表 6／甲状腺機能異常におけるコルチゾール代謝動態

甲状腺機能	MCR コルチゾール	MCR コルチゾン	コルチゾン/コルチゾール
正常	106±7	391±45	0.36±0.01
機能亢進	390±56**	1111±266*	0.43±0.11
機能低下	95±10*	634±74*	0.21±0.03**

*：p<0.01　　**：p<0.05　　　　　　　　　　　（文献7）より引用）

3　バセドウ病手術前のコントロール

　抗甲状腺薬療法の難治例や無顆粒球症などの重篤な副作用が発現した例、ヨード過敏症、心疾患などの合併を有する場合には外科的治療が行われる。手術日までの甲状腺機能の正常化を図るためにステロイドが使用される。ステロイドは、甲状腺ホルモンの分泌および T_4 から T_3 への転換を抑制する[8]。

▶処方例　手術2～4日前からデキサメタゾンやベタメタゾン（1日6～8mg 筋注もしくは経口投与）を投与し、術後漸減する。

4　薬剤性甲状腺機能異常症

　インターフェロンやアミダロンなどによる薬剤性甲状腺中毒症（薬剤性甲状腺炎）では、ステロイドが用いられる[9]。

▶処方例　プレドニゾロン 30mg/日より経口投与し、治療効果が得られれば漸減する。

●●●おわりに

　甲状腺疾患におけるステロイド療法について述べた。甲状腺機能状態によりステロイド代謝も変化するため、治療する際には注意が必要である。

（吉田　正）

◆文献

1) Fatourechi V, Aniszewski JP, Fatourechi GZ, et al：Clinical features and outcome of subacute thyroiditis in an incidence cohort；Olmsted County, Minnesota, study. J Clin Endocrinol Metab 88：2100, 2003.
2) 豊田長興，天野佐織，前田章雅，ほか：内分泌疾患；診断と治療の進歩；甲状腺．日本内科会誌 92：562, 2002.
3) Cooper DS：Hyperthyroidism. Lancet 362：459, 2003.

4) Wartofsky L : Thyroxic storm. The Thyroid, 8 th edition, Bravermann LE, Utiger RD(eds), pp 679, Lippincott Williams & Wilkins, Philadelphia, 2000.
5) Bartalena L, Marcocci C, Bogazzi F, et al : Relation between therapy for hyperthyroidism and the course of Graves' ophthalmopathy. N Engl J Med 338 : 73, 1998.
6) Wartofsky L : Myxedema coma. The Thyroid, 8 th edition, Bravermann LE, Utiger RD(eds), pp 843, Lippincott Williams & Wilkins, Philadelphia, 2000.
7) Ichikawa Y, Arikawa K, Kawagoe M, et al : Altered equilibrium between cortisol and cortisone in plasma in thyroid dysfunction and inflammatory disease. Metabolism 26 : 989, 1977.
8) 伊藤病院(編)：伊藤病院に学ぶ甲状腺疾患の診かた．p 84，メディカル・コア，東京，1998．
9) Bogazzi F, Bartalena L, Cosci C, et al : Treatment of type II amiodarone-induced thyrotoxicosis by either iopanoic acid or glucocorticoids ; a prospective, randomized study. J Clin Endocrinol Metab 88 : 1999, 2003.

STEROID 2 リウマチ膠原病疾患とステロイド
1. 全身性エリテマトーデスにおけるステロイドの使い方

1 全身性エリテマトーデスの疾患概念・病因

　全身性エリテマトーデス(SLE)は原因不明の自己免疫疾患で、20〜40歳代の女性(90％以上)に好発し、抗核抗体(ANA)などの自己抗体の出現をはじめとする多彩な免疫異常と、寛解と再燃を繰り返す諸臓器の慢性炎症を特徴としている[1]。推定患者数は関節リウマチ(RA)の約1/10で、5〜6万人といわれている。その診断は必ずしも困難ではないが、病像は不均一で、前景に立つ病変によって治療に対する反応性や予後にも相違が認められることから、治療に際しては個々の症例が有する臓器病変の病態と重症度を勘案する必要がある[1,2]。

　現在のところその原因は不明であるが、遺伝的素因に加え、いくつかの環境因子が関与していると考えられている[3]。

　遺伝的素因の関与を示唆する事実は、家族内発症が認められることで、例えば二卵性双生児がペアでSLEを発症する確率は2〜9％であるが、一卵性双生児では25〜57％とその確率が非常に高くなる[3]。この遺伝的素因が発症に関与する機構としては、MHC class II、補体およびそのレセプター、補体を制御するmannose-binding protein、さらにT細胞レセプターやIgGおよびFcγレセプターなど、免疫応答の要となる分子の遺伝子の特異性に基づく免疫反応の異常が想定されている[3]。また、自己抗体の対応抗原の生体内の代謝に関連する遺伝的素因も重要な要素で、例えばSLEの患者ではDNase Iの活性低下が指摘されており、後述する環境因子によりもたらされた変性DNAなどを効果的に処理できないことからDNAに対する免疫応答の異常が誘導される過程も想定されている[4]。

　一方、環境因子としては、ウイルスを中心とする感染症が注目され、自己抗原とウイルス関連抗原の分子相同性によって誘導される抗体の交叉反応、また、細菌のDNAなどの"似て非なる抗原"による免疫応答の誘導、さらにウイルスの感染による免疫担当細胞の機能異常の誘導などのメカニズムが考えられている[3]。また、SLEの男女比は1：10と圧倒的に女性に多く、性ホルモン、妊娠・出産などが重要な発症因子となっている。実際、エストロゲンは免疫応答の活性化因子であり、アンドロゲンは抑制因子で、活動性の高い症例ではエストロゲンのレベルが高く、アンドロゲンのレベルが低いことなども報告されている[3,5]。また、紫外線も発症の誘発因子で、

紫外線で変性したDNAは正常人では速やかにDNase Iによって処理されるものの、SLE患者ではその機能異常により生体に残存し、抗体の産生が誘導されるメカニズムも考えられている。また、ヒドララジンや塩酸プロカインアミドなどの薬剤にて薬剤誘発性ループスと呼ばれるSLEと同様の病態が誘導される。これにはαメチルトランスフェラーゼの先天的機能障害が関与し、蓄積した薬剤が蛋白と結合してハプテンとして作用し、抗体の産生を誘導するメカニズムが想定されている。そのほか、ストレス、外傷、手術などが発症要因として考えられているが、いくつかの遺伝的な素因のうえに、上述のような環境因子が加わり、SLEの多彩な病態が導かれていると考えられる[3]。

2 臨床症状と経過・予後

1 臨床症状（表1）

SLEは発熱、体重減少、リンパ節腫脹などの全身症状に加え、レイノー現象や紅斑などの皮膚症状、関節痛さらに浮腫などの初発症状で発症することが多い。また、検診などで蛋白尿やRAテスト陽性などの血清学的異常所見を指摘されて診断されることもある。これらの初発症状に引き続き、多彩な臨床症状が出現する。

皮膚症状は最も代表的な初発症状で、蝶形紅斑、円板状狼瘡、脱毛、レイノー現象、日光過敏症など多彩な病変を認める。

関節痛・関節炎は多発性で、手指の近位指節間関節や中指節間関節、手、肩、肘および膝関節などに出現し、RAと同様にしばしば対称性に認められる。通常、移動性であるが、一定の関節に永続的に起こることもある。関節症状に加え、多発性筋炎/皮膚筋炎と同様の筋炎に伴い近位筋の筋肉痛や脱力感を訴える症例も認められる。

SLEの多彩な臓器病変の中でもループス腎炎と呼ばれる腎病変は最も特徴的で、蛋白尿や赤血球・白血球尿、尿円柱（赤血球、顆粒、硝子、蝋様など）などが早期の病変から出現する。発症初期からネフローゼ症候群の状態になっていることもある。

初発症状としては稀であるが、多彩な精神・神経症状も出現する。これらは末梢性と中枢性に分けられ、CNSループスと呼ばれる中枢性の障害は精神症状と痙攣を中心とする神経症状に分類される。精神症状は、かつて見当識、記憶、認知などの知的機能の異常を認める脳基質症候群と神経症、抑うつおよび統合失調症様症状などの精神障害を主とする非器質性精神症状に分けられていたが、両者はしばしば混在して存在することから、今日では一括して精神神経症として分類されている。痙攣発作は大発作型をとることが多いが、小発作型やJackson型も認められる。また、血管炎、血栓・塞栓および脳炎などの病態により片麻痺や感覚障害が出現する。脳神経障害に伴う視力障害、失明、乳頭浮腫、耳鳴、眼瞼下垂さらに顔面神経麻痺などの症状が認

表 1／SLE の臨床所見の出現頻度　　　　　　　　　　　　　　　　　　　(%)

初発症状		心・肺症状	
発熱	25.4	心外膜炎	7.5
関節痛	22.4	心筋炎	2.2
皮疹	14.9	心電図異常	42.8
浮腫	13.4	胸膜炎	11.7
レイノー現象	9.0	間質性肺炎	25.6
息切れ	6.0	肺拡散障害	25.5
胸痛	4.5	肺拘束性障害	11.7
腹痛	3.0	ループス肺臓炎	5.8
全身倦怠感	3.0	肺高血圧症	1.0
その他（筋痛、蛋白尿など）	10.4		
皮膚粘膜症状		消化器症状	
蝶形紅斑	73.9	肝腫大	15.1
脱毛	57.1	急性腹症	5.0
レイノー現象	50.7	腹膜炎	0.5
日光過敏症	42.9		
円板状狼瘡	15.3		
口腔内潰瘍	15.0	リンパ節腫脹	35.0
網状皮斑	10.5		
関節・筋症状		検査所見	
関節痛（炎）	90.1	赤沈亢進	98.3
無菌性骨壊死	10.5	溶血性貧血	10.3
筋肉痛（炎）	28.1	白血球減少	65.5
腎症状		血小板減少	18.1
蛋白尿（3.5 g/日以下）	38.4	高γグロブリン血症	67.5
蛋白尿（3.5 g/日以上）	35.7	リウマトイド因子	35.8
赤血球尿	96.9	直接クームス陽性	26.4
尿円柱	76.9	血清低補体価	83.3
BUN 上昇	56.9	血清梅毒反応疑陽性	14.5
クレアチニン増加	54.7	抗核抗体	94.3
精神・神経症状		抗 DNA 抗体	89.0
精神症状	24.1	抗 Sm 抗体	23.0
痙攣発作	9.3	抗 U1RNP 抗体	38.0
脳波異常	38.8	抗 SS-A 抗体	46.0
CT 異常	44.3	抗 SS-B 抗体	9.0
末梢神経障害	7.6	抗 Ki 抗体	18.3
		抗 PCNA 抗体	3.0

められることもある。さらに、脊髄横断症状、無菌性髄膜炎、頭痛、多発性単神経炎などの末梢神経障害も出現する。

　心病変としては心外膜炎と心筋炎が認められ、心外膜炎は胸膜炎としばしば共存し、前胸部痛などの自覚症状や心膜摩擦音などの所見を認める。

　胸膜炎に加え、間質性肺炎・肺線維症、ループス肺臓炎・肺出血、肺梗塞・塞栓などの肺病変もしばしば活動期に認められる。間質性肺炎では息切れ、咳嗽などの自覚症状を認め、乾性ラ音を聴取し、肺梗塞では胸痛、呼吸困難、血痰などを訴える。これらの自覚症状に加え、II音の分裂と、肺動脈音の亢進などの所見を聴取するときには肺高血圧症の存在が疑われる。

　消化器病変としては口腔内潰瘍に加え、腹痛・圧痛、筋性防御および腹水などの症状が虚血性腸炎による急性腹症や無菌性腹膜炎にて認められる。さらに炎症性腸疾患

に伴う蛋白漏出症候群により下痢症状も出現する。稀に急性膵炎を発症することがあるが治療に用いられるステロイドの副作用について留意する必要がある。また、胆嚢はしばしば血管炎の標的臓器となる。

2 検査所見（表1）

　種々の臓器病変に関連しながら、多彩な異常検査所見が認められる。血液検査では、白血球、リンパ球および血小板の減少や、自己免疫性溶血性貧血による貧血が認められる。これらの所見は、抗リン脂質抗体症候群（APS）や併発する血栓性血小板減少性紫斑病（TTP）や血球貪食症候群（HPS）でも出現するので注意を要する。

　生化学的検査ではループス腎炎による腎不全に伴うBUNやクレアチニンの上昇が認められ、ネフローゼ症候群では血清蛋白およびアルブミンの低下、さらに高コレステロール血症が認められる。筋炎を有する患者では筋原性酵素が上昇するが、多発性筋炎のように著増することは稀である。また、肝・胆道系酵素の上昇は経過中80％以上の症例で認められるが、自己免疫性肝炎などの肝障害は稀であり、薬剤の副作用やウイルス感染などによることが多い。肺梗塞や肺線維症ではLDHが上昇する。

　上述の一般検査所見に加え、多彩な免疫学的異常所見が検出され、診断に有用な情報を提供する。高γグロブリン血症に伴う血清膠質反応陽性や、ANAおよびリウマトイド因子などの多彩な自己抗体が出現する。ANAは診断のうえで特に重要で、抗二本鎖DNA（dsDNA）抗体や抗Sm抗体はSLEに特異的に検出され、診断基準の1項目として取りあげられている。本症ではさらに種々の自己抗体が同一患者血清中に検出される特徴がある。抗SS-A抗体は、シェーグレン症候群（SjS）を合併しないSLEでも30〜40％に検出され、抗U1RNP抗体はレイノー現象や軽症型の腎症に相関して検出される。

　ESRの亢進およびCRPの上昇はSLEにおける炎症性病変に関連して認められる。また、血清の補体価はループス腎炎、皮疹さらに自己免疫性溶血性貧血の活動性に相関して低下する。また、関節炎や漿膜炎によってCRPが上昇する。

3 経過と予後

　SLEは治療により寛解と再燃を繰り返しながら慢性に経過するが、その予後は診断技術の向上、軽症例の増加、後述する治療法の進歩などにより、5年生存率は20年前の75％から90％以上に改善した。しかし、総体生存率の増加にかかわらず治療に抵抗したり、もしくは確立した治療法がなく生命予後不良および重篤な障害を残すいわゆる難治性病態も存在し、治療のうえで問題となっている。

3 治療法

SLEではステロイドを中心とした治療が行われる。しかしSLEは多臓器病変を特徴とし、さらに個々の患者の病態は極めて不均一で、侵される臓器も異なることから、治療に際しては、全般的な活動性の評価に加え、個々の患者が有する臓器病変の病態とその重症度を勘案する必要がある。この点が本症における治療のうえで最も重要なポイントとなる[6]。

表2に臨床病態別に分類したSLEの治療法を示す。

1 SLEの病型

1. 軽症型

発熱などの全身症状、レイノー現象、皮膚症状、および関節症状を主症状とし、軽度の漿膜炎や尿異常所見以外の臓器病変を認めない患者群を指す。

2. 中等症および重症型

腎炎をはじめとする種々の臓器病変を有する病態がこれに属し、基本的にステロイ

表 2／SLE の病型別治療法

(1) 軽症 SLE の治療法							(2) 中等症・重症 SLE の治療法								
臨床病態	局所的療法	非ステロイド性抗炎症薬	PSL1日30mg以下	PSL1日30mg以上	血管拡張薬	抗凝固療法	臨床病態	ステロイド			免疫抑制薬	抗凝固療法	血漿交換療法	γグロブリン療法	脾摘
								PSL1日40mg以下	PSL1日40〜60mg	PSL1日60mg以上 パルス療法					
発熱(80)		○	○				CNSループス								
皮膚症状							痙攣重積発作、意識消失(13)		○	○		△			
DLE(16)	○		△				器質的精神症状(24)		○	○	○	△			
紅斑(局所)(75)	○		△				脳神経障害(3)		△	△	△	△			
紅斑(全身)(16)	○		○	△			末梢神経障害(3)		△	△	△	△			
bullous LE(5)	○		○	△			髄膜炎(23)		△	△		△			
脱毛(55)	○		△				溶血性貧血(10)			○	○	△			△
口腔内潰瘍(40)	○						血小板減少性紫斑病(12)			○	○	△		△	△
脂肪織炎(2)		○	△				筋炎(2)		△	○	△	△			
指端潰瘍/壊死、皮膚潰瘍(13)	○	△	△	○	○		間質性肺炎(6)			○	○	△			
レイノー現象(50)				○			肺高血圧症(1)		△	○		△			
血栓性静脈炎(4)		△	△	○	○		心筋炎(2)			○		△			
関節・筋症状							漿膜炎(貯留液多量)(1)			○		△			
関節痛(炎)(90)		○	○	△			血管炎による臓器虚血			○	△	△	△	△	
筋肉痛(32)		○	○												
漿膜炎(貯留液少量)(19)		○	○	△											

○：よく使われる　△：時に使われる　PSL：プレドニゾロン　（ ）内は自験 SLE 729 例中の出現頻度

ドの投与なくして寛解は導けない。腎生検による病理組織像は活動性の評価と治療法方針の決定上、有用な情報を提供する[7]。IV型のびまん性増殖性腎炎は最も予後不良で、半数以上の症例がネフローゼ症候群を呈し、腎機能低下も著明で難治性病態の主体となる。V型は腎機能の予後はIV型に比較して良好であるが、80%以上の症例がネフローゼ症候群の状態となり、IV型とともに難治性の病態を呈する症例が認められる。III型の巣状糸球体腎炎型はステロイドの治療に対する反応性は一般に上述の病態より良好であるが、長い経過中には治療に抵抗を示し、腎機能不全に陥る症例も認められる。

　CNSループスも重篤な病態で、痙攣重積発作、意識消失発作、およびせん妄、錯乱、認知障害などの精神・神経症状を伴う場合は予後が不良である。一連の病態はSLEの活動性を示唆するがSLE自体に関連しているものかどうかしばしば鑑別が困難なことがあり、精神症状は使用しているステロイドの副作用やTTP、痙攣発作は、腎不全、高血圧、感染症、DIC、TTPおよびAPSの鑑別が必要とされる。これらの鑑別診断は治療方針が異なるので特に注意を要する。

　心外膜炎、心筋炎などの心病変、間質性肺炎・肺線維症、ループス肺臓炎、肺梗塞・塞栓、肺出血などの病態が活動期に出現し、ステロイド治療の対象となる。消化器病変としては、無菌性腹膜炎、さらに炎症性腸疾患に伴う蛋白漏出症候群、腸間膜動脈炎が問題となる。

　一方、SLEでは種々の血液学的異常所見が認められるが、活動性および重症度の高い病変として治療の対象になるのは血小板減少症と自己免疫性溶血性貧血である。両者が併発するEvans症候群もみられる。リンパ球および白血球減少はSLEの活動期に出現するが、非活動性においても認められ、それ自体は治療の対象とはならない。

2　治療の実際

　上述のように個々の患者の病態とその活動性を的確に評価し、適切な治療法と投与量を決定する(表2)[6]。主症状が発熱、関節痛、筋痛などの場合は、①インドメサシン25 mg(インダシン®)3 cap 分3、②ジクロフナックナトリウム25 mg(ボルタレン®)3 T、分3などの投与を行う。その後、各臓器病変をとらえる検査とその重症度を評価したうえで(表3)、後述する病型に基づいて的確な治療を行う。

1. 軽症例

　軽症例では上述のような非ステロイド性抗炎症薬(NSAIDs)と中等量以下のステロイドが用いられる。NSAIDsが無効な場合、発熱、皮疹、関節炎に対し、15～30 mg/日のプレドニゾロン(PSL、プレドニン®)を投与する。ステロイドには半減期、生物学的活性の相違によりいくつかの種類があるが(16頁参照)、プレドニゾロンが

表 3／SLE における病態把握のための検査

脳・神経	頭部 CT、MRI（CNS ループス、脳血管障害など） 脳波 髄液検査
心臓・血管	胸部 X 線検査（心肥大、肺高血圧など） ECG（心筋傷害、心膜炎、肺高血圧など） UCG（心外膜炎、肺高血圧など） 指尖脈派、サーモグラフィー（レイノー現象）
呼吸器	胸部 X 線検査（肺臓炎、胸膜炎、肺梗塞など） 呼吸機能検査（%VC、%DLco） 血液ガス分析 胸部 CT 肺シンチ（肺梗塞）
消化器	腹部単純写真 消化管造影 血管撮影（虚血性腸炎） 腹部超音波（胆嚢の血管炎、肝障害など） 便潜血
腎臓・尿路	腎機能検査：PSP、腎クリアランス、レノグラムなど 膀胱造影（lupus cystitis）
筋	筋電図 筋生検
関節	骨 X 線写真 関節シンチ 関節液検査
内分泌機能	甲状腺機能（慢性甲状腺炎）、性腺、副腎
外分泌機能	唾液腺：ガムテスト、唾液線シンチ、唾液腺生検など 涙腺：Schiermer テスト、蛍光色素試験など
骨髄	骨髄穿刺

使いやすく一般にその換算量が用いられている。通常、ステロイドの生理的な分泌動態と抗炎症作用を考え、30 mg であれば朝 20 mg、昼 10 mg などの分 2 で投与する。

2. 中等症および重症例

a．ステロイド大量投与

ループス腎炎に対しては体重 1 kg/1 mg を目途にプレドニゾロン 40 mg/日以上（プレドニン® 5 mg、8 T）、反応の悪い症例には時に 80 mg 以上を投与する。溶血性貧血、血小板減少症、CNS ループスはしばしば難治性の病態を呈し、最低 60 mg/日、さらに 80〜100 mg/日以上の投与も行う。間質性肺炎は抗 U 1 RNP 抗体陽性例では 40 mg/日程度の中等量で効果があるとされているが、いわゆるループス肺臓炎では 60 mg/日以上の大量投与が必要となる。漿膜炎、心筋炎などには 40〜50 mg/日の中等量投与が行われる。摂食が不能な場合を除き、経口で投与し、40 mg 以上では通常、3：2：1 の割合で分 3 とする。

b．ステロイドパルス療法

ステロイド抵抗性の腎炎、CNS ループス、血小板減少症、溶血性貧血、血管炎、治療抵抗性間質性肺炎などの難治性病態、さらにステロイドの大量長期投与が副作用などの問題で実施不能な場合にステロイドパルス療法が行われる。通常メチルプレド

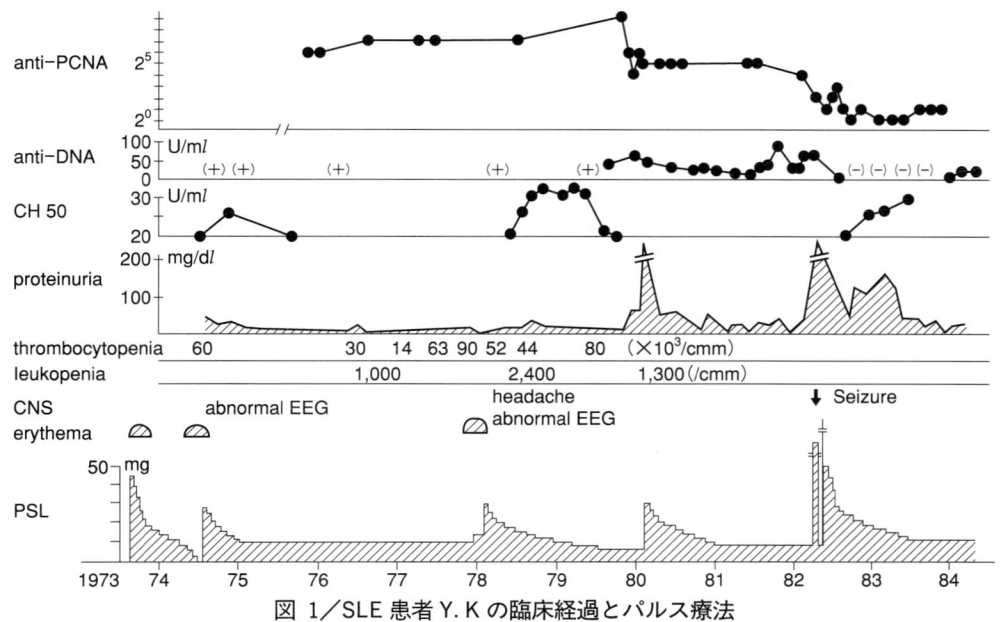

図1／SLE患者Y.Kの臨床経過とパルス療法

腎症を中心にステロイドによる治療が行われ、寛解と再燃を繰り返している。1982年には腎症に加え、CNSループス(痙攣)を発症し、パルス療法が実施され、それに引き続く大量経口投与で軽快している。

ニゾロン(ソル・メドロール®)1gを500mlに溶解し、3日間点滴静注する。本邦の102例を対象とした経口投与との比較対照試験ではパルス療法の方が最終全般改善度や有用性の点で優れていたことが確認され、ループス腎炎に対しては500mg/日のセミパルス療法でも有効であると報告されている[8)9)]。図1はループス腎炎に対して本療法を実施し、軽快した症例の経過を示す。

c. 免疫抑制薬の併用

ステロイドパルス療法の適応となるような病態で特にステロイドに対する反応性が著しくない場合、ステロイドの副作用で大量継続投与が困難なとき、さらに減量の過程で寛解が維持できないときなどにシクロホスファミド(CY、エンドキサン®)やアザチオプリン(AZ、イムラン®)などの免疫抑制薬の併用を考慮する。通常50～100mg/日を分1もしくは分2で経口投与する。

しかし、最近はWHO IV型の腎症や中枢神経障害などの難治性病態に対しては、シクロホスファミド間欠大量静注療法(パルス療法)がステロイドの投与に先行して行われることもある[10)]。

d. 減量と寛解維持療法

ステロイドは原則として初回投与量を2～4週維持し、改善をみたら臨床および検査所見を参考に通常2週ごとに10%ずつ減量する。急性増悪と再燃を防ぐ目的でプレドニゾロン5～15mg/日程度の維持量のステロイドを投与し、再燃・急性増悪をみ

た場合には5割を目途に増量する。

　免疫抑制薬はステロイドと併用することでその減量と寛解の維持に有効であるが、副作用に留意しながら用いることが肝要である。

4 副作用とその対策

　ステロイドには種々の副作用が認められる。易感染性は最も重要で、特に日和見感染が問題となる。大量長期投与を行う場合には、ST合剤（バクタ® 1g、1T、分1）やイセチオン酸ペンタミジン（ベナンバックス® 300 mgの吸入）などを併用し、カリニ肺炎などの併発に対応することも考慮する。

　また、高脂血症、骨粗鬆症などの副作用についても定期的な検査とそれぞれに対応する薬剤の投与を行う。また、患者は満月様顔貌のような副作用を気にして勝手に減量したり、中止する場合がある。クリーゼの危険性など、十分なインフォームド・コンセントをとったうえで治療を実施する。ステロイド誘発性の精神症状が疑われる場合には、まず向精神薬によるコントロールを行い、安易に判断して減量することは控える。CNSループスかステロイド性精神病か判断できないときにはむしろ増量して経過をみることも考慮する。また、副作用が発現しないときは、主作用も十分でないときがある。的確に服用していることが確認された場合には、ステロイドの種類を変更することも試みる。

（高崎芳成）

◆文献

1) Hashimoto H, et al : Follow up study on the changes in the clinical features and prognosis of Japanese patients with systemic lupus erythematosus during the past 3 to 4 decades. J Epidemiol 3 : 19, 1993.
2) 橋本博史，ほか：全身性エリテマトーデスの病型分類に関する全国調査結果について；各種臨床病態別による転帰と治療法の解析．リウマチ 32：27，1992.
3) 高崎芳成：リウマチ・膠原病．内科 84：1125，1999.
4) Yasutomo K, et al : Mutation of DNASE I in people with systemic lupus erythematosus. Nat Genet 28 : 313, 2001.
5) Cooper GS, et al : Hormonal, enviromental and infectious risk factors for developinng systemic lupus erythematosus. Arthritis Rheum 41 : 1714, 1998.
6) 高崎芳成：全身性エリテマトーデス（SLE）の診断・治療．医学のあゆみ 199：365，2001.
7) Tokano Y, et al : Long term prognosis in lupus nephritis ; Relation to the renal biopsy data, therapy and the grade of remission. Jpn J Rheumatol 9 : 135, 1999.
8) 本間光夫：ループス腎炎に対するU-67，590Aの後期第二相臨床試験；至適投与量検討試験．基礎と臨床 27：5191，1993.
9) 本間光夫：経口プレドニゾロン療法の二重盲検群間比較試験．リウマチ 34：616，1994.
10) Boumpas DT, et al : Controled trial of pulse methylprednisolone versus two regimens of pulse cyclophosphamide in severlupus nephritis. Lancet 340 : 741, 1992.

リウマチ膠原病疾患とステロイド

2. 関節リウマチにおけるステロイドの使い方

1 関節リウマチの概念

　関節リウマチ(rheumatoid arthritis；RA)は原因が不明の多発性関節炎を主体とする進行性炎症性疾患である。関節滑膜が病変の中心と考えられ、滑膜の増殖から次第に周囲の軟骨、骨が侵され、関節の破壊と変形に至ることが多い。多関節の腫脹と疼痛が特徴である。また関節以外の症状として、皮下結節、血管炎、皮膚潰瘍、肺線維症などの症状をきたすことがあることから、全身の疾患と考える必要がある。

　RAは世界のほとんどの人種にみられ、人口の約0.3～1.5％の頻度とされている。但し各地での頻度の違いはあり、人種差や人口構成、診断基準、社会状況などを反映している。わが国での有病率は約0.7％と推定されている。RAの発症は女性に多く、男女比は1：2.5～4程度である。女性の発症は35～55歳に、男性の発症は40～60歳にピークがある。

　最近のRAの発症年齢の変化についての調査は十分ではないが、以前に比べて平均発症年齢が上昇しているとのフィンランドの報告もあり、また高齢化社会の到来とともに、高齢のRA患者数は増加していると考えられる。高齢発症RAでは男女比がそれほど顕著でなく、経過が短い例が多く、破壊関節数の少ない軽症型の比率が多い傾向にある。リウマトイド因子(RF)が陰性の場合は、リウマチ性多発筋痛症(polymyalgia rheumatica；PMR)やRS 3 PE(remitting seronegative symmetrical synovitis with pitting edema)、さらに腫瘍随伴症候群などを慎重に鑑別する必要がある。変形性関節症(OA)を罹患していた関節にRAが発症することもあり、この場合破壊が急速に進む場合もある。

2 臨床症状

　初発症状は多くの場合、関節炎による関節痛、関節腫脹、朝のこわばり(morning stiffness)などである。関節炎は1つの関節から始まることもあれば、最初から多発性に始まることもあり、また、数週間の間に慢性に始まることが多いが、数日の間で急性に始まることもある。

　RAの全身症状として、全身倦怠感、微熱、体重減少などを呈することがある。朝

のこわばりはRAに特異的ではないが、しばしばみられる症状で、朝起きて関節を動かすと抵抗感や異常感のある状態がしばらく続く現象である。

活動性の滑膜炎の存在は、関節の腫脹と熱感として現れる。疼痛も重要な所見であり、安静時疼痛や圧痛は炎症の存在するときに多い。関節腔内や滑液包に滑液が貯留することがあり、触診で確認できる。

滑膜炎の持続により軟骨が薄くなり、軟骨下骨が露出、骨と骨が接触すると骨融合が起き強直関節となるか、または関節の接触面がさらに破壊され、支持機能がなくなりグラグラの状態でムチランス変形と呼ばれる状態になる。

RAの重症型では血管炎を伴うことがある。血管炎によると思われる、または原因不明の関節外症状として、多発性単神経炎、肺障害(間質性肺炎、胸膜炎など)、心障害(心膜炎、心筋炎)、血栓症、眼症状(強膜炎、上強膜炎、虹彩炎など)、皮下結節、皮膚潰瘍などがある。これらとRF高値、補体低値などを呈するものを本邦では悪性関節リウマチ、欧米ではリウマチ性血管炎(rheumatoid vasculitis)などと呼ぶ。

3 検査と診断

診断や経過に必要な検査として、RF、赤血球沈降速度(赤沈)、CRPなどが挙げられる。RFはIgGに対する抗体である。炎症の程度の評価は赤沈とCRPによることが多い。最近、RAに非常に特異性の高い自己抗体としてシトルリン化蛋白に対する抗体(抗CCP抗体)と、滑膜の変化、関節の破壊の指標としてMMP-3(マトリックスメタロプロテナーゼ-3)が注目されている。

画像検査は骨および関節の状態を把握し、診断、治療に重要な検査である。単純X線検査は関節の変化を簡単に把握できる基本的検査法である。骨組織および軟部組織の状態について検討する。骨萎縮、関節腔狭小化、骨びらん、関節変形、骨性強直などに注意する。頸椎の環軸椎亜脱臼の評価も生活指導、予後判定のうえから非常に重要である。最近ではMRIが早期RAの軟部組織の評価も可能であることから注目されている。T1強調画像でのガドリニウムにより肥厚した滑膜が高信号となり、関節液との鑑別が可能である。

対称性に関節変形や骨の破壊を伴うような段階になれば、そのような疾患はほかにはないので診断は容易であるが、初期の段階での多発性関節炎はほかの膠原病や感染症でもみられる。診断に関しては、世界的に1987年のアメリカリウマチ学会の分類基準が用いられている。これはもともと、薬物の効果判定を多施設で行うときの患者選択のための標準化の目的で作成されたものであるが、診断基準として十分に役立つものである。

一方、最近は早期診断の必要性と早期からの強力な治療の重要性が提唱されている。しかし、早期の診断にはこのアメリカリウマチ学会の分類基準は厳し過ぎ、発症

早期のRA例を十分に拾いあげることが難しいとされている。いくつかの早期診断のための基準がつくられているが、今のところ世界的に認められたものはない。

4 治療の基本的な考え方

RAの治療にあたっては、患者の病期・病態に応じた治療目標を設定することが重要である。患者・家族の教育、理学・作業療法、外科療法などを考慮しつつ、薬物療法を考える。さらにRAの治療方針は固定したものではなく、症状に合わせて常に変更していかなければならない。また患者に疾患と治療内容をよく理解してもらうことは、十分な治療効果を得るためと副作用の早期発見に重要である[1]。

RA治療の一般的目標は、根底にある免疫異常の是正、炎症の抑制と鎮静化、疼痛とこわばりの軽減、関節機能の維持、変形、拘縮の予防などである。従来のRAの治療はいわゆるSmythらのピラミッド計画が主流で、段階的に治療内容を強力なものに上げていくものである。しかし、最近ではRAの発症2年以内に骨破壊が生じることが多く[2]、ピラミッド計画では抗リウマチ薬(DMARDs)を含めた免疫療法を開始するのが遅くなってしまい、関節破壊を有効に防止できないのではないかとの考えから、RAと診断がついたら積極的にDMARDsを使用する方向が一般に認められている。

RAに使われる主な薬物としては、大きく分けて、非ステロイド性抗炎症薬(NSAIDs)、DMARDsとステロイドがある。治療に際しては、疾患の活動性の評価を定期的に行うことが望ましい。

RAの外科的治療法には、関節の機能を再建する手術として関節固定術、骨切り術、人工関節置換術、RAの病勢をコントロールする手術として滑膜切除術などがある。関節鏡下滑膜切除術は侵襲が少ない。リハビリテーションの基本は関節可動域の保持と筋力の維持、増強である。適切な装具、適度な運動、関節の保護などをRAの活動に合わせて行う。

5 関節リウマチにおけるステロイドの現況

RA以外の膠原病ではステロイドを用いて寛解に導く治療が一般的に行われるが、RAではステロイドによる寛解導入はほとんど難しいとされている。過去にパルス療法なども行われたが、CRPを陰性にして維持することはできなかった。すなわちCRPを陰性に維持するためにはかなりの量のステロイドを必要とするため、単剤療法としては副作用との関係で許容できないとされている。一方、発症早期にメトトレキサート(MTX)＋スルファサラゾピリン＋ステロイド(プレドニゾロンとして60 mg/日を1週間、その後毎週減量して7.5 mg/日として28週で中止、メトトレキサートも40週で中止)の併用療法をした群はスルファサラゾピリン単独群より骨破壊

の進行が遅かったという報告があり[3]、早期に短期間高用量のステロイドを加えることの有用性は否定できない。しかしこの考えは現在のところ一般には受け入れられていない。

　実際の臨床では多くのRA患者に少量のステロイドが使用されている。ステロイドはRAの炎症を迅速かつ効果的に抑制し、活動性の病変を有するRA患者の生活の質（QOL）を著明に改善する[4]。しかしこのようなステロイドの長期使用効果に関しては、効果あり、効果なしなどの報告があり、専門家の間でも意見が分かれ一定の見解が得られていない。実際にはこのような症例でのCRPは陰性化されていないことが多い。しかし、2～3 mg/日の少量でも鎮痛効果が得られることがあり、10 mg程度まで用量依存的に鎮痛効果は現れる。したがって実際の臨床ではこの鎮痛効果とそれによるQOL向上のためにステロイドが使われている場合が多い。

　一方、ステロイドの少量投与（プレドニゾロン換算で10 mg/日以下）は関節の破壊を抑制し、その投与を中止することが関節の障害を増強させるとの報告もされている。プレドニゾロン7.5 mg/日で2年後まで手指のX線で関節破壊の進行する症例の減少が報告されている[5]。すなわち炎症を抑えることで骨破壊を抑制する可能性があるが、一方でステロイドはコラーゲンの合成を抑制し、腸管からのカルシウムの吸収を抑えることから骨密度を減少させる可能性もあり、両作用が拮抗する。これらのことから報告により、効果あり、なしと分かれる可能性がある。

　RAに対しての少量のステロイドの副作用には、骨粗鬆症とこれに続発する圧迫骨折、動脈硬化、NSAIDsとの併用による消化性潰瘍の増加、高血圧、糖尿病、高脂血症などがある。一度投与するとその効果が顕著であるために患者に依存性が生じ、中止しにくくなる。その結果、長期連用に陥り、副作用やそれに基づく合併症から生命予後に影響を及ぼす病態に至ることもある[6]。一方、メトトレキサートをはじめとする新たなDMARDsとの併用により、以前に比較してステロイドからの離脱が必ずしも困難でなくなってきたことも事実である。適切な使用はRAの治療上極めて効果的なものではあるが、種々の副作用と合併症から患者に不利益をもたらすことが起こり得るのも事実であり、その適応を慎重に考慮するとともに、患者に減量と中止の必要性を話し、理解を得たうえで投与を開始することが重要である。安易な投与は控えるべきである。

6 ステロイドの適応と用量

　ステロイドの絶対的適応はステロイドでなければ改善できない重篤な病態で、血管炎や臓器病変を伴う重症のRAや悪性関節リウマチ、発熱、体重減少、貧血などの全身症状や多関節の激しい滑膜炎を有する場合である。このような場合、プレドニゾロン換算で30～60 mg/日を投与することが多い。通常2～4週間初回量を継続し、改

善が得られれば2週を目安に10％ずつ減量する。関節症状のみとなったら5〜10 mg/日を維持量とし、病態が安定しているようであれば関節炎の活動性を評価しながら1〜2ヵ月ごとに1 mgずつ減量することが多い。

相対的適応としては、①NSAIDsやDMARDsによっても疾患活動性のコントロールが不良で骨破壊が進行し、苦痛も強い場合、②社会的・経済的理由で家事労働・職場勤務などの仕事を続ける必要があり、DMARDsの効果が出現するまでステロイドを使用しなければそれが難しい場合、③妊娠や副作用などでNSAIDs、DMARDsが使用不可能な場合、④仕事・趣味、家庭的・社会的活動を含めて生きがいとなる生活を行うためや、一定以上のQOLのレベルを維持するため、⑤活動性の高い関節が1個から数個に限定され、その病変のためにQOLが著しく低下しているときや、リハビリテーションが効果的に実践できないときの関節腔内注入の適応などがある。

相対的適応例においては、妊娠や副作用で使用できない場合を除いて、NSAIDsやDMARDsとの併用を原則とし、プレドニゾロン換算で10 mg/日以下を目安に日常生活を維持するのに必要最低限の量を投与する。DMARDsなどの効果が発現し、目的とする効果が得られた場合にはステロイドを減量する。急速な減量は病態の再燃や、副腎クリーゼを誘発する可能性もあるので注意する[7]。通常、1〜2ヵ月ごとにプレドニゾロン換算で1 mg/日を目安とする。

RAでの少量ステロイドは消炎・鎮痛効果を目的とし、隔日投与では満足のいく結果が得られず非投与日に悪化することがある。また、下垂体—副腎機能の抑制防止に考慮した朝1回の投与だけでなく、患者の生活リズムに応じた分割投与でもよいとされている。

ステロイドの短期間中等度使用（プレドニゾロンで15〜20 mg/日を1〜3週間で漸減）は疾患の再燃時のコントロールやDMARDsが有効になるまでの橋渡しとして有効である。

7 関節内ステロイド注入

関節内にステロイドを投与する治療法は、1951年にHollanderらがヒドロコルチゾン（コルチゾール）の注射の有効性の報告、またMcCartyらのトリアムシノロンをRAの手関節や指関節に注射することで、腫脹、圧痛などの改善や持続的な効果があることの報告などにみることができる。事実少量のステロイドの関節内注射で非常に効果を示すことを実感することは多い。目的とする関節に確実に薬物を作用させ、全身への影響を少なくできるという点では関節内注射療法に優るものはないかも知れない。一方、ステロイド関節症として軟骨の変化や高度の関節破壊、いわゆるステロイドシャルコーが起こることが報告されてから、同一関節に繰り返しステロイドを注射することを戒めるようにもなってきている。また感染、結晶による滑膜炎、注射数ヵ

月後の腱断裂、腱や靱帯の脆弱性の亢進など問題点もある。すなわちRAに対する関節内注射療法は、現在のところ誰もが認め推奨する治療法とはなっていない。

　一般的には活動性の高い関節が限定され、その病変のためにQOLが著しく障害されているときや、リハビリテーションが行えないときに関節内注入を行うことが多い。関節注入用ステロイドとしては、局所親和性が高く、全身に吸収された場合に直ちに不活化されるもの、例えばトリアムシノロンアセトニドやハロプレドンなどが望ましい[8]。種々のステロイドが用いられているが、デキサメタゾン・ベタメタゾンは抗炎症作用が強くナトリウム貯留作用が弱いものの長期連用で副腎を萎縮させやすく、ハロプレドンは結晶性関節炎を誘発しやすい。これらのことからトリアムシノロンアセトニドが用いられることが多い。用量はトリアムシノロンアセトニドでは小関節には1～2 mg、大関節には10～20 mgを目安とする。頻回の関節注入は軟骨・骨破壊につながるので、同一関節につき2～4週間以上の間隔を空けることが原則で、できれば3ヵ月以上空けることが望ましい。また、注射後、1～2日は激しい運動を避け、当日は感染予防のために入浴を避けるべきであるといわれている。滑液が貯留している場合には、ステロイドの注入前に吸引するとより効果が持続するとされている。実施にあたっては障害関節が感染性もしくは結晶性関節炎でないことを鑑別し、実施部位に皮膚感染症がないことも確認して医原性の感染性関節炎を防止しなくてはならない。

（山本一彦）

◆文献

1) American college of rheumatology subcommittee on rheumatoid arthritis guidelines ; guidelines for the management of rheumatoid arthritis 2002 update. Arthritis Rheum 46 : 328-346, 2002.
2) Van der Heijde DM, van Leeuwen MA, van Riel PL, et al : Biannual rediographic assessments of hands and feet in a tree-year prospective follow up of patients with early rheumatoid arthritis. Arthritis Rheum 35 : 26-34, 1992.
3) Boers M, Verhoeven AC, Markusse HM, et al : Randomised comparison of combined step-down prednisolone, mathotrexate and sulphaslazine with sulphaslazine alone in early rheumatoid arthritis. The Lancet 350 : 309-318, 1997.
4) Hansen M, Pondenphant J, et al : A randomized trial of differentiated prednisolone treatment in active rheumatoid arthritis ; Clinical benefit and skeletal side effects. Ann Rheum Dis 58 : 713-728, 1999.
5) Kirwan JR, for the Arthritis and Rheumatism Council Low-Dose Glucocorticoid Study Group : The effect of glucocorticoids on joint destructiuon in rheumatoid arthritis. N Eng J Med 333 : 142-147, 1995.
6) Michel BA, Bloch DA, Wolfe F, et al : Fracture in rheumatoid arthritis ; an evaluation of associated risk factors. J Rheumatol 20 : 1666-1669, 1993.
7) Harris ED : Treatment of rheumatoid arthritis. Kelley's text book of rheumatology, VI edition, Ruddy S, Harris ED, Sledge CB(eds), WB Saunders Company, Philadelphia, pp 1001-1022, 2001.
8) Blyth T, Hunter JA, et al : Pain relief in the rheumatoid knee after steroid injaction ; A single-blind comparison of hydrocortisone succinate and triamcinolone acetonide or hexacetonide. Br J Rheumatol 33 : 461-463, 1994.

STEROID 2 リウマチ膠原病疾患とステロイド

3. 多発性筋炎/皮膚筋炎におけるステロイドの使い方

1 疾患の概念

　上・下肢近位筋や頸部屈曲筋などの対称性筋力低下を主症状とする横紋筋の炎症性疾患で、ヘリオトロープ疹やゴットロン徴候などの定型的皮膚所見を呈する際に皮膚筋炎(dermatomyositis；DM)、皮膚所見を欠く際に多発性筋炎(polymyositis；PM)という[1)-5)]。PM/DMの病型と頻度は、表1のように分類される。厚生労働省特定疾患医療受給証交付者数は、DMもPMも約6,000人とされる。成人のPMは30〜50歳代に多く、男女比1：2である。悪性腫瘍を伴う際には、発症平均年齢が高く、62歳である。

　原因には自己免疫の関与が考えられ、一部の症例に抗核抗体が検出される。組織学的には表皮のCD 4+T 細胞浸潤や血管炎所見、CD 8+T 細胞の筋線維内浸潤を認める。DMでは、皮膚や筋の微小血管周囲にCD 4+T 細胞が浸潤し、血管は補体の活性化や沈着により融解され、血管炎所見を呈し、その結果、皮膚や筋の阻血状態を引き起こす。また、CD 8+細胞障害性T 細胞は、パーフォリンなどの分泌を介して筋線維に変性、壊死をもたらし、組織学的にも筋線維の大小不同や間質の線維化が観察される。

2 臨床症状と経過・予後

　筋症状としては、四肢近位筋の左右対称性筋力低下が特徴的で、上肢挙上困難、歩行困難やトイレでしゃがんで立てない(Gowers徴候)などの症状がみられる。また、頸部屈筋の病変による枕からの頭部挙上困難、咀嚼筋障害による開口障害、咽喉筋障害による嚥下困難・発声障害がみられ、高齢者の咽喉筋障害は誤嚥に伴う細菌性肺炎を併発しやすい。

　皮膚所見は、筋症状に先立ってみられることが多い。定型的皮膚所見として、顔面、頸部、前胸部に浮腫状紅斑がみられ、特に上眼瞼部にできる薄い赤紫色の紅斑はヘリオトロープ疹と呼

表 1／多発性筋炎/皮膚筋炎の病型分類

I． 成人の多発性筋炎	34%
II． 成人の皮膚筋炎	29%
III． 悪性腫瘍を伴った多発性筋炎/皮膚筋炎	9%
IV． 小児の多発性筋炎/皮膚筋炎	7%
V． 他の膠原病を伴う多発性筋炎/皮膚筋炎	21%

ばれる。また、手指、肘、膝の関節伸側面にも鱗屑を伴う紅斑がみられ、特に指節筋背面にみられる紅色丘疹はゴットロン徴候である。いずれもDMに特徴的である。その他、毛細血管拡張、色素沈着・脱失、皮膚萎縮、湿疹様、蕁麻疹様発疹など多彩な皮膚症状を示す。

　筋外症候の代表である間質性肺炎、肺線維症は、予後を左右する臓器病変である(図1)[6]。DMは、間質性肺炎、肺線維症などを高率に併発するが、特に、無筋痛性DM(amyopathic DM；ADM)に併発した急性間質性肺炎は、ステロイドなどによる治療抵抗性症例が多く、極めて予後が悪い(表

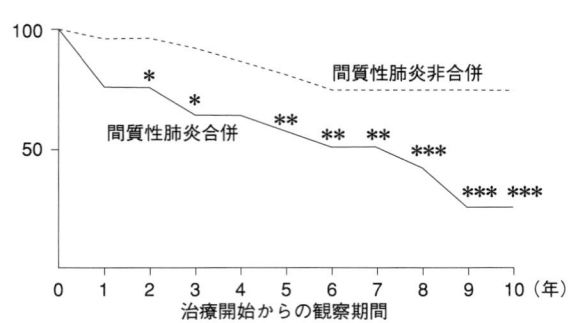

図1／間質性肺炎を合併したPM/DMの生命予後
＊：$p<0.05$　＊＊：$p<0.01$　＊＊＊：$p<0.001$
(長坂憲治, 上阪　等：多発性筋炎及び皮膚筋炎の肺病変. 治療学 34：1210-1213, 2000 より改変して引用)

表2／急性間質性肺炎を伴う無筋痛性皮膚筋炎の特徴
1. 筋症状はないか、軽微
2. 発症から受診までの期間が短い急性発症
3. 初発症状は、皮疹、関節痛、咳嗽などの筋外症状
4. 全身倦怠感、発熱、咽頭痛、関節痛を高頻度に認める
5. 胸部X線、CT検査では広汎なびまん性すりガラス様陰影が認められる
6. 抗核抗体、抗Jo-1抗体などの自己抗体に乏しい
7. 血清CK/LD比が低い
8. DAD(diffuse alveolar damage)の組織像

2)。間質性肺炎の臨床症候は、乾性咳嗽、労作時息切れで、両側下肺野に捻髪音を聴取し、胸部X線所見では両側下肺野を中心に網状影を、胸部CT所見では両側下肺野を中心に胸膜下から拡がるびまん性すりガラス陰影を呈する。時に、縦隔気腫などを併発し、極めて予後不良となる。

　また、心病変を伴うことがあり、心筋炎や線維化による不整脈、心不全を呈すると、予後不良である[7]。その他、多発性関節痛、リンパ節腫脹、レイノー症状などを認めることがある。

　DMで特記すべき点は悪性腫瘍の合併で、特に50歳以上のDM症例では悪性腫瘍の合併率は50％に達する。本邦では、胃癌(40％)、肺癌、子宮癌、乳癌、卵巣癌などの併発が多く、欧米では高齢者のDMに併発した悪性腫瘍の50％が大腸癌(腺癌)である。癌抗原と皮膚や筋の抗原との交差反応に起因するとされるが、詳細は不明である。悪性腫瘍の併発の危険因子は、高齢者、女性、血清CK値正常、難治性DMである。また、DMに合併した悪性腫瘍は、本来の悪性腫瘍単独例よりその進行が速く、高齢発症のDM症例では、上部・下部消化管および婦人科臓器の悪性腫瘍の十分な検索を要する。

　血清筋原性蛋白質としてCK、アルドラーゼ、AST、LD、ミオグロブリン値などが上昇し、CKアイソザイムではMM型が増量する。また、CRP陽性、赤沈亢進、高γグロブリン症の炎症所見を認める。高齢者では、赤沈やCRPは高値、血清総蛋

表 3／皮膚筋炎/多発性筋炎の診断基準（厚生省自己免疫疾患調査研究班、1992 年）

1．診断基準項目
　（1）皮膚症状
　　　(a)ヘリオトロープ疹：両側または片側の目瞼部の紫紅色浮腫性紅斑
　　　(b)ゴットロン徴候：手指関節背面の角質増殖や皮膚萎縮を伴う紫紅色紅斑
　　　(c)四肢伸側の紅斑：肘、膝関節などの背面の軽度隆起性の紫紅色紅斑
　（2）上肢または下肢の近位筋の筋力低下
　（3）筋肉の自発痛または把握痛
　（4）血清中筋原性酵素（クレアチンキナーゼまたはアルドラーゼ）の上昇
　（5）筋電図の筋原性変化
　（6）骨破壊を伴わない関節炎または関節痛
　（7）全身性炎症所見（発熱、CRP 上昇、または血沈促進）
　（8）抗 Jo-1 抗体陽性
　（9）筋生検で筋炎の病理的所見：筋線維の変性および細胞浸潤

2．診断基準判定
　皮膚筋炎：(1)の皮膚症状の(a)～(c)の1項目以上を満たし、かつ経過中に(2)～(9)の項目中4項目以
　　　　　　上を満たすもの
　多発性筋炎：(2)～(9)の項目中4項目以上を満たすもの

3．鑑別診断を要する疾患
　感染による筋炎、薬剤誘発性ミオパチー、内分泌異常に基づくミオパチー、筋ジストロフィー、その他
　の先天性筋疾患

表 4／皮膚筋炎、多発性筋炎、封入体筋炎の比較

	皮膚筋炎	多発性筋炎	封入体筋炎
発症年齢	全年齢	＞18歳	＞50歳
家族集積性	なし	なし	時にあり
筋外症候	あり	あり	あり
重複症候群	SSc、MCTD	稀	なし
悪性疾患	15％まで認める	なし	なし
ウイルスとの関連性	未確認	あり（HIV、HTLV-1）	あり
寄生虫との関連性	なし	あり	なし
薬剤誘発性筋障害	稀	あり	なし

（文献 5）より改変して引用）

　白やアルブミンは低値、CK 値が正常範囲内である比率が高い。また、抗核抗体の陽性率は約 30％であり、抗核抗体陰性の PM/DM が多数であることに留意する。抗 Jo-1 抗体は、陽性率は 20～30％程度であるが疾患特異性が高く、診断的価値がある自己抗体である。

　PM/DM の診断には、1992 年厚生省自己免疫疾患調査研究班作成基準が使用される（**表 3**）。鑑別すべき疾患として、横紋筋融解症、リウマチ性多発筋痛症、寄生虫や細菌の感染による筋炎、高脂血症薬、ペニシラミン、トリプトファンなどの薬剤誘発性ミオパチー、封入体筋炎、内分泌異常に基づくミオパチー、筋ジストロフィー、その他の先天性筋疾患が挙げられる（**表 4**）。

　進行性の筋力低下、紅斑、倦怠感、呼吸苦、全身性関節痛、発熱などの全身症状、ならびに CK 値などの筋原性酵素、赤沈、CRP 値の漸増を伴う際には、疾患活動性が高い。CK 値、CRP 値、赤沈は、治療効果の判定、薬剤減量の指標としても重要である。また、尿クレアチン/クレアチニン比も疾患活動性の指標として有用で、活

動期には血清ミオグロビン値も上昇する。

　5年生存率は60〜80％とされるが、最近は免疫抑制薬の使用により改善傾向にある[8]。PM/DMにおける死亡危険因子として、高齢、ステロイド不応性（治療開始後1ヵ月以内に筋力の改善がない症例）、悪性腫瘍の併発、間質性肺炎の併発、筋痛性無力症が挙げられる。直接死因は、呼吸不全（肺線維症、間質性肺炎、呼吸筋麻痺）と心不全が多い。

3　ステロイドを用いた治療法

　初期治療は疾患予後と生命予後を左右するため、迅速な診断の確定、疾患活動性や臓器障害の評価が必要である[1]-[5]。第一選択薬は、経口ステロイドであるが、皮膚、筋症状が軽度で、肺などの内臓障害を欠き、かつ、赤沈やCRP値などの炎症所見や免疫異常が軽度の際には、無治療にて経過観察、または抗炎症薬、あるいは、抗炎症作用のみを期待した少量ステロイド（0.1 mg/kg/日）の短期間投与（3ヵ月以内）などにて対症療法を行う。

　疾患活動性が高く、間質性肺炎などの臓器病変を有するPM/DM症例に対しては、プレドニゾロン（prednisolone；PSL、プレドニン®）大量療法（1 mg/kg/日）を行う[9]-[11]。この量は、リンパ球のステロイドレセプターの95％以上を一定時間飽和し、免疫抑制効果をもたらす。ステロイドの常用量としてプレドニゾロン30 mg/日が汎用されるが、経験的用量設定であり、臨床的エビデンスや理論的根拠に基づくものではない。また、ステロイドとしてはプレドニゾロンが汎用されるが、浮腫、心不全などを伴う症例にはミネラルコルチコイド作用を欠くメチルプレドニゾロン（m-PSL、メドロール®）を、CNS障害の際には半減期の長いベタメタゾン（リンデロン®）を使い分け、原則として朝一括投与する。

　ステロイドは有効であるが、再発をきたしやすいので減量には留意する。原則として初期量を1〜2ヵ月間続け、その後、筋力や紅斑などの臨床症候、検査所見の改善を確認してから、2週間に10％の割合で漸減する。CK値が下がり、遅れて筋力が改善するが、筋力萎縮が著しい場合には、筋力の回復は筋原性酵素の回復よりもさらに遅れる。また、血清CKアイソザイムで、（CK-MB）/CKが10％以上では筋線維再生が優位である。治療中に筋原性酵素が上昇する場合は、急激な減量、急性増悪の前兆あるいは運動過負荷である。しかし、筋原性酵素への過度の依存は、誤判断を招くこともあり、筋力や紅斑などの臨床症候、間質性肺炎などの筋外症候に留意する。また、プレドニゾロン長期投与後にCK値は正常であるにもかかわらず、ほかの臨床症候と追随せずに筋力低下が進行する際には、ステロイドミオパチーを考慮する。しかし、プレドニゾロンの減量中に筋力低下や紅斑などの臨床症候の悪化を認める際には、プレドニゾロンをCK値上昇前の用量に戻す。筋力および血清CK値が正常化

した慢性期でも、少量のプレドニゾロン(0.1 mg/kg/日)を数年間は続ける。その後、プレドニゾロン 1 mg 錠などを用いて、半年に 1 mg ずつ減量し、最終的には寛解を目指す。

4 ステロイドの効果が不十分な症例の治療法

　約20%の症例では、ステロイドでは改善がみられない。ステロイド抵抗性 PM/DM では、免疫抑制薬を使用する。図2のように、PM/DM に間質性肺炎を併発した際には、ステロイド単独療法と免疫抑制薬の併用療法には、予後に明白な差異が生ずる。ステロイド大量療法を4週間施行し、効果不十分な際、あるいは、間質性肺炎などの筋外症候を伴う際には、免疫抑制薬を速やかに併用する[3)-5)8)-10)](図3)。経口メトトレキサート(MTX；メソトレキセート®、リウマトレックス® 5〜20 mg/kg/週)、経口シクロホスファミド(CY；エンドキサン® 1〜2 mg/kg/日)や経口アザチオプリン(イムラン® 1〜2 mg/kg/日)などの免疫抑制薬の併用を行う(いずれも保険未収載)。但し、メトトレキサートを除けば遅効性で、効果発現までに平均4週間を要する。また、γグロブリン大量静注療法は、70%以上の治療抵抗性 PM 症例に有効性が指摘されている(保険未収載)[11)]。

　ステロイド抵抗性 PM/DM、特に、ADM に併発した急性間質性肺炎は難治性で、極めて予後不良で、早期よりシクロホスファミド大量静注療法(IV-CY、10〜20 mg/kg/日、2〜4週ごと)、または、経口シクロスポリン(ネオーラル® 1〜5 mg/kg/日)や経口タクロリムスを併用、さらには、IV-CY とこれらの免疫抑制薬の併用を要する。

　間質性肺炎の疾患活動性や治療反応性の評価には、胸部 CT 所見と血清 KL-6 値が有用である。

　成人呼吸促迫症候群や急性循環不全など生命予後を脅かす際に、ステロイドパルス療法(メチルプレドニゾロン 1,000 mg/日、3日間)を選択することがある(保険未収載)。しかし、欧米では、免疫抑制薬をステロイドパルス療法に先立って使用しており、日和見感染症や大腿骨頭壊死症など重篤な副作用の併発を考えるとパルス療法の乱用は避けるべきである。

　また、長期にわたるステロイド使用に

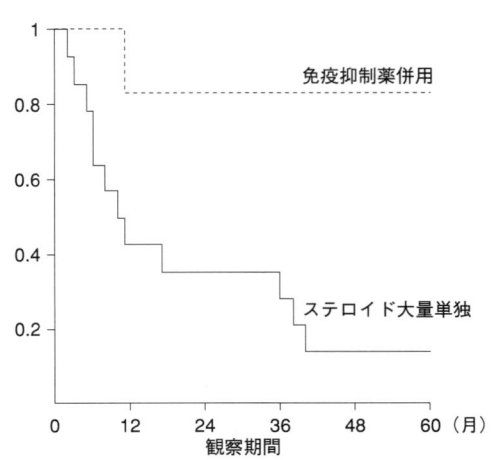

図 2／初期治療に反応した PM/DM の間質性肺炎における再燃率
(山田秀裕、山前正臣、山崎宣興、ほか：間質性肺炎．日内会誌 90：1399-1402, 2001 より改変して引用)

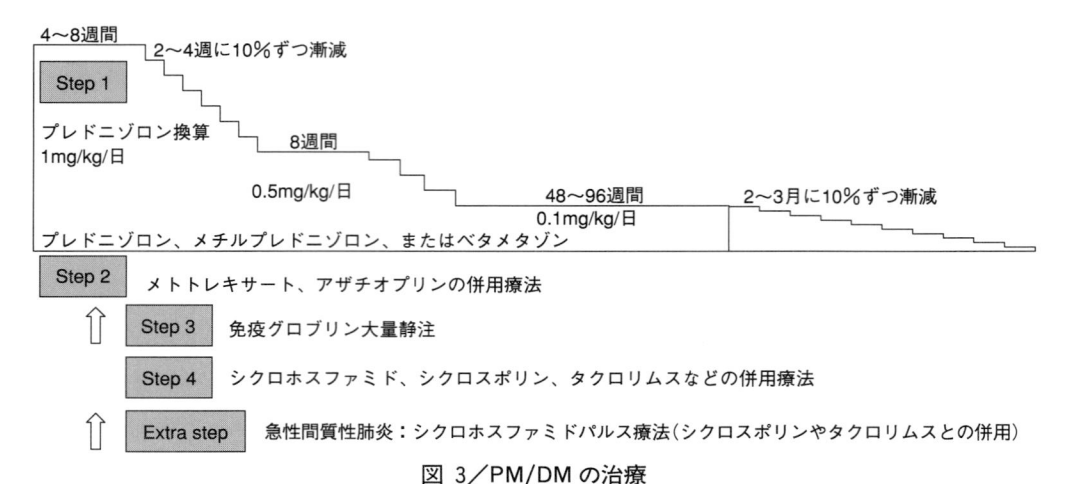

```
4〜8週間
Step 1        2〜4週に10％ずつ漸減
プレドニゾロン換算
1mg/kg/日         8週間
              0.5mg/kg/日             48〜96週間      2〜3月に10％ずつ漸減
                                 0.1mg/kg/日
プレドニゾロン、メチルプレドニゾロン、またはベタメタゾン

Step 2    メトトレキサート、アザチオプリンの併用療法
 ⇑ Step 3  免疫グロブリン大量静注
   Step 4  シクロホスファミド、シクロスポリン、タクロリムスなどの併用療法
 ⇑ Extra step  急性間質性肺炎：シクロホスファミドパルス療法（シクロスポリンやタクロリムスとの併用）
```

図 3／PM/DM の治療

(Dalakas MC, Hohlfeld R：Polymyositis and dermatomyositis. Lancet 362：971-982, 2003 より改変して引用)

よりステロイド耐性（二次無効）を呈し、維持量からの減量が困難な症例を多数経験する。筆者らは、このような症例のリンパ球では、多剤耐性遺伝子 MDR-1 の転写を介した P-糖蛋白質発現が誘導され、細胞内ステロイドの細胞外への能動的排出に伴い細胞内ステロイド濃度が低下し、ステロイド耐性がもたらされることを見い出した。代表的免疫抑制薬であるシクロスポリンは、P-糖蛋白質との拮抗的結合を介して薬剤抵抗性を改善し、*in vitro* で患者リンパ球をシクロスポリンで処理すると、細胞内ステロイド濃度は回復する。筆者らの SLE 症例などを対象とした予備的成績では、シクロスポリンによる P-糖蛋白質拮抗的阻害を介するステロイド耐性克服の可能性が示されている。

5 使い方のコツ

治療法としては、免疫抑制薬の併用を要する症例は決して少なくないが、いずれも保険未収載である。十分なインフォームド・コンセントを必要とする。最近、薬剤性横紋筋融解症、ミオパチーとの鑑別を要する症例が増加傾向にあり、不要な薬剤は極力中止とする。基礎療法としては、安静の保持が大切である。但し、筋萎縮を防止する目的で関節の屈伸運動を行わせることはよい。筋力低下が著しいときには、良肢位の維持、誤嚥の防止などが必要となる。

（田中良哉）

◆文献

1) Bohan A, Peter JB：Polymyositis and dermatomyositis；parts 1 and 2. N Engl J Med 292：344-347, 403-407, 1975.
2) Pautas E, Cherin P, Piette JC, et al：Features of polymyositis and dermatomyositis in the elderly；a case-control study. Clin Exp Rheumatol 18：241-244, 2000.
3) Till SH, Jones AC：Dermatomyositis；how far to go! Ann Rheum Dis 57：198-200, 1998.

4) Dalakas MC：Polymyositis, dermatomyositis, and inclusion body myositis. Harrison's Principles of Internal Medicine, 15 th edition, Braunwald E, et al (eds), McGraw-Hill, Columbus, pp 2524-2529, 2001.
5) Dalakas MC, Hohlfeld R：Polymyositis and dermatomyositis. Lancet 362：971-982, 2003.
6) 長坂憲治，上阪　等：多発性筋炎及び皮膚筋炎の肺病変．治療学 34：1210-1213, 2000.
7) 松本美香，中山田真吾，斎藤和義，ほか：難治性の多彩な不整脈と間質性肺炎を呈した皮膚筋炎の一例．九州リウマチ 20：37-41, 2001.
8) 山田秀裕，山前正臣，山崎宣興，ほか：間質性肺炎．日内会誌 90：1399-1402, 2001.
9) Amato AA, Griggs RC：Treatment of idiopathic inflammatory myopathies. Curr Opin Neurol 16：569-575, 2003.
10) Dalakas MC：Therapeutic approaches in patients with inflammatory myopathies. Semin Neurol 23：199-206, 2003.
11) Dalakas MC：High-dose intravenous immunoglobulin in inflammatory myopathies；experience based on controlled clinical trials. Neurol Sci 4：S 256-S 259, 2003.

STEROID 2　リウマチ膠原病疾患とステロイド

4. 血管炎症候群におけるステロイドの使い方

1 疾患の概念

　血管炎症候群とは血管炎を主病変とした疾患群の総称であり、傷害される血管の太さなどの特徴により分類される。一般的には1994年に発表された分類（図1、表1）が使用される[1]。侵される血管の太さにより分類されており、さらにそれぞれの疾患の特徴により分けられている。

2 臨床症状と経過・予後

　臨床症状はそれぞれの疾患によって異なる。炎症に伴う発熱、倦怠感など非特異的な症状と傷害された血管の内腔が狭窄し、その末梢部位に虚血が生じることによる組織障害に伴う症状がみられる。疾患により傷害される血管の傾向があるが、患者によって差異があり、さまざまな症状を呈する。血管炎を疑う症状としては、原因不明の発熱や体重減少、皮疹・紫斑・皮膚潰瘍、筋痛・関節痛、腎機能障害、神経症状、

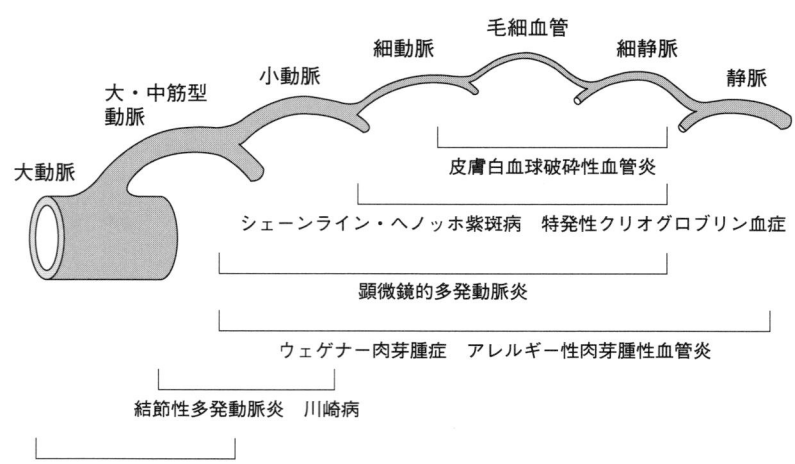

図1／血管炎症候群の分類
(Jennette JC, et al：Nomenclature of systemic vasculitides；Proposal of an international consensus conference. Arthritis Rheum 37：187-192, 1994 より改変して引用)

検査上の白血球増多や炎症反応、貧血などが挙げられる。結節性多発動脈炎では腎症状、神経症状、皮膚症状など多彩な臓器症状がみられることが多い。一方、高安動脈炎では大動脈など太い血管が侵されることから、当初は発熱や炎症反応など非特異的な所見のみのことが多く、若年女性の不明熱の原因としても重要である。治療に伴う経過、ステロイド治療に対する反応性も各疾患によりかなり異なる。

1 主な疾患の特徴

1. 高安動脈炎

大動脈炎症候群とも呼ばれる。大動脈およびその主要分枝の炎症が特徴である。若年女性に比較的多く、当初は特定の臓器症状などがみられず、疾患マーカーとなるような自己抗体などもないため不明熱の原因として重要である。全身倦怠感、発熱などで発症し、進行するに従い、血管雑音、脈拍の減弱や消失、四肢の冷感、間欠性跛行、失神発作などが出現する。一般的にはステロイドへの反応性が比較的よい。

表 1／血管炎の分類

大血管の血管炎	側頭動脈炎（巨細胞性動脈炎）	大動脈およびその主要分枝の肉芽腫性血管炎であり、頸動脈の頭蓋外分枝に特に起こりやすい。しばしば側頭動脈を侵す。通常 50 歳以上で発症し、リウマチ性多発筋痛症と関連がある。
	高安動脈炎（大動脈炎症候群）	大動脈およびその主要分枝の肉芽腫性血管炎。通常 50 歳未満で発症する。
中血管の血管炎	結節性多発動脈炎	中小動脈の壊死性炎症。糸球体腎炎や細動脈、毛細血管、細静脈に炎症はない。
	川崎病	大・中・小動脈を侵す動脈炎で粘膜皮膚リンパ節症候群に伴うもの。冠動脈がよく侵される。動脈・静脈とも侵され得る。通常は小児に発症する。
小血管の血管炎	ウェゲナー肉芽腫症	気道の肉芽腫性炎症と小〜中血管（毛細血管、細静脈、細動脈など）を侵す壊死性血管炎。壊死性の糸球体腎炎がよくみられる。PR 3-ANCA と強い関連あり。
	アレルギー性肉芽腫性血管炎（Churg-Strauss 症候群）	気道を侵す好酸球が多い肉芽腫性炎症、および小〜中血管を侵す壊死性血管炎。気管支喘息と好酸球増多症を伴う。MPO-ANCA と関連あり。
	顕微鏡的多発動脈炎	小血管（毛細血管、細静脈、細動脈）を侵す壊死性血管炎で免疫複合体の沈着がないかごくわずかである。小〜中動脈の壊死性血管炎も起こり得る。壊死性糸球体腎炎が非常に高い頻度でみられる。肺の毛細血管炎もよくみられる。MPO-ANCA と関連あり、活動性評価にも有用。
	シェーンライン・ヘノッホ紫斑病	小血管（毛細血管、細静脈、細動脈）を侵す、IgA を主体とした免疫複合体の沈着を伴う血管炎。典型的には皮膚、消化管、糸球体を侵し、関節痛や関節炎を伴う。
	特発性クリオグロブリン血症	クリオグロブリンの沈着を伴う血管炎で小血管（毛細血管、細静脈、細動脈）を侵す。血清中にクリオグロブリンが存在する。皮膚と糸球体がよく侵される。
	皮膚白血球破砕性血管炎	皮膚のみにみられる白血球破砕性の血管炎であり、全身性の血管炎や糸球体腎炎を伴わない。

(文献 1) より改変して引用）

2．側頭動脈炎（巨細胞性動脈炎）

　高齢者に多く、リウマチ性多発筋痛症との合併が多い。発熱、体重減少、倦怠感、拍動性の頭痛、側頭動脈の触知などがみられる。視力障害や失明、精神神経障害がみられることもある。中等量から大量ステロイドが使用されるが、効果不十分で免疫抑制薬の併用が必要となることもある。

3．結節性多発動脈炎

　中年の男性に多い。発熱、体重減少、全身倦怠感、関節痛などのほか、指趾の壊死、皮膚潰瘍、心不全、腎障害、神経障害、肺出血など多彩な臓器症状を呈する。ステロイドのみでは不十分で免疫抑制薬の併用を要することが多い。

4．ウェゲナー肉芽腫症

　上下気道の壊死性肉芽腫性血管炎と糸球体腎炎を特徴とする。比較的稀な疾患であるが、中年での発症が多く、男女比はほぼ1：1である。上気道症状では鼻出血や膿性の鼻汁をきたし、鼻中隔穿孔や進行した例では特徴的な鞍鼻を呈する。下気道・肺症状では血痰や呼吸困難をきたす。腎症状では蛋白尿、血尿がみられ、急速に腎不全に至ることも多い。関節・皮膚症状や眼の強膜炎もみられる。検査では炎症反応やPR3-ANCA陽性がみられ、特にPR3-ANCAは疾患特異性が高いが、基本的には生検による壊死性肉芽腫性血管炎の証明が確定診断に必要である。ステロイド単独では予後不良であり、原則としてシクロホスファミド併用が必要である。

5．アレルギー性肉芽腫性血管炎

　中年女性に比較的多い。発熱、体重減少、全身倦怠感、関節痛、多発単神経炎などのほか、気管支喘息症状、肺症状、検査上の好酸球増多が特徴的である。MPO-ANCA陽性例が多い。ステロイドへの反応性は比較的よい方である。

6．顕微鏡的多発動脈炎

　比較的高齢者に多いが小児期の発症もみられる。やや女性に多い。MPO-ANCA陽性であり、抗体価が疾患活動性や予後と関連するとされる。発熱をはじめとした全身症状のほか、半月体形成性腎炎と間質性肺炎、肺胞出血が特徴的である。皮疹や神経症状もみられる。ステロイドと通常は免疫抑制薬（主にシクロホスファミド）の併用が行われる。本疾患のみでの発症が多いが、本稿で示す症例のように強皮症に続発する例やD-ペニシラミン服用者での発症も報告されている。

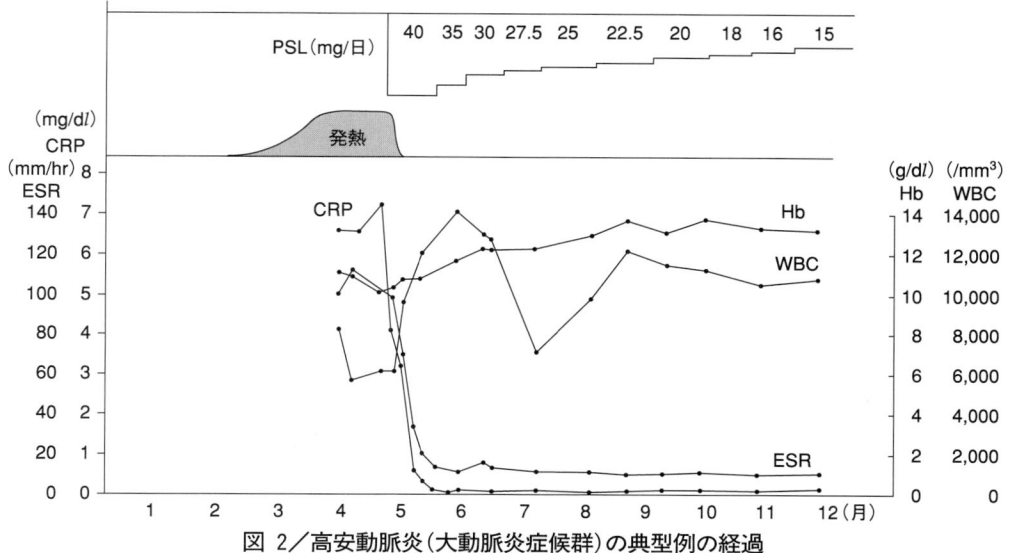

図 2／高安動脈炎（大動脈炎症候群）の典型例の経過

26歳、女性。不明熱として当科入院。感染症および悪性疾患を否定、腹部 MRI と血管エコーにより高安動脈炎と診断した。プレドニゾロン 40 mg/日投与により症状、血液検査所見とも著明に改善した。プレドニゾロンを漸減し経過は良好である。

Hb：ヘモグロビン　WBC：末梢血白血球数　ESR：赤血球沈降速度（赤沈）　CRP：C反応性蛋白　PSL：プレドニゾロン

3 治療法

　血管炎症候群の初期治療は専門医もしくは膠原病診療に精通した総合内科医が在籍する施設で入院管理のうえ行うのが原則である。また、長期にわたり相当な量を投与することになるので日和見感染症、糖尿病、骨粗鬆症などステロイドの副作用には細心の注意を払う必要がある。

●症例1（図2）
　26歳、女性。某年1月より微熱が出現、近医で風邪と言われ投薬を受けるも改善せず。2月より38℃台の発熱が続き、他院で抗生物質の投与を受けるも改善せず。3月になると時に体温は40℃近くとなり、下肢に結節性紅斑様の皮疹も出現し当院に紹介入院となった。

・現症：体温 39.6℃。血圧 102/66（左右差なし）。頸部血管雑音なし。心音・呼吸音異常なし。腹部正中でわずかに血管雑音を聴取。
・検査所見：胸部 X 線異常なし。白血球 8,200/mm³、ヘモグロビン 11.0 g/dl、血小板 44.3×10⁴/mm³、赤沈 100 mm/hr、肝機能・腎機能異常なし。IgG 1,423 mg/dl、抗核抗体・抗 DNA 抗体陰性、MPO-ANCA＜10 EU。
　各種培養で異常なく、画像検査にても悪性腫瘍を疑わせる所見はみられなかった。

図 3／顕微鏡的多発動脈炎の典型例の経過

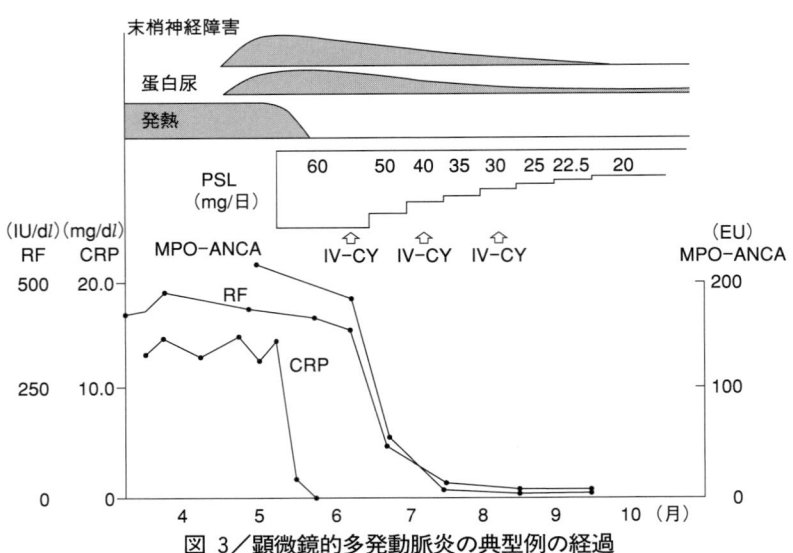

51歳、女性。発熱、炎症反応、半月体形成性腎炎、末梢神経障害、MPO-ANCA陽性があり顕微鏡的多発動脈炎合併と診断した。ステロイド大量投与およびシクロホスファミド大量間欠静注を行い良好な経過となった。
RF：リウマトイド因子、CRP：C反応性蛋白、MPO-ANCA：myeloperoxidase-antineutrophil cytoplasmic antibody、IV-CY：シクロホスファミド大量静注

腹部MRIにて腹部大動脈、腹腔動脈、両側腎動脈起始部に壁肥厚を認め、高安動脈炎（大動脈炎症候群）と診断した。プレドニゾロン40 mg/日を開始したところ、発熱は速やかに消失、血管雑音も聴取されなくなった。初期投与量2週間にてステロイドの減量を開始し経過は良好である。

● 症例2（図3）

51歳、女性。強皮症があり、D-ペニシラミンによる加療を受けていた。某年4月より誘因の明らかでない38〜39℃の発熱と炎症反応の上昇があり精査のため入院となった。入院時は手指にわずかな皮膚硬化と両側背部で軽度のベルクロ・ラ音を認めた。

・検査所見：白血球15,600/mm³、ヘモグロビン11.0 g/dl、血小板39.9×10⁴/mm³、赤沈120 mm/hr、CRP 19.31 mg/dl、リウマトイド因子447 IU/dl、血清クレアチニン0.4 mg/dl、IgG 1,842 mg/dl、抗核抗体80倍、抗RNP抗体・抗Scl-70抗体・抗DNA抗体陰性。

入院後広域抗生物質は無効であり、胸部X線で浸潤影が出現、血尿および蛋白尿もみられるようになった。血管炎の合併を疑いMPO-ANCAを検索したところ、236 EUと高値であった。腎生検にて半月体形成性腎炎を認め顕微鏡的多発血管炎合併と診断した。ステロイド大量投与およびシクロホスファミド大量間欠静注を開始し、発熱および炎症所見は速やかに改善した。血尿、蛋白尿、胸部X線上の浸潤影、入院後に出現した末梢神経症状も次第に改善し、リウマトイド因子、MPO-ANCAの値も正常化した。

1 各疾患における処方例

1. 高安動脈炎

　一般的にステロイドに対する反応性がよいとされているが、ステロイド単独とステロイド＋免疫抑制薬の間で効果や予後を比較した検討は報告されていない。

▶処方例　　プレドニゾロン（5 mg 錠）6〜12 錠/分 3

　初期量を 2〜4 週投与し、症状の緩解および CRP の陰性化がみられれば漸減する。ステロイドの効果不十分、もしくは減量困難な場合はメトトレキサートが有用であると報告されている[2]。日本では 5〜7.5 mg/週を併用することが多い。シクロホスファミドも有効と思われるが、副作用などの点から通常メトトレキサート無効例で考慮される。

2. 側頭動脈炎（巨細胞性動脈炎）

　ステロイド単独の治療が一般的である。当初よりメトトレキサートを併用するとステロイドの総投与量が減らせると報告されている[3]が異論[4]もあり、一般的ではない。

▶処方例　　プレドニゾロン（5 mg 錠）6〜12 錠/分 3

　疾患活動性のモニターには CRP が使用される。初期量を 2〜4 週投与し、症状の緩解および CRP の陰性化がみられれば漸減する。

3. 結節性多発動脈炎

　経口ステロイドと免疫抑制薬の併用（シクロホスファミドが通常第一選択）が行われる。急性期にはメチルプレドニゾロンパルス療法も行われる。シクロホスファミド間欠静注療法は経口投与より副作用は軽減できるが、同等以上の効果が得られるとするエビデンスは現在のところない。

▶処方例　　プレドニゾロン（5 mg 錠）6〜12 錠/分 3
　　　　　　エンドキサン® P（50 mg 錠）2 錠/分 1 もしくは分 2

　4 週間程度の初期投与後、炎症反応の沈静化を確認しつつステロイドの減量を行

う。

4. ウェゲナー肉芽腫症

　経口ステロイドと免疫抑制薬の併用（シクロホスファミドが通常第一選択）が行われる。ステロイド単独では延命効果は少なく、免疫抑制薬を併用した方が予後がよいことが示されている。

▶処方例　　プレドニゾロン（5 mg 錠）6〜12 錠/分3
　　　　　　エンドキサン® P（50 mg 錠）2 錠/分1もしくは分2

　4週間程度の初期投与後、症状、炎症反応、PR 3-ANCA の抗体価に注意しつつステロイドの減量を行う。

5. アレルギー性肉芽腫性血管炎

　ステロイド単独で緩解に至ることが多い。軽症〜中等症例ではプレドニゾロンとして 30 mg/日程度を経口投与する。重症例ではプレドニゾロン 60 mg/日の大量投与やパルス療法、免疫抑制薬の併用も行われる。

▶処方例　　プレドニゾロン（5 mg 錠）6〜12 錠/分3

　ほかの血管炎と同様、炎症反応の沈静化後、ステロイドの漸減を行う。

6. 顕微鏡的多発動脈炎

　ステロイドと免疫抑制薬（主にシクロホスファミド）の併用が行われる。Retrospective な研究ではステロイド単独よりシクロホスファミドを併用した方が生命予後がよいことが示されている[5]。臨床症状、炎症反応のほか MPO-ANCA の力価が病勢の把握に有用である。

▶処方例　　プレドニゾロン（5 mg 錠）12 錠/分3

　4週程度の初期投与後、症状、炎症反応の改善が確認できたらステロイドの漸減を開始する。

7. 共通

　これらの血管炎に共通して、急性期にメチルプレドニゾロンパルス療法が行われることがある。シクロホスファミド間欠静注療法も経口と比較すると副作用が軽度であることから最近多用される。また、免疫抑制薬併用が望ましいとされている疾患でも重症度、年齢などの兼ね合いでステロイド単独で治療を開始することもある。メチルプレドニゾロンパルス療法、シクロホスファミド間欠静注療法(シクロホスファミドパルス療法)の一般的な処方例を示す。

▶処方例

〈メチルプレドニゾロンパルス療法〉
ソル・メドロール® 1,000 mg ┐ 2時間かけ点滴静注。3日間を1
5%ブドウ糖 500 ml   ┘ クールとする。

〈シクロホスファミド間欠静注療法〉
エンドキサン® 500〜1,000 mg ┐ 2時間かけ点滴静注。出血性膀胱
（体表面積により調整）   │ 炎予防のため輸液を追加する必要
5%ブドウ糖 500 ml   ┘ がある。

ソリタ-T3号®　当日1,000 ml、翌日1,000 ml、点滴静注。

　シクロホスファミド間欠静注療法は連日経口と比較して副作用が少なく、最近頻用されるようになっている。当初月1回、その後可能であれば間隔を空けていくことが多いが、標準的な方法は確立されていない。

　これらの処方またはその組み合わせにより病勢が沈静化したら2週で10%、あるいはさらに緩徐にステロイドを減量する。ステロイドはウェゲナー肉芽腫症をはじめ多くで中止可能であるといわれているが再発もしばしばみられる。維持量はプレドニゾロンとして10 mg/日程度が1つの目標となり、症状、炎症反応、MPO-ANCA・PR 3-ANCA陽性者の場合は抗体価の推移に注意しながら慎重に減量を進める。

4　使用上の注意

　ほかの膠原病治療とも共通するが、ステロイドを長期にわたり服用するので副作用に対する十分な知識と対策が必要である。また、感染症を血管炎と誤診してステロイド大量投与を行うと致命的となることもあるので細菌性心内膜炎など感染症の否定を十分に行う。

　治療初期の大量投与時には特に免疫抑制に伴う日和見感染症の合併が最大の問題となる。真菌感染症、カリニ肺炎などがみられる。糖尿病、消化性潰瘍にも注意が必要である。慢性期には長期投与に伴い、高脂血症、高血圧、白内障などのほか、特に骨粗鬆症対策は必須である。ステロイド減量時は臨床症状のほか、炎症反応が沈静化し

ていることを確認する。

（堤　明人、住田孝之）

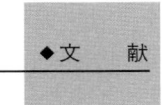

◆文　献

1) Jennette JC, Falk RJ, Andrassy K, et al : Nomenclature of systemic vasculitides ; Proposal of an international consensus conference. Arthritis Rheum 37 : 187-192, 1994.
2) Hoffman GS, Leavitt RY, Kerr GS, et al : Treatment of glucocorticoid-resistant or relapsing Takayasu arteritis with methotrexate. Arthritis Rheum 37 : 578-582, 1994.
3) Jover JA, Hernandez-Garcia C, Morado IC, et al : Combined treatment of giant-cell arteritis with methotrexate and prednisone ; A randomized, double-blind, placebo-controlled trial. Ann Intern Med 134 : 106-114, 2001.
4) Hoffman GS, Cid MC, Hellmann DB, et al : International Network for the Study of Systemic Vasculitides ; A multicenter, randomized, double-blind, placebo-controlled trial of adjuvant methotrexate treatment for giant cell arteritis. Arthritis Rheum 46 : 1309-1318, 2002.
5) Guillevin L, Durand-Gasselin B, Cevallos R, et al : Microscopic polyangiitis ; clinical and laboratory findings in eighty-five patients. Arthritis Rheum 42 : 421-430, 1999.

5. 混合性結合組織病・強皮症におけるステロイドの使い方

1 混合性結合組織病のステロイド療法

1 疾患概念

　膠原病には１つの疾患単位に当てはまらない臨床所見を示す特異例が存在する。２疾患が重複したと考えられる症例やある疾患から別の疾患に移行したと言わざるを得ない症例である。混合性結合組織病（Mixed Connective Tissue Disease；MCTD）は1972年にSharpらにより提唱された疾患概念であり２つの臨床的特徴をもつ。第一は全身性エリテマトーデス（SLE）を思わせる臨床症状、全身性強皮症（SSc）を思わせる症状、多発性筋炎/皮膚筋炎（PM/DM）を思わせる症状が同一患者に同時にまたは経過中に認められる。第二は免疫血清学的診断として抗U1 RNP（ribonucleoprotein）抗体を高い力価で認める。また共通して両側手指のソーセージ様腫脹とレイノー現象を認める。各疾患のコンポーネントは、①SLE様の所見として多関節炎、リンパ節腫脹、蝶形紅斑、心膜炎または胸膜炎、白血球減少、血小板減少など、②SSc様所見として手指に限局した皮膚硬化、肺線維症、食道運動低下または拡張、③PM様の所見として近位筋の筋力低下、CKなど筋原性酵素の上昇、筋電図による筋原性の変化、である。この各コンポーネントを各々有し特徴的免疫学的所見を示す疾患である。アメリカリウマチ学会の分類でMCTDは重複症候群の１つとして分類されている。日本ではMCTDは平成５年に厚生省が特定疾患治療研究対象疾患に指定し医療費公費負担が認められ、MCTDは広く知られるようになった。研究が進み自然経過や臓器障害、治療効果などから独立した１疾患であると考えられている。

2 臨床症状・経過・予後

　女性が圧倒的に多い疾患であり（男女比は１対13）、年齢は40歳代に多い。初発症状はレイノー現象、手指の浮腫、関節症状が多い。MCTDの臨床症状は３つの疾患の症状を混合している疾患ととらえられてきた（図１）。MCTD患者の多くはステロイドが著効を示し予後のよい疾患群である。しかし肺高血圧症の合併は7％前後で、合併頻度は少ないが予後が悪く診断後の平均生存率は約３年である。
　MCTDの死因は肺高血圧、呼吸不全、心不全の順であり心肺系の死因が全体の

```
                    ┌──────────────┐
                    │  強皮症様所見  │
                    └──────────────┘
                      手指硬化
                      肺線維症、拘束性換気障害、
                      食道蠕動低下または拡張

┌──────────────────────┐                    ┌──────────────┐
│ 全身性エリテマトーデス様所見 │                    │ 多発性筋炎様所見 │
└──────────────────────┘                    └──────────────┘
  多関節炎                                      筋力低下
  リンパ節腫脹                                  筋原性酵素上昇
  顔面紅斑                                      筋電図における
  心膜炎または胸膜炎                            筋原性異常所見
  白血球減少または血小板減少

                    ┌──────────┐
                    │  共通所見  │
                    └──────────┘
                      レイノー現象
                      指ないし手背の腫脹
                      抗U1 RNP抗体
```

図1／混合性結合組織病

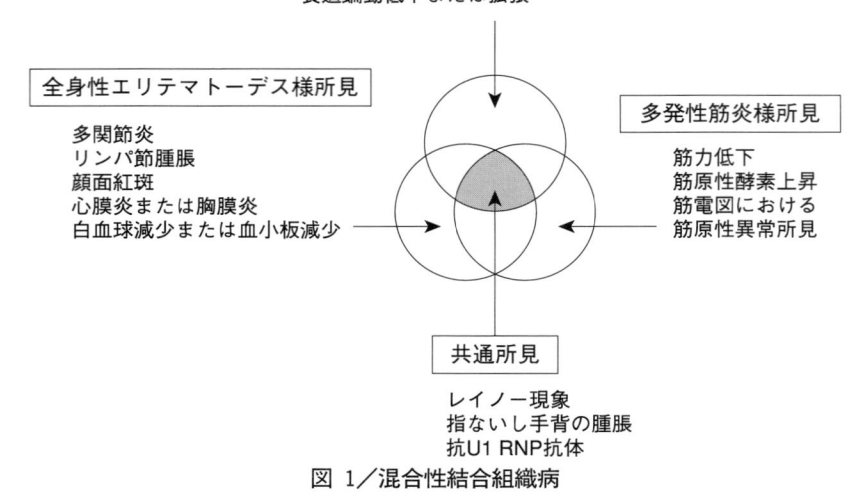

60％を占める。SLEで多い腎不全や中枢神経障害が稀であるのが特徴である。しかしMCTDの予後は比較的よく、各種臓器障害の程度も軽いことが多い。MCTDは発症から5～10年と経過するに従って症状は変化する。抗U1 RNP抗体陽性、レイノー現象、手指腫脹などは残存するが炎症所見(発熱のエピソード、紅斑、漿膜炎、筋炎など)は消退、一部の症例では皮膚硬化、肺線維症、食道蠕動低下などの線維性硬化病変が優位になる傾向が高い。しかし症例の中にはSLE様の症状が主体的に変化してくる例もある。炎症病態についてはステロイドが有効であるが線維性硬化病変や肺高血圧には有効性は乏しい。MCTDは約半数の症例が寛解し各種臓器障害の程度もSLEと比較すると軽症な例が多いが、しかし約10％の症例は5年の経過観察中に、症状の悪化や死亡に至っている。

3 MCTDの治療法

　MCTDはSLE、SSc、PMの3疾患の要素が混合して現れ合併症の重症度に応じて治療法は異なる。MCTDの経過中で活動性が高い場合や難治性内臓合併症にはステロイドによる治療が適応になる。しかし疾患活動性が低く比較的安定している場合はステロイドなしで対応する。関節炎や軽度発熱のみでは非ステロイド性抗炎症薬(NSAIDs)のみで軽快することが多い。

　MCTDの治療効果は全身性病変と個々の臓器病変に対してなされる。大量のステロイドの投与が必要な重症合併症と中等度以下のステロイドで効果が期待し得る軽症から中等度の合併症に分けて考えることができる(表1)。重症例はプレドニゾロン

表 1／MCTD の障害臓器別の重症度分類とステロイド療法

重症度	障害臓器	
重度	血小板減少性紫斑病	○
	溶血性貧血	○
	中枢神経障害	○（頻度は稀）
	（痙攣、精神症状、脳血管症状）	
	腎症（活動性）	○
	糸球体腎炎	○
	間質性肺炎	○
	肺高血圧症	△
	腸管機能不全	×
軽度〜中等度	発熱	○
	紅斑	○
	関節炎	○
	漿膜炎	○
	筋炎	○（稀に重症）
	レイノー現象	×
	手指皮膚硬化	×

○：ステロイドの有効性あり、×：乏しい

(PSL)体重換算 1 mg/日以上の大量の初期投与が必要な場合やメチルプレドニゾロンパルス療法が必要な例がある。一方、軽症から中等度の合併症は中等度のプレドニゾロンの初期投与により反応し症状の軽減を示す。ステロイド療法では1〜2週間の間隔で投与量の10％程度ずつ、症状や検査所見で再燃のないことを確認しながら減量を継続する。疾患活動性の再燃がなければ最低投与量を維持量として年単位の投与を行う。寛解状態が持続され臨床症状の再燃がなければステロイドを中止、離脱が可能な場合もある。しかし皮膚硬化、肺線維症のような線維性硬化病変ではステロイドの効果は乏しく、またレイノー現象も消失することはない。手指の腫脹はプレドニゾロン 30 mg/日程度で一時的に軽減することはあるがステロイド投与量の漸減により再度ソーセージ様指腫脹、手背腫脹が出現するようになる。検査結果では抗 U1 RNP 抗体の力価は中等度ステロイドにより低下することはなく、稀に大量投与の場合低下することがあるが短期的な治療効果判定の指標にはなりにくい。

1. 重症：プレドニゾロン 50〜60 mg/日

MCTDでは肺高血圧に対するステロイド療法が未完成肺高血圧に有効な場合がある。しかし心不全、呼吸困難などの自覚症状がある場合、既に完成した肺高血圧であることが多く、ステロイドの効果はなく肺血管拡張療法、抗凝固療法の適応になる。

2. 軽症〜中等症：プレドニゾロン 30〜20 mg/日

▶処方例　プレドニゾロン 30 mg 3×食後（朝 15 mg、昼 10 mg、夕 5 mg）

症状の改善したことを指標と確認し2〜4週間に2.5〜5 mgずつ減量する。

●MCTD症例(図2)：46歳、女性。主訴：発熱、紅斑

　2000年1月、手指手背腫脹、寒冷時両手の色が白から紫そして赤に変化するレイノー現象が認められた。来院時検査所見、抗核抗体×1,280、斑紋型、抗U1 RNP抗体陽性であった。2001年、38℃の発熱と上肢、前胸部、大腿部に紅斑が出現、白血球数2,800/mm³、血小板数48万/mm³と血球減少を認めた。抗菌薬を投与するも効果なくプレドニゾロン30 mg/日の投与により症状は軽減した。1週間に5 mgずつ減量した。2003年4月よりしゃがみ立ちが困難になり来院。CK値868 Uと上昇、筋電図上筋原性変化を認め筋炎の合併と診断した。再びプレドニゾロン30 mg/日の投与を行い改善を認めた。

4　MCTD病態別ステロイド療法

1. 発熱

　MCTDの増悪時に関節炎、紅斑、リンパ節腫脹、心外膜炎、胸膜炎、筋炎などの症状を伴って発症することが多い。発熱は微熱から悪寒戦慄を伴う高熱までさまざまである。MCTDの発熱は感染症の併発、薬剤アレルギーなどの鑑別診断を行うことが大切であるが必ずしも容易ではない。MCTDによる発熱では炎症反応(CRP高値、赤沈亢進)がみられるが赤沈亢進のわりにCRPが低値を示すことが多い。CRPが極端な高値を呈する場合、感染症の合併を疑うべきである。発熱時、病態を把握し治療方針を決定するため入院し熱型を観察する。安易な対症療法は行うべきでない。軽い

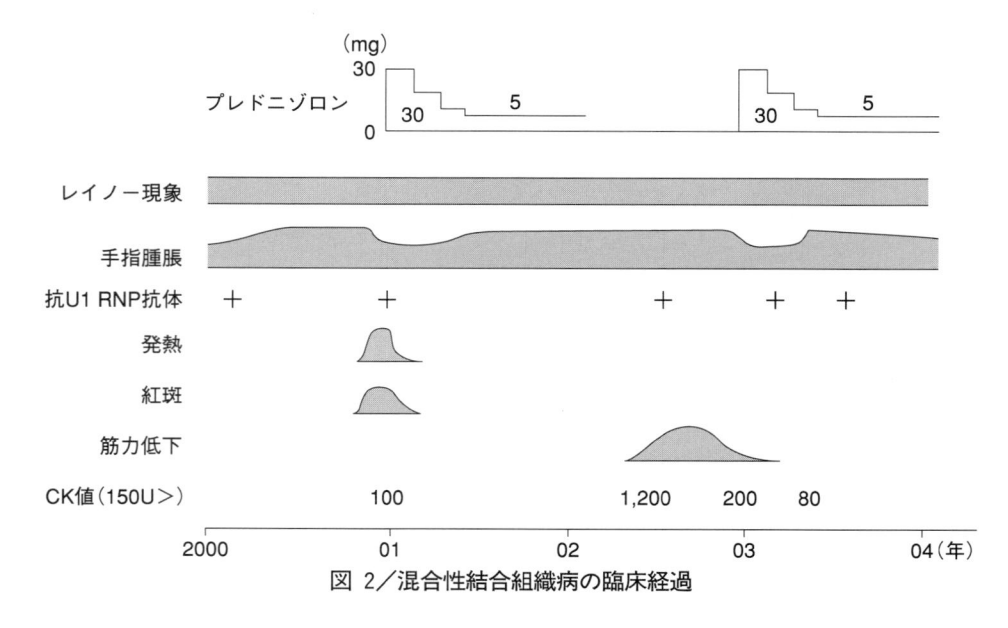

図 2／混合性結合組織病の臨床経過

発熱の場合 NSAIDs のみの投与は有効であるが、イブプロフェン、スリンダクで無菌性髄膜炎を起こすことがあり注意が必要である。MCTD による発熱と診断した軽度の合併症の場合、プレドニゾロン 15〜20 mg/日、中等度の合併症を有する場合、プレドニゾロン 20 mg〜40 mg/日投与を行う。MCTD による発熱は投与後ステロイドにより解熱しない場合、病態の診断を誤っていないか再検討する。

2. 血液障害

MCTD の血液障害は溶血性貧血、血小板減少症である。プレドニゾロン 40〜60 mg/日の投与が必要である。効果のない場合ステロイドパルス療法が必要な場合がある。

3. 呼吸器病変

MCTD の約 50％の症例は間質性肺炎を合併する。急激に発症して発熱などの全身症状、呼吸器症状の強い急性間質性肺炎や横隔膜挙上、肺野の縮小％VC の著しい低下を特徴とする縮小肺(shrinking lung)を認める場合がある。急性間質性肺炎はプレドニゾロン 30〜60 mg の投与を行い、効果不十分な場合免疫抑制薬の併用を行う必要がある。縮小肺や慢性肺線維症が非活動性の状態で診断された場合、ステロイドは効果がなく経過観察のみでよい。肺高血圧症は心不全、呼吸困難を呈している段階では血管病変は既に完成しており、ステロイドによる効果は期待できない。自覚症状に乏しく超音波のみで確認され未完成の肺高血圧にステロイドが効果を示す可能性がある。

4. 筋炎

MCTD による筋炎は多発性筋炎と異なり軽症例が多い。重症度を示す血中 CK 値を治療効果判定の指標としてプレドニゾロン換算 30〜60 mg を初期投与量として治療を行う。

5 MCTD におけるステロイド療法のポイント

1. MCTD は SLE 様、SSc 様、PM 様それぞれのコンポーネントが同一患者に合併した治療、免疫異常の点から独立した疾患である。
2. 各々の患者に合併した症状、臓器障害によりステロイドの投与量、有効性が異なり予後も変わってくる。一般的に MCTD はステロイドの反応性はよい。

2 全身性強皮症のステロイド療法

1 疾患概念

　全身性強皮症（SSc）は全身の皮膚の線維性硬化とレイノー現象をはじめとする手指、足の血流障害を主症状とする結合組織疾患である。肺線維症、消化管蠕動低下、強皮症腎クリーゼなど特徴的な内臓障害を合併する。強皮症は皮膚硬化の範囲でびまん性皮膚硬化型と限局性皮膚硬化型に分けられ自己抗体の出現や内臓合併症において異なる（表2）。びまん性皮膚硬化型は発症から最初の2〜3年に急速に皮膚硬化が進展するがその後緩やかに減少し始める。一方、限局性皮膚硬化型強皮症は発病より年余にわたって緩徐に進行する（図3）。また強皮症に伴う内臓病変も比較的発症より早期に肺線維症、食道蠕動病変、腎障害などを発症する。しかし病状の進み方は患者によってさまざまであり、必ずしも典型的な経過をたどるとは限らない。発生頻度は日本では人口10万人あたり約10人であり50〜60歳代に好発する。男女比は1：7と女性に多い。予後は10年生存率65％である。びまん性皮膚硬化型は内臓合併症が多く予後は不良である。死亡例は発症数年以内に集中しており、肺高血圧、腸管吸収不良症候群、間質性肺炎が多い。一方限局性皮膚硬化型は、欧米では肺高血圧の頻度が高く合併例の予後は悪いがそれ以外は重篤な内臓合併症は少なく予後は良好である。家族内発生は稀である。

2 治療法

　根本的な治療法はいまだなく、全身の皮膚線維化や肺線維症をステロイドの投与により可逆的に改善させることはできない。徐々に線維性皮膚硬化や内臓の線維化は進展するが完成した病変は非可逆的である。線維化の前にリンパ球の浸潤、血管透過性亢進などの炎症時期が存在する。線維芽細胞増殖や肥満細胞浸潤があり硬化が進展する時期の皮膚は瘙痒感を示す。この時期の病変はステロイドが有効である可能性がある。

　ステロイドの強皮症における効果については確立していない。竹原らはプレドニゾロンを20〜30 mg/日投与すると皮膚硬化の改善が認められることを報告し

表 2／強皮症のサブセット

A．びまん性皮膚硬化型強皮症（diffuse cutaneous SSc；dSSc）
　①皮膚変化の1年以内にレイノー現象が出現
　②体幹、上肢皮膚硬化が肘部を越えて存在
　③腱摩擦音の存在
　④間質性肺炎、乏尿性腎不全、心筋病変、広範な消化管病変
　⑤抗トポイソメラーゼⅠ（Scl-70）抗体陽性（30％の患者）
　⑥抗セントロメア抗体を認めない

B．限局性皮膚硬化型強皮症（limited cutaneous SSc；lSSc）
　①年余にわたるレイノー現象の出現
　②皮膚硬化は顔面、上肢は肘を越えない範囲
　③皮下石灰化、毛細血管拡張
　④抗セントロメア抗体陽性（70〜80％）

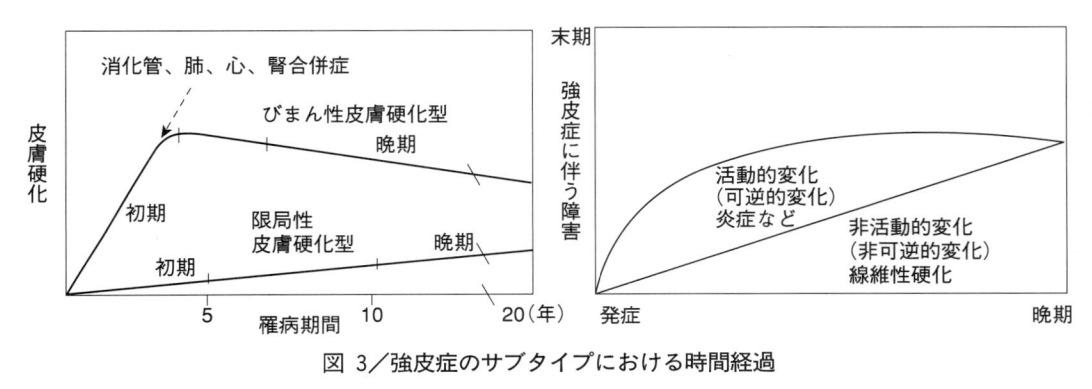

図 3／強皮症のサブタイプにおける時間経過

ている。しかし強皮症にステロイドを投与すると強皮症腎クリーゼを誘発することがある。強皮症腎クリーゼの合併は日本人より欧米人で多く、そのため欧米では強皮症へのステロイド投与に慎重である。強皮症腎クリーゼは突然の急激な血圧上昇を特徴とし、腎機能が同時に急速に低下をきたし血液透析を必要とする状態になる。20年ほど前までは極めて予後が悪かったがアンジオテンシン変換酵素阻害薬の投与により悪性血圧をコントロールすることが可能になり治療できるようになった。プレドニゾロン40 mg/日以上のステロイド大量投与は強皮症腎クリーゼを誘発することがあり、強皮症患者に大量ステロイドを投与する際には注意を要する。しかし少量のステロイド(プレドニゾロン10 mg以内)投与により強皮症腎クリーゼは誘発しない。強皮症にステロイドを投与する基準は早期の浮腫性硬化が強い時期、急速に皮膚硬化が進んでいるとき、炎症反応が強いとき、またほかの膠原病リウマチ性疾患とのオーバーラップ(重複)が認められステロイドの効果が期待されたときである。漿膜炎、筋炎や関節炎そして原疾患に伴う発熱などが期待できる合併症である。間質性肺炎の急性期、また強皮症腎クリーゼと鑑別診断を要する抗好中球細胞質抗体(ANCA)関連腎炎もステロイドの適応になる。一方、完成した肺線維症、食道蠕動低下、腸蠕動低下などの消化管病変、そして心筋障害、肺高血圧などの合併症には効果が乏しい。四肢末梢の血流循環障害によるレイノー現象や手指潰瘍にも同様に効果がない。D-ペニシラミンは膠原線維の架橋構造に拮抗することや免疫系を抑制する作用により皮膚硬化、肺線維症を抑制、生命予後が改善すると考えられ強皮症治療に汎用されていた時代があった。しかし最近米国で2年間前向き多施設二重盲検試験の結果、D-ペニシラミンの有効性が証明されず効果自体に疑問が生じている。肺線維症は可逆的な間質性肺炎の炎症が強く認められる時期に免疫抑制薬シクロホスファミドが有効である報告されている。しかし強皮症の臨床的自然歴を変え改善させる治療法はいまだに発見されていない。

> ▶ **処方例**
>
> 〈強皮症初期、皮膚硬化進展、間質性肺炎合併〉
> 　プレドニゾロン 30 mg（朝 15 mg、昼 10 mg、夕 5 mg）
> 〈強皮症腎クリーゼ〉
> 　カプトプリル 12.5 mg あるいは 25 mg を経口投与、血圧を頻回に測定し投与量を変える。24〜48 時間以内に血圧を安定化させる。

3 強皮症のステロイド療法のポイント

1. 強皮症はびまん性皮膚硬化型と限局性皮膚硬化型によって病状の進展、治療法、予後が異なる。また内臓合併症の存在によっても治療法は異なる。しかし病気の自然歴を変える治療法はまだない。
2. 発症の早期、皮膚硬化の進展する時期に、中等度のステロイド（プレドニゾロン 20〜30 mg/日）の投与が有効なことがある。
3. 間質性肺炎、筋炎、発熱、関節炎もステロイド投与の適応になる。
4. 大量のステロイドは強皮症腎クリーゼの誘発因子になる。プレドニゾロン 40 mg 日/以上の投与中は血圧の測定および血清クレアチニン値、尿素窒素、尿検査を頻回に測定し腎クリーゼに注意する。日本人は強皮症腎クリーゼの合併は欧米人より少ない。
5. 腎障害合併時、ANCA 関連急速進行性糸球体腎炎を合併していることがあり、P-ANCA を測定し鑑別診断をする必要がある。ANCA 関連腎炎はステロイドの大量投与の適応になる。

（遠藤平仁）

◆ 参考文献

1) Virginia D Sreen：全身性強皮症とその関連症候群．リウマチ入門，第 11 版，アメリカ関節炎財団（編），1999．
2) 鳥飼勝隆，柏木平八郎，東條　毅（編）：混合性結合組織病の治療指針；MCTD 治療ガイドライン．厚生省特定疾患混合性結合組織病調査研究班，1996．
3) Barbara White：Scleroderma. Rheum Dis Clin of North Am 29(2), 2003.
4) 藤井秀孝，佐藤伸一，竹原和彦：当科で過去 2 年間に経験した全身性強皮症の皮膚硬化に対する治療成績．日皮会誌：1481-1486, 2002．

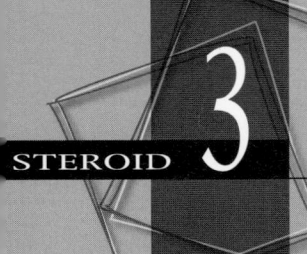

3 血液疾患とステロイド
1. 特発性血小板減少性紫斑病・自己免疫性溶血性貧血におけるステロイドの使い方

1 特発性血小板減少性紫斑病

1 疾患概念、病因

　特発性血小板減少性紫斑病(idiopathic thrombocytopenic purpura；ITP)は明らかな原因や基礎疾患がないのに血小板減少のため出血症状を呈する後天性の疾患であり、免疫学的機序による血小板破壊がその病態の基本である。血小板に対する自己抗体の出現により、傷害された血小板が脾臓や肝臓などの網内系で処理・除去されて循環血液中から消失する。血小板のturn overは亢進(短縮)しており、骨髄巨核球はfeedback機構で増加する。造血器そのものに異常はないため、赤血球系や白血球系には本質的異常は認めない。骨髄は正形成または過形成である。ITPは急性型と慢性型の2型に分類される。急性型は小児に好発し、ウイルス感染などの先行疾患に伴って発症することが多くほとんどが6ヵ月以内(平均4〜6週)に自然寛解する。慢性型は成人に多く、特に20〜40歳代の女性に好発し、早期の自然寛解は少なく経過は年余に及ぶ。

2 臨床症状、検査値

　診断上重要なポイントは、血小板減少をきたす基礎疾患を除外することである。症状は一般に点状出血(petechia)が多いが斑状出血(ecchymosis)も認める。関節出血、筋間内出血は通常認めない。また脾腫は認めるとしても軽度である。検査所見上の重要な点は、血液学的検査において血小板減少のみが唯一の異常所見で、赤血球、白血球は、数、形態ともに正常であり(出血による鉄欠乏性貧血の合併を除く)骨髄所見は低形成を認めず、巨核球数が正常〜増加で、赤芽球、顆粒球系の数や形態異常を認めないことである。血小板結合性免疫グロブリンG(PAIgG)の増加やリンパ球サブセットの異常などは参考となるが診断根拠とはならない[1]。診断に有用な検査は、以下の5つである。

　①血液学的検査(CBC、塗抹標本)
　②生化学的検査(肝機能、腎機能、蛋白分画)
　③凝血学的検査(APTT、PT、FDP)

④骨髄穿刺（骨髄生検、染色体を含む）
⑤血小板寿命（特定の施設でのみ可能）

　血小板数の測定は少なくとも初回は塗抹標本により目で確認すべきである（偽性血小板減少症の除外）。そのほか、血小板抗体（PAIgG、PBIgG）、抗核抗体、抗リン脂質抗体、血液梅毒反応（TPHA、ガラス板法）なども検査する。PAIgG（血小板表面に結合しているIgG）は、血小板減少時には測定困難であるが、ITPの約9割で増加しており、血小板数と逆相関するという報告もある。しかし、ITPに特異的でなく、肝硬変、SLE、敗血病、そのほか幼若血小板が出現する病態で増加し得る。一方、PBIgG（血漿中のIgGで、血小板と結合し得るもの）は血漿で測定可能であるが、ITPの約4割で増加しており、血小板数との逆相関はなく特異性も低い。1990年改訂の厚生省研究班の診断では、①出血症状があること、②末梢血液で血小板減少（10万/μl以下）があり、赤血球および白血球は数、形態ともに正常であること、③骨髄所見として骨髄巨核球は正常ないし増加（巨核球は血小板付着像を欠くものが多い）、赤芽球および顆粒球の両系統は数、形態ともに正常、顆粒球/赤芽球比（M/E比）は正常で、全体として正形成を呈すること、④PAIgG増量（時に増量を認めないことがあり、他方、本症以外の血小板減少症においても増量を示し得る）、⑤血小板減少をきたし得る各種疾患を否定できること、を診断基準としている。最近、血小板膜GP IIb/IIIaに対する自己抗体を検出する系が検討されている。またGP IIb/IIIaに対する抗体産生Bリンパ球数をカウントする検査（ELISPOT）が一部の施設で開始され、その診断的有用性が確立されつつある。これらが普及すれば上記診断基準が改訂されるものと思われる。

3　治療法

1. 治療方針

a. 慢性ITPの治療選択

　治療の原則は、血小板数よりも出血傾向の改善を目標とすることである。すなわち出血傾向がなければ血小板数が2～3万/μl程度でも、安定していれば無治療で経過観察できる場合がある。但し、患者には外傷や外科手術の際には特別の注意と治療が必要であることを十分説明する。消化管や膀胱などの粘膜出血の場合は必ず治療を必要とする。また薬剤性血小板減少との鑑別やオーバーラップへの懸念から薬剤投与は種類を問わずなるべく控えるようにする。難治例、特にステロイドや脾摘にまったく反応しない例では、診断を今一度確認する。すなわち造血器疾患、特に骨髄異形成症候群（MDS）などの可能性を除外する。厚生省特定疾患特発性造血障害調査研究班のプロトコールを図1に示す。第一選択はステロイド、第二選択は脾摘、第三選択は免疫抑制薬である。

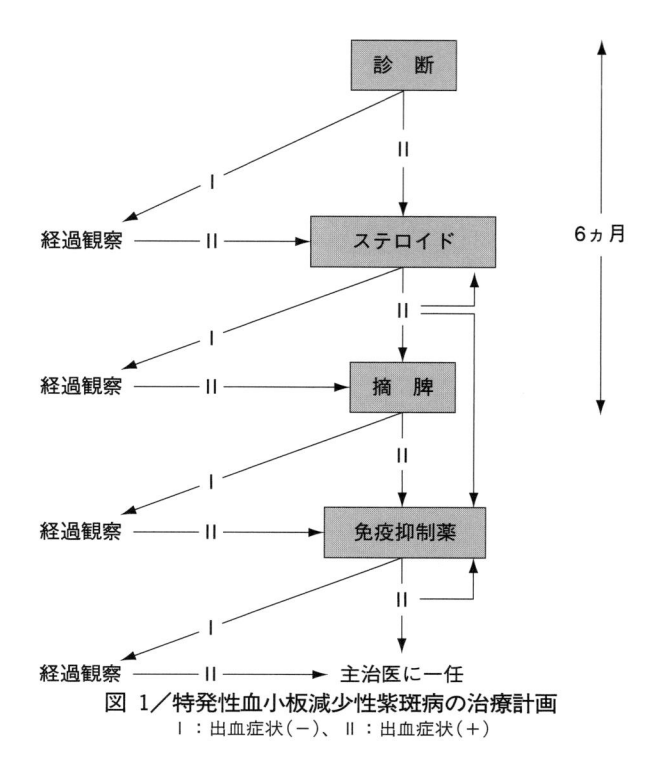

図 1／特発性血小板減少性紫斑病の治療計画
Ⅰ：出血症状（−）、Ⅱ：出血症状（＋）

<慢性 ITP に対するヘリコバクター・ピロリの除菌効果について>

　　近年、ヘリコバクター・ピロリの除菌による血小板数上昇効果が確立されつつあり、ピロリ菌陽性例には積極的に除菌が勧められている。ピロリ菌抗原の一部が血小板と cross react する可能性が示唆されており、一部の症例ではこのメカニズムが ITP 発症の原因となっている可能性がある。除菌成功例の 50％程度に血小板上昇効果があるといわれる。除菌をどのタイミングで行うか（first choice とするか、ステロイド治療中で脾摘前とするか、または脾摘後の症例とするか）は現在のところ結論が得られていない。2004 年 1 月現在、厚生労働省による研究班がピロリ菌除菌の位置づけを検討しており、まもなく明らかにされるものと思われる。

　　ピロリ菌陽性例の中にピロリ菌が発症に関係する ITP と、まったく関係がない ITP があるように思われる。除菌は一部の患者では一種の根治療法と考えられ、除菌そのものは 1 週間程度の服薬で終了すること、有効例では 1 週間〜 1 ヵ月で血小板数の上昇が得られかつ永続的であることなどから、医療経済学的にも積極的に取り入れられるべき治療である。今後は、ITP 治療の first line 治療に位置づけられてくる可能性が高い。

b．急性ITPの治療選択

以下のとおりである。
① 経過観察
② プレドニゾロン(PSL) 1 mg/kg
③ γグロブリン大量療法：400 mg/kg/日、連日(3～5日間)
④ 血小板輸血

通常、急性ITPは一過性であるため、出血症状がない場合は無治療で経過観察可能であることもあるが、しばしば血小板減少が激しいため(1万/μl以下)γグロブリン大量療法を余儀なくされることが多い。出血が多い場合は血小板輸血を併用する。ステロイドは効果が出現するまでに時間がかかるので、急性ITPに対しては必ずしもよい適応とはいえない。やむを得ず開始した場合でも血小板数が上昇し始めたらステロイドは早期に減量するよう努める。

2．慢性ITPの治療の実際

a．ステロイド

はじめプレドニゾロン 1 mg/kgを通常4週間投与し、以降5～10 mg/1～2週で減量する。無効の場合でも4週間で漸減を開始する。無効例またはプレドニゾロン10 mg/日程度で治療目標(血小板数2～3万/μl以上で安定、かつ出血症状がない)を達成できない場合は脾摘の適応となる。ピロリ菌の除菌療法に関しては上述のとおりである。

b．脾摘

発病後6ヵ月は行わない(急性ITPを除外するため)。手術中、副脾の有無を確認し、あれば摘出する。脾摘後、必要ならばプレドニゾロンを維持量投与する。術前、γグロブリン大量療法(後述)を行って血小板数を上昇させてから行う。

c．免疫抑制療法

脾摘後、プレドニゾロンを維持量投与しても出血があるか血小板数が極端に少ないなどが適応となる。経口でアザチオプリン(イムラン®)1 mg/kg/日、シクロホスファミド(エンドキサン®)2 mg/kg/日を用いる。しかし最近はあまり使用されない。投与は2ヵ月間程度を越えないようにする。若年者への投与は控えるべきである。

d．難治性ITPの治療

以上の治療に反応しない症例である。詳細は成書を参照されたい。
① ダナゾール(ボンゾール®)：400～600 mg/日または50～200 mg/日(少量療法)。反応には6～8週間を要する。
② ビンクリスチン緩徐静注：VCR 0.02 mg/kg、DIV 5～10日間
③ デキサメタゾン大量療法：難治性ITPが適応であるが、最近、初発例に対する有効性も報告されている[2]。

④併用化学療法(CHOP、CMOPP、CVP、CEP など)

e．γグロブリン大量療法

一過性に血小板増加が必要な場合(抜歯、カテーテル検査、脾摘手術など)に用いる。インタクトタイプのγグロブリン(ベニロン®、ヴェノグロブリン-IH®、サングロポール®、ポリグロビン N® など)を静注する。方法は 400 mg/kg/日の点滴静注を 5 日間連続して行う。80〜90％に血小板上昇をみる(急性、慢性を問わない)。数週以内に血小板数はもとのレベルに戻るので、手術は 5 日間の点滴静注終了直前〜直後に予定する。

3．副作用対策

ステロイドによる易感染性、糖尿病、胃潰瘍などに注意する。免疫抑制薬では易感染性、骨髄抑制、後期発癌なども念頭におく。妊娠合併例がしばしば経験されるので、投薬には十分な注意を要する。

4．慢性 ITP の予後と治療成績

ピロリ除菌療法以前の慶大病院の治療成績ではステロイド療法だけで維持できるのは 50％弱で、50％強が脾摘を必要とした。脾摘例のうち 65％がその後無治療で可能であったが、12％はステロイド単独、その他の 20％強は免疫抑制薬の併用が必要であった[3]。

● **症例**(35 歳、女性)

・主訴：紫斑

・現病歴：3ヵ月ほど前より、四肢、特に下肢を中心に時々紫斑ができるようになった。紫斑は自然に消退しては別の部位に出現することを繰り返している。鼻出血、口腔内出血は自覚しない。月経過多は 20 代より認めているが、婦人科的には特に異常を指摘されていない。血尿や褐色の尿を認めたことはない。大きな出血斑(ecchymosis)も少数認めるが、筋肉内出血、関節内出血はない。足を軽く椅子などにぶつけただけで、あざになりやすい(easy bruising)。紫斑は月経周期と関係なし。薬剤については、1ヵ月ほど前に感冒症状に対して解熱薬を服用したが紫斑はそれ以前からあった。最近、体動時に軽い動悸、息切れを自覚する。関節痛、顔面の紅斑を自覚しない。

・既往歴：28 歳時、第 1 子正常分娩。このとき異常出血は認めていない。流産歴もなし。幼少時、何度か抜歯したことがあるがいずれも正常に止血している。肝機能障害を指摘されたことはない。

・家族歴：特記すべきことなし。両親は血族結婚ではない。

・生活歴、職業：タバコ(－)、アルコール(ビール 300 m*l*/日、週 2〜3 回)、結婚前

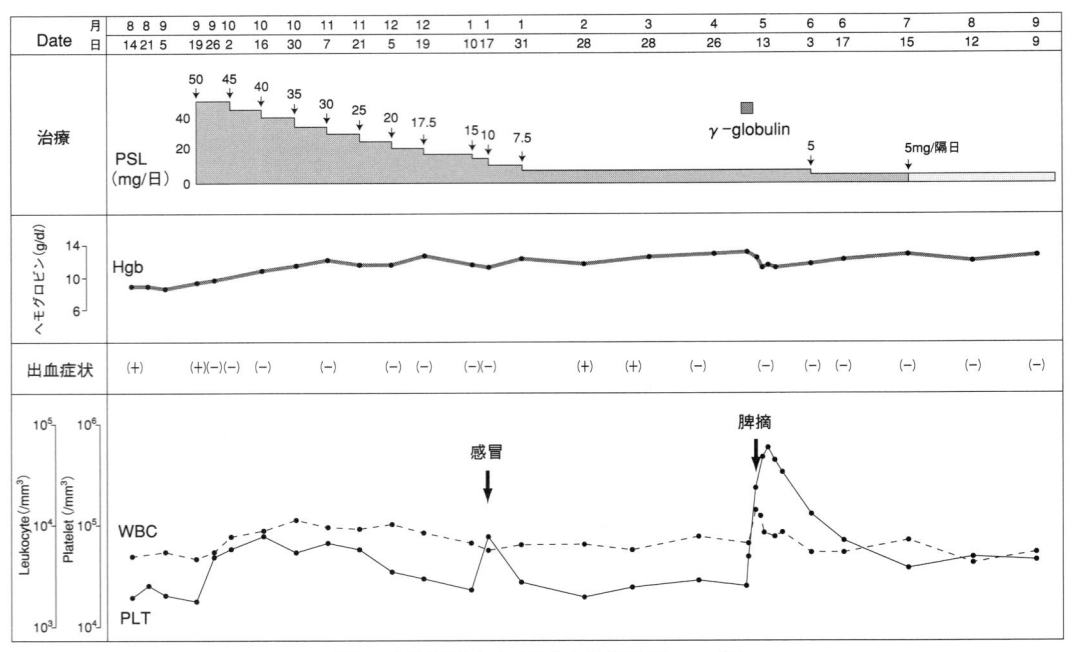

図 2／特発性血小板減少性紫斑病の一例

は事務職。化学薬品や放射線への曝露はない。常用薬もない。

- 身体学的所見：上肢、下肢に点状出血(petechia)を認める。斑状出血(ecchymosis)も少数認める。隆起性の紫斑(palpable purpura)は認めない。関節炎を認めない。神経学的異常所見なし。

- 検査所見：末梢血 WBC 4,600/μl（band 6、seg 49、lymph 37、mono 6、eosino 2）、RBC 340万/μl、赤血球大小不同あり、Hgb 8.8 g/dl、ヘマトクリット 26.7%、血小板数 1.9万/μl。凝固系 APTT 24.0 sec、PT>100%、Fib 320 mg/dl、FDP-E 28 ng/ml、FDP-Ddimer 1μg/ml 以下。生化学異常なし。Fe 48、TIBC 450、フェリチン 8 ng/ml、血清 ANA 陽性、ガラス板(－)、TPHA(－)、抗リン脂質抗体陰性、ハプトグロビン正常。

- 骨髄：NCC 13.5万/μl、巨核球数 86/μl。正形成性骨髄、巨核球は正常〜やや増加。巨核球は一般に小型で単核のものが多く血小板付着像に乏しい。赤芽球系、骨髄球系に形態異常なし。鉄染色では鉄芽球が減少している。芽球の増生を認めない。染色体 46 XY。

- 骨髄生検：正形成性骨髄で巨核球数の増加を認める。

- 治療経過(図2)：慢性 ITP および鉄欠乏性貧血と診断され、出血症状が強いことからプレドニゾロン 1 mg/kg と鉄剤が開始された。2週間後、PLT 5.3万/μlまで上昇、出血症状の消失をみた。プレドニゾロンは漸減された。減量に伴い、血小板数も減少したが出血症状が消失していたためプレドニゾロンの減量が続け

られた。感冒の際に一過性に血小板数の上昇が観察された。しかしその後、プレドニゾロン7.5 mg/日でも血小板数低値(1～2万/μl)が続くため、初診から9ヵ月後に脾摘手術が行われた。脾摘直前5日間のγグロブリン点滴静注により手術時には血小板数20万/μl以上が得られ出血合併症もなかった。また脾摘直後には血小板数50万/μl以上に上昇した。しかしその後、再度血小板数は減少し、最終的に3～4万/μlで安定となったが出血症状は認めていない。

2 自己免疫性溶血性貧血

1 疾患概念、病因

　自己免疫性溶血性貧血(autoimmune hemolytic anemia；AIHA)では、IgGまたはIgM自己抗体が赤血球膜に結合する結果、補体と網内系を介した赤血球の破壊(溶血)が起こる。一般に抗体は赤血球膜に多量に存在する抗原を認識するため、しばしば同種血液の赤血球にも反応する。同種抗体による溶血と異なり妊娠、輸血や移植といった同種血への曝露を伴わない。年間の発症率は1～3/10万人と比較的稀な疾患である。自己抗体発生の原因は不明の点が多い。薬剤などが原因となることがあるが、薬剤性溶血性貧血では抗体は赤血球の内因性抗原または赤血球と結合した薬物と反応する。溶血の程度は結合した抗体の性状に依存する。すなわち、抗体の力価、抗原特異性、温度依存性、補体結合能、マクロファージとの結合性などによって異なってくる。一般にIgG抗体(特にIgG$_1$とIgG$_3$)は、補体活性化能は弱いが貪食細胞のFc受容体に認識される。すなわち、IgGに感作された赤血球は網内系による貪食で除去される。一方、IgM抗体は容易に補体活性化を起こすため血管内溶血が起きる。

　AIHAは自己抗体の性状により大きく温式と冷式に分類される。前者は温式(warm-type)AIHAと呼ばれ一般にIgG抗体による血管外溶血が多い。後者には寒冷凝集素症(cold agglutinin disease、IgMが多く血管内溶血像を呈する)と発作性寒冷ヘモグロビン尿症(paroxysmal cold hemoglobinuria、IgGが多い)が含まれる。併存することもあり、混合式と呼ばれる。

2 臨床症状、検査所見、診断

　症状は溶血の程度によりさまざまである。主な症状は貧血による症状のほかに黄疸、脾腫、発熱、ヘモグロビン尿などを認める。一般に黄疸は軽度であることが多い。先行感染(小児ではウイルス感染、成人ではマイコプラズマ肺炎)や、基礎疾患(慢性リンパ性白血病、悪性リンパ腫、SLEなど)、薬物に注意する。冷式抗体によるものでは寒冷曝露による溶血の増悪、網状皮斑、末端チアノーゼなどを呈することもある。

表 1／自己免疫性溶血性貧血の診断基準(厚生省研究班、1990年度)

1．溶血性貧血の診断基準を満たす
2．広スペクトル抗血清による直接 Coombs 試験が陽性
3．同種免疫性あるいは薬物誘発性免疫性溶血性貧血を除外する
4．1～3 によって診断するが、抗体の反応至適温度によって、温式(37℃)の(1)と冷式(4℃)の(2)および(3)の病型に区分する
　　(1)温式自己免疫性溶血性貧血：診断は(2)(3)の除外によってもよい
　　(2)寒冷凝集素症：寒冷凝集素価が上昇
　　(3)発作性寒冷ヘモグロビン尿症：二相性溶血素(D-L 抗体)が陽性
5．臨床分類
　　(1)経過分類：急性(6ヵ月まで)、慢性
　　(2)病因分類：特発性、続発性
6．参考：1)～7)(省略)

　検査所見としては溶血一般に認められる所見、すなわちハプトグロビンの著減、間接ビリルビンの上昇、LDH(Ⅰ、Ⅱ型)の上昇と、貧血(正球性、しばしば網状赤血球増加のため MCV は高値となる)、反応性の造血亢進(骨髄での赤芽球の増加、網状赤血球の増加)、塗沫標本での球状赤血球の増加や自己凝集赤血球をみる。加えて AIHA 特有の所見として、直接 Coombs 試験が陽性となる。さらに加えて寒冷凝集素症では寒冷凝集素の上昇があり、また発作性寒冷ヘモグロビン尿症では Donath-Landsteiner(D-L)抗体が陽性となる。Evans 症候群では血小板減少を合併する。表1に AIHA の診断基準を示す。

3　治療法

1．治療方針

　溶血の程度、病型(温式、寒冷凝集素症、発作性寒冷ヘモグロビン尿症)により異なるが、一般に自然経過で緩解と増悪があることをよく説明する。
　①温式ではステロイド、脾摘、免疫抑制薬が主体であるが、近年は新しい試みもみられる。下記の具体例参照。
　②寒冷凝集素症では、保温が最も重要である。感染などの trigger が存在する場合は一過性のこともある。治療の決定は溶血の程度によるところが大きい。溶血が重篤の場合、免疫抑制薬(シクロホスファミド少量持続投与など)を用いることがある。温式と比較しステロイドの効果は低く、抗体価が低いか IgG の寒冷凝集素でない限り限定的である。
　いずれの場合も溶血と造血亢進による葉酸欠乏に対して葉酸の補充が推奨される。

2．温式 AIHA の治療の実際

　溶血が軽微で無治療経過観察が可能な場合を除き、初期治療は入院で行うことが原則である。はじめステロイド単独療法としてプレドニゾロン 1 mg/kg を開始する。1週間以内に効果をみることが多いが、溶血が強いときは開始後もヘモグロビンがしば

らく低下し続け、時に致命的となる。3週以内に70～80%の症例で改善をみる。溶血が軽減したら4週を目安に、症状をみながら減量を始める。15～20%の患者は完全寛解となりステロイドの中止が可能となるが、多くの例では維持量の長期投与が必要となる。維持量が15 mg/日以上の場合やステロイドの効果が不十分な場合、脾摘や免疫抑制薬が考慮されるが、これらは通常、大量ステロイドを数ヵ月行った後に行われる。脾摘の効果は、血管外溶血の場がなくなることと、抗体産生が減少するためと考えられる[4]。脾摘は60～75%の症例に有効といわれるが、脾摘後もより低用量のステロイドが必要な場合が多い。再増悪した場合、まずプレドニゾロン0.5 mg/kgに増量してみるのも一方法である。免疫抑制薬としてはシクロホスファミドまたはアザチオプリン50～100 mg/日を維持量のステロイドと併用するが、免疫抑制薬の効果発現は遅く、判定には4週以上を要す。40～60%に効果があるといわれるが、免疫抑制薬の長期投与には慎重であるべきである。血漿交換の有効性は高くないが、重篤な溶血の際ステロイドが効果を発揮するまでの間用いてもよい。γグロブリン大量療法やダナゾールの効果も報告されているが一定しない。輸血は禁忌とはいえないが、同種にも反応する自己抗体の存在のため、クロスマッチで不適合となることが多く、真の不適合との鑑別が困難であり危険を伴う。また溶血を増悪させる可能性も指摘されている。しかし貧血が強度の場合は最も適合度の高い同型赤血球をゆっくり慎重に輸血する。

　強い溶血発作が治まっても一般に経過が長いため、外来では定期的なチェックが必要である。ハプトグロビンは常に低値であることが多く、溶血followには貧血の程度のほか網状赤血球比率やLDHが有用である。Coombs試験も時々検査する。はじめAIHAと診断されてもほかの自己免疫疾患（例えばSLE）や、悪性腫瘍（悪性リンパ腫など）に移行することがあるので注意する。

● **症例**（51歳、女性）
- 主訴：貧血
- 現病歴：1ヵ月より、疼痛・瘙痒を伴う皮疹が体幹、上腕、大腿に出現した。外用薬を使用するも効果なく、皮疹の拡大を認めた。近医にてジューリング疱疹状皮膚炎を疑われて、当院皮膚科を紹介され来院し、翌日精査加療目的で皮膚科へ入院となった。入院後、抗生物質と外用薬（ステロイド、亜鉛化軟膏）が投薬されたが皮疹は改善を認めなかった。皮膚生検で疱疹状天疱瘡と診断されプレドニゾロンの投与を検討されていた。入院5日後より発熱（最高39.4℃の間欠熱）および貧血の進行（ヘモグロビン値：2/16；10.2 g/dl、2/25；7.9 g/dl、3/1；5.2 g/dl）を認め内科併診となった。
- 既往歴：平成元年、交通事故により頸髄を損傷（C7以下完全麻痺）、リハビリ中
- 生活歴：飲酒歴なし、喫煙歴なし

- 家族歴：特記すべきことなし
- 身体学的所見：体温 39.4℃、血圧 88/40、脈拍 96/分、呼吸数 36/分、眼瞼結膜貧血あり、眼球結膜黄疸なし、舌先端に米粒大の丘疹あり、舌口唇内粘膜に米粒大のびらんあり、咽頭・扁桃異常なし、頸部リンパ節触知せず、甲状腺腫触知せず、心音純・心雑音なし、肺野清、腹部平坦・軟、肝脾腫触知せず、圧痛なし、下腿浮腫なし、上肢・体幹・大腿に皮疹あり。
- 検査所見

    血沈…5 mm/h

    新鮮尿…pH 7.0、Glu(−)、PRO(1+)、BLD(1+)、Ket(−)、BIL(−)、URO(±)、WBC 20〜50、RBC 2以下、CAST(−)、BAC(+)

    検便…便潜血(−)

    末梢血液…2/16；WBC 6700(Band＋Seg 47.2、Lymph 30.7、Mono 9.3、Eosino 12.2、Baso 0.6)、RBC 313万、Hb 10.2、Hct 29.2、MCV 93、MCH 32.6、MCHC 34.9、Plt 30.7万

    2/25；WBC 6600(Band＋Seg 57、Lymph 22、Aly 1、Mono 5、Eosino 14、Baso 1)、RBC 234万、Hb 7.9、Hct 22.4、MCV 96、MCH 33.8、MCHC 35.3、Plt 29.0万、Ret 141

    凝固系…APTT 45.0秒、PT 15.0秒(33%)、FNG 373 mg/dl、SFMC(−)

    溶血検査…ハプトグロビン検出限界以下、Sugar water test(−)、plasma-Hgb 23.5 mg/dl

    血液生化学…2/16：TP 5.6、ALB 2.8、ZTT 10.5、TTT 7.6、TB 1.0、DB 0.4、IB 0.6、UN 11.9、CRTNN 0.6、UA 4.0、Na 142.9、K 4.1、Cl 108、Ca 8.3、IP 3.7、CRP 0.55、LDH 423、AST 30、ALT 13、ALP 235、LAP 32、γGTP 29、CH-E 1730、AMY 321、TC 112、Fe 104、TIBC 241、UIBC 110、Glu 112

    3/2；LDH 1,350、L 1 34.5%、L 2 40.5%、L 3 16.7%、L 4 5.8%、L 5 2.7%

    2/26；エリスロポイエチン 201.0

    蛋白分画…2/16；ALB 63.3%、A 1 4.4%、A 2 5.4%、B 10.5%、G 16.7%、A/G 1.72、α 2分画中 Haptoglobin or α 2-Macroglobulin の低下

    免疫化学…2/16；IgG 1105、IgA 297、IgM 302、C 3 57、C 4 28、フェリチン 114

    血清…ガラス板(−)、TPHA(−)、HBS-Ag(−)、HBS-Ab(−)、RF＜20、ANA(+)spe、抗DNA-Ab＜2.5

    3/12：抗RNP-Ab(−)、抗Sm-Ab(−)、抗SSA-Ab(−)、抗SSB-Ab(−)、抗Scl 70(−)、寒冷凝集反応 16倍

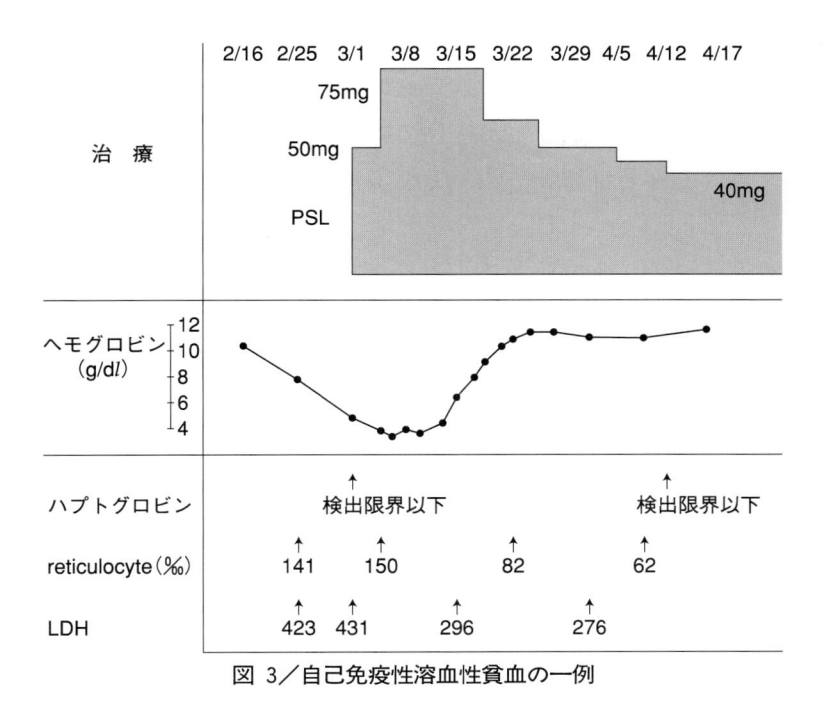

図 3／自己免疫性溶血性貧血の一例

直接 Coombs…広範囲血清(＋)、抗 IgG 血清(＋)、抗 C 3 血清(＋)、抗 C 4 血清(＋)、抗 C 3 bC 3 d 血清(±)

間接 Coombs…自己抗体の存在を認める、血小板抗体(－)

・入院後経過(図3)：AIHA が疑われ 3 月 1 日よりプレドニゾロン 50 mg/日 (1 mg/kg/日) を開始された。皮疹の著明な軽快をみるも、4 日にはヘモグロビン 3.9 g/dl とさらに貧血の進行を認め、同日よりプレドニゾロン 75 mg に増量された。その後徐々に貧血は改善し解熱も認められた。4 月 17 日現在プレドニゾロン 40 mg にて経過観察中である。

(村田　満)

◆文献

1) 村田　満：特発性血小板減少性紫斑病．内科研修マニュアル，慶應義塾大学病院内科 (編)，pp 1043-1047，南江堂，東京，1999．
2) Cheng Y, Wong RS, Soo YO, et al：Initial treatment of immune thrombocytopenic purpura with high-dose dexamethasone. N Engl J Med 349(9)：831-836, 2003.
3) 池田康夫：血小板の臨床．日内会誌 83(3)：389-394，1994．
4) Gehrs B, Friedberg R：Autoimmune hemolytic anemia. Am J Hematol 69：258-271, 2002.

STEROID 3　血液疾患とステロイド

2. 白血病・悪性リンパ腫・多発性骨髄腫におけるステロイドの使い方

●●● はじめに

　血液悪性腫瘍の治療においても、ステロイドは欠かせない位置を占めている。しかし、治療の中心はあくまでも抗腫瘍薬であり、ステロイドが使用される意味は、プラスアルファの抗腫瘍作用（リンパ系腫瘍）と、食欲低下・嘔気など抗腫瘍薬副作用の改善、腫瘍熱・疼痛・全身倦怠などの腫瘍関連症候の緩和、などを期待したものといえる。本稿では、ステロイドを使用することが多いリンパ系の腫瘍に焦点を絞って述べる。

　ステロイドを使用するにあたり、特に注意しなければならないことが2つある。第一に、免疫担当細胞の腫瘍であるため、正常免疫機能の抑制または低下があり、感染防御機能低下という背景があること、第二に、造血機能抑制効果をもつ抗腫瘍薬が使用されるため、治療により血球減少が進行し、もともと存在する免疫不全がさらに増悪することである。したがって、易感染性に最も留意する必要がある。

　一方、保健医学の進歩に伴い患者層も高齢化しており、合併症を有することが少なくない。加齢自体が免疫能低下の一因であるのに加え、糖尿病、肝・腎・心・肺機能の低下などがあると、易感染性の増強や、感染症の重症化をきたしやすい。

　以上の理由から、血液悪性腫瘍におけるステロイドの使用の仕方とは、感染症への対応、合併症への対応、副作用への対応に集約され、個々の疾患における差違はあまりない。本稿では、まず急性リンパ性白血病、悪性リンパ腫、多発性骨髄腫の臨床的側面に簡単に触れ、次にステロイド使用において留意すべきことをまとめて述べる。

1　ステロイドが治療上重要な位置を占める血液悪性腫瘍

　白血病および悪性リンパ腫は、これまでFAB分類（French, American and British classification：1976年発表[1]、1985年改訂[2]）とREAL分類（revised European-American classification of lymphoid neoplasms：1994年発表）[3]によりそれぞれ別に分類されてきた。2000年に発表された新WHO分類（World Health Organization classification of tumors of hematopoietic and lymphoid tissues）[4]は、REAL分類の概念を白血病分類にも適用し、骨髄系・リンパ系の悪性腫瘍をまとめて、形態・免疫学的形質・遺伝子異常・臨床像の観点から包括的に分類するものである。この分類に従い、ステロイドが治療において欠かせない位置を占めているリンパ

表 1／新 WHO 分類によるリンパ系腫瘍の分類

リンパ系腫瘍	前駆 B 細胞および前駆 T 細胞腫瘍	前駆 B リンパ芽球性白血病/リンパ腫 前駆 T リンパ芽球性白血病/リンパ腫 芽球性 NK 細胞リンパ腫
	成熟 B 細胞腫瘍	慢性リンパ性白血病/小細胞型リンパ腫 B 前リンパ球性白血病 リンパ形質細胞性リンパ腫 脾辺縁帯リンパ腫 毛髪細胞白血病 形質細胞骨髄腫 意義不明の単クローン性γグロブリン血症 骨の孤立性形質細胞腫 骨外形質細胞腫 原発性アミロイドーシス 重鎖病 節外性粘膜関連リンパ組織型辺縁帯リンパ腫(MALT 型) 節性辺縁帯リンパ腫 濾胞性リンパ腫 マントル細胞リンパ腫 びまん性大細胞型リンパ腫 縦隔(胸腺)大細胞型 B リンパ腫 血管内大細胞型 B リンパ腫 原発性浸出液型リンパ腫 Burkitt 型リンパ腫/白血病
	成熟 T 細胞および NK 細胞腫瘍	T 前リンパ球性白血病 T 細胞性顆粒大リンパ球性白血病 高悪性度 NK 細胞白血病 成人 T 細胞白血病/リンパ腫 鼻型節外性 NK/T 細胞リンパ腫 腸症型 T 細胞リンパ腫 肝脾臓型 T 細胞リンパ腫 皮下脂肪組織炎様 T 細胞リンパ腫 菌状息肉症 Sezary 症候群 原発性皮膚未分化大細胞リンパ腫 末梢型 T 細部リンパ腫 血管免疫芽球性 T 細胞リンパ腫 未分化大細胞リンパ腫
	Hodgkin リンパ腫	結節型リンパ球優位型 Hodgkin リンパ腫 古典的 Hodgkin リンパ腫 古典的結節硬化型 Hodgkin リンパ腫 古典的多リンパ球型 Hodgkin リンパ腫 古典的混合細胞型 Hodgkin リンパ腫 古典的リンパ球減少型 Hodgkin リンパ腫
	免疫不全関連リンパ増殖性疾患	原発性免疫不全症に伴うリンパ増殖性疾患 HIV 関連リンパ腫 移植後リンパ増殖性疾患 メトトレキサート関連リンパ増殖性疾患

(WHO classification of tumors of hematopoietic and lymphoid tissues, 2000)

系腫瘍を表 1 に示した。本稿では、代表的なリンパ系の腫瘍に焦点を絞り、主として内科領域(成人)に限って述べる。

　血液悪性腫瘍の治療は、生命に直結するものである。EBM が考慮されない治療法の選択は、医学的のみならず、倫理的にも問題がある。わが国では、白血病の治療については日本成人白血病研究グループ(JALSG)の、悪性リンパ腫については日本臨

床腫瘍研究グループ(JCOG)の、多施設共同研究プロトコールがEBMを考慮して計画され遂行されている。多くの施設がこれらの治療研究に参加しており、標準的な疾患であれば、病型と病期が決定されれば、使用する薬剤の種類や投与量はプロトコールにより決まり、個々の医師の裁量が入り込む余地はあまりない。しかし主治医には、①診断の確定、②病期の決定、③病名の告知、④EBMに基づく治療オプションと副作用の説明、⑤治療方針の提起と患者の同意による治療法の選択、⑥年齢や合併症による薬剤減量の判断、⑦治療に伴う症状や検査データの変化に対する臨機応変の対応と説明、⑧精神的な面でのフォローとバックアップ、⑨必要であればセカンド・オピニオンのための他医紹介手続き、等々の面で裁量が問われる場は十分ある。

1 急性リンパ性白血病(acute lymphocytic leukemia；ALL)

1. 疾患概念、病因、疫学

リンパ球の早期分化段階に相当する細胞の腫瘍性増殖であり、骨髄あるいは末梢血中に腫瘍細胞が20％以上出現するのが白血病である。未熟なB細胞性、未熟なT細胞性、Burkitt型に大別され、FAB分類では形態的特徴によりL1～L3に分類したが(表2)、L1とL2とを分ける意義はないと考えられるようになった。WHO分類[4]では、白血病とリンパ腫とを区別しない。例えば、Burkitt型白血病(FAB分類L3)とBurkittリンパ腫は、由来を同じくする細胞腫瘍が、主として骨髄・末梢血を増殖の場とするか(白血病)、腫瘤を形成するか(リンパ腫)により、異なる臨床像をとったものと考える。

病因としては、遺伝的素因、環境要因、薬剤や化学物質、酸化ストレス、未知のウイルス感染などの背景があり、それらが誘因となり多段階的に遺伝子異常を有する細胞が発生し、分化能力を失いアポトーシスを生じにくくなったクローンが、正常の調節機構から逸脱して増殖する結果、腫瘍になると考えられる。しかし、詳細は不明である。B細胞性ALLの遺伝子異常として、t(9；22)(q34；q11)：*BCR/ABL*相互転座、11q23：*MLL*遺伝子再構成、t(1；19)(q23；p13)：*PBX/E2A*相互転座、t(12；21)(p13；q22)：*TEL/AML1*相互転座などが知られている。T細胞性ALLでは、T細胞受容体β鎖(7q3.5)、α鎖およびδ鎖(14q11.2)、γ鎖(7p14-15)と、*MYC*、*TAL1*、*LCK*、*RBTN1*、*RBTN2*、*HOX11*などの遺伝子との間の相

表 2／FAB分類による急性リンパ性白血病の分類

分 類	特 徴
L1	円形核、N/C比が大、核小体不明瞭であっても1個が多い、小型で細胞サイズは均一
L2	不整形核、核小体は明瞭で複数個有する、細胞質は比較的豊富、大型の細胞で大小不同が著明
L3(Burkitt型)	大型円形の核を有し、細胞サイズは比較的均一、好塩基性が強い胞体を有し、空胞(脂肪染色陽性)を有する

互転座が知られている。

日本人におけるALLの頻度は0.6〜0.8/10万人(年)とされる。リンパ性白血病は、成人の急性白血病全体の約2割(小児では約8割)である。T細胞性ALLの頻度はB細胞性ALLの1/6〜1/4で少ない。

2. 臨床症状、経過・予後

腫瘍細胞による骨髄占拠と、これに基づく造血抑制のため正常血球の減少が生じ、その結果として、①貧血、②出血傾向(血小板減少、DIC)、③発熱(正常白血球減少による易感染性、あるいは腫瘍そのものによる腫瘍熱)、がみられる。この3つが、急性白血病の三徴である。これに加え、白血病細胞の臓器浸潤があればその症状が加わる。肝臓、脾臓、リンパ性組織への浸潤の頻度は高く、中枢神経(髄膜)浸潤もよくみられる。臓器浸潤の部位と程度により、臓器特有の症状と検査値異常が出現する。

小児のALLの予後は良好で5年無病生存率は70%以上であるが、成人の予後は不良で、40歳以上での5年無病生存率は20%を下回る。寛解導入療法の奏功率は80%前後であるが、成人では半年以内に30%が再発し、その後も再発率が増加する。予後不良因子として、初診時白血球数5万/μl以上、Philadelphia(Ph)染色体t(9；22)(q 34；q 11)、中枢神経浸潤、腫瘤形成性が挙げられ、中でもPh染色体陽性症例の予後は特に劣る。

3. 治療

初発時の治療の第一選択は化学療法である。造血器悪性腫瘍の化学療法は、まず寛解導入療法を行い、成功すれば寛解をより強固なものにする地固め・強化・維持療法へと引き継がれる。わが国では、JALSGによる他施設共同の治療研究が継続的に行われてきた。例として、ALL 97プロトコールの概要を**表3**に示す[詳細は文献5)参照]。ステロイドは、プレドニゾロン(PSL)とデキサメタゾン(DEXA)が交互に使用される。予後不良因子を有する症例の第一寛解期、予後不良因子がない症例の第二寛解期では、大量化学療法と同種造血幹細胞移植が考慮されるが、HLA適合者の存在が必要である。また、年齢(45〜50歳以下)や、全身状態が良好(臓器障害や感染症がない)であることも条件になる。

2 悪性リンパ腫(malignant lymphoma)

1. 疾患概念、病因、疫学

リンパ組織は、リンパ球が発生・分化する一次(中枢)リンパ組織と、リンパ球が刺激を受けエフェクター細胞へと成熟する二次(末梢)リンパ組織とに分けられる。前者は骨髄と胸腺であり、後者には脾臓、リンパ節、節外リンパ組織(Waldeyer輪、扁桃、Peyer板、粘膜関連リンパ組織など)がある。これらの組織に発生するリンパ系

表 3／成人急性リンパ性白血病の治療例（JALSG：ALL 97 プロトコール*）の概要

	使用薬剤の種類	コメント
寛解導入療法	CPM 1,200 mg/m² div　day 1 DNR 45 mg/m² div　days 1、2、3 VCR 1.3 mg/m² iv（最大 2 mg/body）　days 1、8、15、22 L-ASP 3,000 IU/m² div　days 9、11、13、16、18、20 PSL 60 mg/m² po　14 日投与後漸減	60 歳以上では： 　CPM を 800 mg/m² に、 　DNR を 30 mg/m² に減量する。 　PSL は 1 週間投与で漸減に入る。
地固め・強化療法**	① CPM＋ADM＋VCR＋PSL 60 mg/m² 14 日後漸減 ② MTX＋ADM＋VCR＋PSL 60 mg/m² 3 日間 ③ CPM＋ADM＋VCR＋PSL 60 mg/m² 3 日間 ④ ETP＋Ara-C＋6-MP＋PSL 60 mg/m² 4 日間 ⑤ CPM＋ADM＋VCR＋DEXA 10 mg/m² 3 日間 ⑥ MTX＋ADM＋VCR＋DEXA 10 mg/m² 3 日間 ⑦ CPM＋ADM＋VCR＋DEXA 10 mg/m² 3 日間 ⑧ MIT＋Ara-C＋6-MP＋DEXA 10 mg/m² 4 日間	髄腔内注を併用する。 第①、②、⑤、⑥コース 　MTX＋DEXA 第③、④、⑦、⑧コース 　MTX＋Ara-C＋DEXA

初診時 WBC＞5 万、または LDH＞正常上限の 5 倍：化学療法終了後頭蓋放射線照射 20 Gy を行う

＊：表面免疫グロブリン陽性の B 細胞性 ALL は別プロトコールにしている。
＊＊：地固め・強化療法ではステロイドの投与量のみ示し、抗腫瘍薬の具体的な容量は示していない。
ADM：アドリアマイシン、Ara-C：シタラビン、CPM：シクロホスファミド、DEXA：デキサメタゾン、DNR：ダウノルビシン、ETP：エトポシド、L-ASP：L-アスパラギナーゼ、MIT：ミトキサントロン、6-MP：6-メルカプトプリン、MTX：メトトレキサート、PSL：プレドニゾロン、VCR：ビンクリスチン

　細胞の腫瘍が、悪性リンパ腫である。悪性リンパ腫は、Hodgkin リンパ腫（WHO 分類以前では「Hodgkin 病」）と、非 Hodgkin リンパ腫に大きく分けられる。非 Hodgkin リンパ腫は、前駆 B 細胞および前駆 T 細胞リンパ腫、成熟 B 細胞リンパ腫、成熟 T/NK 細胞リンパ腫を含む。

　リンパ球は、抗原刺激に応じて増殖分化を行い、特異的な液性および細胞性免疫反応の中心となる細胞である。腫瘍の発生は、抗アポトーシス・増殖・不死化などに関連した遺伝子が、B 細胞では免疫グロブリン遺伝子と、T 細胞では T 細胞レセプター遺伝子と、遺伝子の組み換えが生じることにより、キメラ遺伝子の形成や遺伝子発現量に変化が生じることが引き金になることが多い。B 細胞リンパ腫では、濾胞性リンパ腫における t(14；18)：*IgH/BCL-2*、マントル細胞リンパ腫における t(11；14)：*BCL-1/IgH*、Burkitt リンパ腫における t(8；14)：*c-MYC/IgH* は、病型と染色体転座とがほぼ 1 対 1 で対応する疾患である。粘膜関連リンパ組織（mucosa-associated lymphoid tissue；MALT）リンパ腫の 2～3 割にみられる t(11；18)：*API2/MALT1* も特異的といえる。T/NK 細胞リンパ腫では、未分化大細胞リンパ腫の t(2；5)：*ALK/NPM* があるが、一般に遺伝子異常は多彩であり、病型と 1 対 1 で対応するような遺伝子異常は明らかでない。

　日本での悪性リンパ腫の発生頻度は 5～6/10 万人（年）である。欧米ではその 2 倍以上と報告されている。病型別頻度にも地域差があり、欧米に比べて日本では Hodgkin リンパ腫が 10％前後と欧米の 1/3～1/2 であり、非 Hodgkin リンパ腫がリンパ腫全体の 90％を占める。欧米で多い濾胞性リンパ腫の頻度も節性リンパ腫の 10％強と低く、病期が進行してから診断されることの多い節外性リンパ腫や、予後不良の

表 4／悪性リンパ腫の病期分類（Ann Arbor 分類、Cotswolds 修正分類）

病期（clinical stage；CS）	Ann Arbor 分類	Cotswolds 修正点
Ⅰ期	・1つのリンパ節領域 ・1つのリンパ組織以外の部位・臓器への限局性浸潤（Ⅰ_E）	X：巨大病変 bulky mass を取り入れた。胸郭横径の1/3以上、または10 cm 以上の腫瘤。
Ⅱ期	・横隔膜の片側にとどまる2ヵ所以上のリンパ節領域の浸潤 ・横隔膜片側の1つ以上のリンパ節領域と、同側の1つのリンパ組織以外の部位・臓器への限局性浸潤（Ⅱ_E）	
Ⅲ期	・横隔膜の両側の複数のリンパ節の病変 ・1つのリンパ組織以外の部位・臓器への限局性浸潤があればⅢ_E、脾臓の病変があればⅢ_S、両者があればⅢ_ES	Ⅲ期を2群に分類したが（Ⅲ_1期：脾あるいは上腹部リンパ節浸潤、Ⅲ_2期：下腹部リンパ節浸潤）、その意義は不明で現在あまり採用されていない。
Ⅳ期	・リンパ節病変の有無にかかわりなく、リンパ組織以外の部位・臓器へのびまん性浸潤	

A：全身症状なし
B：次の症状のいずれかを有する。
　①6ヵ月以内の10%以上の体重減少、②38℃以上の原因不明の発熱、③盗汗

表 5／中等度悪性リンパ腫（aggressive lymphoma）の国際予後指標

予後因子	予後指標
1．年齢（>60歳） 2．血清 LDH（>正常値） 3．全身状態（PS>1） 4．病期ⅢまたはⅣ 5．節外病変数（≧2）	1項目が当てはまるごとに1を加え合計する。 0〜1：low risk（L） 2：low intermediate risk（LI） 3：high intermediate risk（HI） 4：high risk（H）

国際予後指標：International prognosteic index；IPI

T 細胞性リンパ腫の頻度が高い。悪性リンパ腫の中で最も多い病型はびまん性大細胞型 B 細胞リンパ腫であり、欧米でもわが国でもリンパ腫全体の約1/3を占める。

2. 臨床症状、経過・予後

頸部、腋窩、縦隔、肺門、傍腹部大動脈、腸骨窩、鼠径部などのリンパ節の腫脹が種々の程度に認められる。リンパ節以外のリンパ組織に発生するものは、鼻腔、咽頭、胃、甲状腺、乳房、睾丸、皮膚、肺、唾液腺などに多い。一定の大きさ以上になれば圧迫症状や隣接臓器への浸潤がみられる。また、脾臓、肝臓、骨髄、髄膜などへの浸潤の頻度も高い。悪性リンパ腫の治療方針は、病型・病期[6]（**表4**）・国際予後指標[7]（**表5**）により決定されるので、生検（組織型確定）と staging（病期確定）は、初期の重要な作業である。血液検査（特に LDH 値）、骨髄検査（穿刺、生検）、胸部単純 X 線、頸部・胸部・腹部・骨盤腔の単純 X 線 CT 検査、腹部エコー検査、放射性同位元素（ガリウム、タリウム）を利用した腫瘍シンチグラフィ、ポジトロン断層法（[18]FDG-PET）が有用である。

悪性リンパ腫の経過と予後は、組織型と病期により大きく異なる。米国 NCI による Working Formulation 分類（1982）で重視された自然史による悪性リンパ腫の層別

表 6／悪性リンパ腫の治療選択

組織型または予後分類	早期（限局期）	進行期
Hodgkin リンパ腫	ⅠA、ⅡA 期 　亜全リンパ領域放射線照射 　または短期化学療法＋放射線治療 Ⅰ、Ⅱ期＋巨大腫瘤 　化学療法＋放射線照射	ⅠB、ⅡB 期、Ⅲ、Ⅳ期 　化学療法（ABVD 療法） 　±放射線照射（残存腫瘤）
低悪性度群 indolent lymphoma	Ⅰ、Ⅱ期 　放射線照射	Ⅲ、Ⅳ期 　化学療法（標準治療なし）
中悪性度群 aggressive lymphoma	Ⅰ期 　CHOP 3 コース＋放射線照射	Ⅰ＋巨大腫瘤、Ⅱ～Ⅳ期 　low risk 群 　　CHOP 6～8 コース 　low intermediate risk 群 　　CHOP 6～8 コース 　　　（または第 3 世代化学療法） 　high intermediate/high risk 群 　　第 3 世代化学療法 　　　（または CHOP 6～8 コース）
高悪性度群 highly aggressive lymphoma	組織型特異的化学療法 ALL：ALL-97 など Lymphoblastic lymphoma：modified LSA$_2$-L$_2$ プロトコールなど	

化（低悪性度群、中悪性度群、高悪性度群）は、REAL 分類にも適用され[8]、REAL 分類を取り入れた WHO 分類へも敷衍することができる。低悪性度群（indolent lymphoma）は、無治療での病気の進行が年単位であるものをいい、慢性リンパ性白血病/小細胞型リンパ腫、濾胞性リンパ腫、マントル細胞リンパ腫、MALT リンパ腫などを含む。中悪性度群（aggressive lymphoma）は、放置すると進行が月単位で進むものをいい、びまん性大細胞型リンパ腫、成熟 T および NK 細胞リンパ腫などを含む。高悪性度群（highly aggressive lymphoma）は、放置すると週単位で進行するものをいい、リンパ芽球性白血病/リンパ腫、Burkitt リンパ腫、成人 T 細胞白血病/リンパ腫を含む。濾胞性リンパ腫は、低悪性度に分類され進行は遅いが、現時点で利用できる化学療法では根治は困難である。一方、中悪性度（aggressive）に分類されるびまん性大細胞型リンパ腫は、CHOP 療法などの化学療法が成功すれば、根治も期待できる疾患である。

3．治療

　低悪性度、中悪性度、高悪性度の群別と、国際予後指標（表 5）により、治療の選択肢は異なる。治療選択の基本的な考え方を表 6 に示す。非 Hodgkin リンパ腫の標準的化学療法は CHOP 療法（シクロホスファミド、ドキソルビシン、ビンクリスチン、プレドニゾロン）である（表 7）。Hodgkin リンパ腫では ABVD 療法（ドキソルビシン、ブレオマイシン、ビンブラスチン、ダカルバジン）が標準だが、この中にはステロイドは含まれていない。CHOP 療法開発の後、第二世代、第三世代の多剤併用化学療法が多数検討されたが、中悪性度リンパ腫の化学療法において CHOP 療法を上

表 7／CHOP 療法および R-CHOP 療法

薬　剤	容　量	投与日
シクロホスファミド（cyclophosphamide；CPM）	750 mg/m² 点滴静注	1 日
ドキソルビシン（doxorubicin；DXR）	50 mg/m² 点滴静注	1 日
ビンクリスチン（vincristine；VCR）	1.4 mg/m² 静注	1 日
プレドニゾロン（prednisolone；PSL）	100 mg/body 経口	1～5 日
※ R-CHOP 療法では下記を加える		
リツキシマブ（rituximab）	375 mg/m² 点滴静注	1 日

＊3 週ごとに 6～8 コース繰り返す

表 8／形質細胞腫瘍の分類

形質細胞骨髄腫（多発性骨髄腫） plasma cell myeloma（multiple myeloma）	多発性骨髄腫（IgG、IgA、IgD、IgE 型）＊ （特殊な型 variant として以下のタイプがある） 形質細胞白血病（plasma cell leukemia） 非分泌型（non-secretary myeloma） くすぶり型（smoldering myeloma） indolent myeloma
形質細胞腫 plasmacytoma	孤立性骨形質細胞腫（solitary plasmacytomoa of bone） 髄外性細胞腫（extramedullary plasmacytoma）
免疫グロブリン沈着症 immunoglobulin deposition diseases	原発性アミロイドーシス（primary amyloidosis） 全身性重鎖および軽鎖沈着症（systemic heavy chain and light chain deposition disease）
その他の形質細胞腫瘍	POEMS 症候群（osteosclerotic myeloma） 重鎖病（heavy chain disease、γ 鎖、μ 鎖、α 鎖型）

＊ IgM 型は、成熟 B 細胞と形質細胞の中間の分化段階に相当する細胞の腫瘍であり、従来よりマクログロブリン血症（waldenstrom's macroglobulinemia）として知られている。WHO 分類では、リンパ形質細胞性リンパ腫（lymphoplasmacytic lymphoma）と同義である。

（WHO 分類に基づき改変して引用）

回るものは出現しなかった[9]。最近、B 細胞性リンパ腫の多くが CD 20 陽性であることを利用した抗 CD 20 抗体（リツキシマブ、rituximab）が治療に応用されるようになった[10]。再発・再燃の低悪性度リンパ腫およびマントル細胞リンパ腫で単独投与が有効であるだけでなく、未治療例への CHOP との併用や[11]、中悪性度リンパ腫への単独投与も有効[12]であることがわかった。さらに、CHOP 療法と組み合わせた R-CHOP 療法で、一部の組織型では CHOP 単独療法を上回る報告が出てきており[13][14]、CD 20 陽性 B 細胞リンパ腫の標準治療法が近い将来変わるかも知れない。

3　多発性骨髄腫 multiple myeloma（形質細胞骨髄腫 plasma cell myeloma）

1．疾患概念、病因、疫学

　B 細胞の最終分化段階に相当する形質細胞がクローナルに増殖する腫瘍が形質細胞腫瘍である。形質細胞の腫瘍は、新 WHO 分類では、形質細胞骨髄腫と、腫瘤形成性の孤立性骨形質細胞腫および髄外性形質細胞腫に分類されている（表8）。形質細胞骨髄腫（plasma cell myeloma）は多発性骨髄腫（multiple myeloma）と同義であり、腫瘍細胞の増殖の場が主として骨髄であるものを指す。末梢血に形質細胞が 20％以上出現する場合は形質細胞白血病という。

腫瘍発生には、少なくとも2つの段階があると考えられている。まずなんらかの抗原刺激により多クローン性の形質細胞の増殖が始まり、次に遺伝子の変異により増殖優位性を獲得したクローンが腫瘍化する。最初の引き金になる抗原刺激や、腫瘍化の原因についての詳細は不明である。多発性骨髄腫にみられる共通した遺伝子異常というものはないが、1番、11番、14番の染色体の異常を伴うものが全体の約1/3にみられる。病期が進行すると6～7割に染色体異常が検出されるようになる。11番染色体と14番染色体の相互転座 t(11;14)(q13;p32) では、*BCL1*と免疫グロブリン重鎖(IgH)の転座により*CYCLIN D1*遺伝子の過剰発現をきたす。モノソミー(8番、13番、14番、X染色体)、トリソミー(3番、5番、7番、9番、11番、15番染色体)なども比較的頻度の多い異常である。これらの異常がなんらかの形で腫瘍化に関連しているのは間違いないが、詳細な機序はわかっていない。多発性骨髄腫では細胞表面CD19発現量が低下しており、9番染色体の*PAX-5*遺伝子発現異常と関連することがわかっている。また、腫瘍細胞由来のIL-6が増殖因子として作用するといわれる。これらと腫瘍化との関連も、現時点では不詳である。

　頻度は日本人では2/10万人(年)とされ、高齢者(60代以降)での発症が多い。人口高齢化に伴い有病率が増加している印象がある。欧米では5/10万人(年)と報告されている。

2. 臨床症状、経過・予後

　腰痛(腰椎圧迫骨折)、胸部痛(胸椎圧迫骨折、肋骨骨折)が初発症状であることが多い。重いものを持った拍子に出現することもあるし、明らかな誘因なく出現することもある。進行すると、貧血や血小板減少、易感染性が認められ、これに伴い動悸・息切れ・出血傾向・発熱などが出現する。腫瘍細胞から破骨細胞刺激因子など骨吸収を促進するサイトカインが産生され、骨溶解による骨粗鬆症とそれに基づく病的骨折がみられる。進行例では高カルシウム血症による意識障害や悪心もみられる。単純X線写真上では、脊椎骨や肋骨の病的骨折所見に加え、頭蓋・骨盤・四肢骨の打ち抜き像(punched out lesion)が本疾患に特徴的である。骨髄穿刺で腫瘍性形質細胞の増生があり、血中には単クローン性免疫グロブリン(M蛋白)が検出され、その量が多ければ高粘稠度症候群をきたす。高γグロブリン血症のため赤沈は著明に更新し、末梢血塗抹標本では赤血球の連銭形成をみることが多い。

　進行は緩徐だが治癒困難な疾患であり、診断後の生存期間中央値は3～4年、5年生存率が30％程度で、10年を超えて生存する例は多くない。

3. 治療

　多発性骨髄腫は、ほかのリンパ系腫瘍に比べてステロイドに対する反応性が特によく、根治は望めないが、初期の腫瘍縮小効果はかなりある。MP療法(メルファラン、

プレドニゾロン)が長い間本疾患の標準的治療法であったが、今でもそうであるといえる。これに加え、VAD療法[ビンクリスチン、ドキソルビシン(アドリアマイシン)、デキサメタゾン]も標準的治療法としてよく行われる。わが国では、ROAD療法(ラニムスチン、ビンクリスチン、ドキソルビシン、デキサメタゾン)も行われ、大規模臨床試験はないものの、VAD療法に劣らない成績が得られている[MP、VAD、ROAD療法の詳細については文献15)参照]。VADやROAD療法の腫瘍縮小効果はMP療法に比べて速やかだが、生存期間でMP療法を上回るとのデータは得られていない[16]。自己末梢血幹細胞移植を併用したメルファラン大量療法も試みられてきたが、ほぼ全例が再発しその後は治療抵抗性であり、生存期間の延長までには至っていない。大量化学療法後の同種造血幹細胞移植も試験的に行われ、一部では有望な結果も報告されている。しかし、高齢者に多い疾患であること、移植に伴う重篤な合併症を無視できないこと、などにより誰にでもできる治療法ではない。内服薬サリドマイドは、催奇形性のため世界の市場からいったん消えていたが、近年、多発性骨髄腫の治療薬として脚光を浴び[17,18]、わが国でもかなり使われるようになった。本邦未承認薬であるため、個人輸入の形での保険診療外使用となる。使用にあたっては、各施設の倫理委員会の承認を得て使用すべきである。ステロイドはサリドマイドと併用され、さらに有効率を高めたり、サリドマイド抵抗性の克服に有用であることが示されている[18,19]。サリドマイドの誘導体や、プロテアソーム阻害薬など、新しい薬剤の治験も欧米では行われている。なお、孤立性の形質細胞腫に対しては放射線照射が第一選択である。

2 リンパ系腫瘍におけるステロイド使用時の留意点

1 感染症

感染症は、大きく細菌感染症、真菌感染症、ウイルス感染症、原虫感染症などに分けられる。表9に、各種血球が減少または機能の低下をきたした場合に生じやすい感染症の種類を挙げた。ステロイドの投与量が多いほど、また投与期間が長いほど、リンパ球の比率と絶対数が減少し、血清免疫グロブリンも低下する。抗腫瘍薬による骨髄抑制期には好中球減少が問題となる。骨髄抑制期を過ぎれば、ステロイドは一般に好中球数を増加させるので、リンパ球減少に伴う感染症の方に特に注意が必要である。ヘルペスウイルス属(単純ヘルペス、水痘帯状疱疹ウイルス、サイトメガロウイルス、EBウイルスなど)は、いったん感染すると終生体内に潜伏し、免疫不全状態では再活性化する(内因性感染)。帯状疱疹の頻度は高いが、治療法は確立しており生命を脅かすことはまずない。しかし、サイトメガロウイルス間質性肺炎や単純ヘルペスウイルス脳炎は、対応が遅れれば生命を脅かす疾患である。ほかに、カリニ肺炎、

表 9／造血器腫瘍の治療に伴う易感染状態の種類と感染症

	低下する機能	罹患しやすい感染症
好中球減少	貪食能 殺菌能	細菌感染症 　グラム陽性菌 　　黄色ブドウ球菌、MRSA 　　コアグラーゼ陰性ブドウ球菌、肺炎球菌 　グラム陰性菌 　　緑膿菌、大腸菌、クレブシエラなど 真菌感染症 　カンジダ、アスペルギルス
Tリンパ球減少	細胞性免疫不全	ウイルス感染症 　サイトメガロウイルス、水痘帯状疱疹ウイルス 　単純ヘルペス、アデノウイルス 　パルボウイルス 真菌感染症 　ニューモシスチス・カリニ、カンジダ 　クリプトコッカス 細胞内寄生菌感染症 　結核菌、非定型抗酸菌、レジオネラ 　リステリア、サルモネラ 原虫感染症 　トキソプラズマ
Bリンパ球減少	液性免疫不全	ウイルス感染症 莢膜保有細菌感染症 　肺炎球菌、インフルエンザ菌
補体減少	殺菌能	細菌感染症

アスペルギルス肺炎、クリプトコッカス脳炎なども重篤な感染症として注意が必要である。消化管常在菌であるカンジダは、口内炎、食道炎をきたし、さらに真菌血症の原因となることが少なくない。

　リンパ系腫瘍の治療では、感染症発生の徴候を早期にとらえ適切な対応を素早くとることが極めて重要である。そのためには、絶えず**表10**に示したような指標に目を配る必要がある。熱型表と身体所見の変化に目を配り、血算（白血球数と分画）、炎症反応（CRP、赤沈）、尿検査は、化学療法中であれば最低週1回はチェックする（白血病なら複数回/週）。発熱とCRPの上昇があり、咳嗽を伴っていれば胸部X線検査は必須である。咳嗽がなくても、発熱の原因がすぐに突き止められなければ、胸部X線検査は考慮すべきである。異常陰影があれば、動脈血ガス分析や、原因確定のための精査（喀痰培養、血液培養、胸部CT、サイトメガロウイルス抗原血症検査など）の手続きをとる。リンパ球の表面マーカー、T細胞サブセット検査、血清免疫グロブリン値、補体値などは、頻繁に調べる必要はないが、治療前と、経過中変化があった場合にチェックする。

　感染症には抗菌薬を投与するが、通常の患者に生じた感染症と異なることを忘れてはならない。第三・四世代セフェムやカルバペネム系薬が、第一選択となる状況が多い。ほかに、免疫グロブリンが低値であれば免疫グロブリン製剤の使用、カリニ肺炎の疑いがあればST合剤、サイトメガロウイルス抗原血症陽性があればガンシクロビ

表 10／易感染状態と感染症モニタリングに有用な検査

検査項目	留意すべき内容
体温（熱型）	>38℃ ≧37℃
身体所見、自覚症状	口腔所見、咳嗽、下痢、倦怠感など
検尿、沈渣	細菌尿、膿尿
白血球数と分画	好中球絶対数 　　<1,000/μl（要注意） 　　<500/μl（感染リスク高い） 　　<100/μl（感染必発と考える） リンパ球絶対数 　　<1,500/μl（軽度低下） 　　<1,000/μl（低下）
リンパ球表面マーカー	CD 3、CD 4、CD 8、CD 4/CD 8 比 CD 4<500/ml（軽度減少） CD 4<200/ml（高度減少）
炎症反応	CRP 赤沈
血清免疫グロブリン	IgG、IgA、IgM
補体値	CH_{50}、C 3、C 4
胸部 X 線写真	異常陰影の有無

ル、アスペルギルスやその他の真菌感染症が疑われればイトラコナゾールやアンホテリシン B、その他の抗真菌薬、といった具合に、速やかな対応が必要である。実際の感染症では起因菌が不明なことも多いので、可能性が高いものを考えて対応するが、重篤で予断を許さない状況であれば、抗細菌薬、抗真菌薬、抗 MRSA 薬の併用、さらに抗ウイルス薬を加えることもある。

繰り返し感染症を起こしている患者、結核の既往のある患者、白血病患者の治療などでは、治療開始と同時に、ST 合剤、ニューキノロン系薬、抗結核薬、バンコマイシンなどを投与する場合もある。

2 ステロイドにより増悪する疾患（糖尿病、高血圧症）の合併

糖尿病患者ではもともと易感染性を有するうえに、ステロイド使用により糖尿病自体がさらに増悪するので、通常はステロイドの投与は避けたい。しかし、多発性骨髄腫や非 Hodgkin リンパ腫では、ステロイドは欠かせない位置を占めている。CHOP 療法のようにステロイド投与が 5 日間投与後即中止のスケジュールであれば、軽症糖尿病患者では血糖上昇の程度も軽く、一過性のことも多い。しかし、CHOP 療法でもコースを重ねると血糖上昇も高度になってくることがある。多発性骨髄腫の ROAD 療法のように、20 日間でデキサメタゾン 40 mg を間欠的に 12 日間投与するような方法では、放置できない血糖上昇をきたすことがある。このような場合には、インスリンのスライディング・スケール法による血糖コントロールを行いながら、原疾患に対する治療を行う。

高血圧症も一般に増悪する。正常血圧の患者でも、ステロイド投与により血圧上昇をきたすことはよく経験される。降圧薬服用患者には作用機序の異なる降圧薬の併用、未使用患者では新たな降圧薬投与により、多くの場合はコントロール可能である。治療スケジュール終了後は、血圧が低下し過ぎる場合があることに注意する。もともとの高血圧症患者でなければ、治療終了後は経過とともに降圧薬不要になることが多い。

3 高齢の患者

前節の糖尿病や高血圧症などの生活習慣病はもとより、呼吸器疾患（慢性閉塞性肺疾患など）、循環器疾患（虚血性心疾患、不整脈）、肝障害、腎障害、などを合併することが少なくない。高齢であること自体免疫能低下の一因となるので、感染症を生じやすく、いったん生じれば重篤化しやすい。高齢で全身状態（PS）が低下している患者では、ステロイド投与時の感染症には十分注意する必要がある。このような患者では、治療プロトコールの適応から外れることも少なくない。治療薬量の減量、ステロイド併用の中止、完治を目指す治療から病気と共存する治療への方針転換、治療そのものを行わない、などの決定を、患者とその家族と相談しながら選択していくことが要求される。

（和野雅治）

◆文献

1) Bennett JM, Catovsky D, Daniel MT, et al : Proposals for the classification of the acute leukaemias (FAB cooperative group). Brit J Haematol 33 : 451-458, 1976.
2) Bennett JM, Catovsky E, Daniel MT, et al : Proposed revised criteria for the classification of acute myeloid leukemia. Ann Intern Med 103 : 620-629, 1985.
3) Harris HL, Jaffe ES, Stein H, et al : A revised European-American classification of lymphoid neoplasms ; A proposal from the International Lymphomas Study Group. Blood 84 : 1361-1392, 1994.
4) Jaffe ES, Harris NL, Stein H, et al (eds) : Tumors of hematopoietic and lymphoid tissues. IARC Press, Lyon, 2001.
5) 朝長真左男：急性リンパ性白血病．今日の治療指針，2002年版，多賀須幸男，尾形悦郎（監修），pp 423-425，医学書院，東京，2002．
6) Lister TA, Crowther D, Sutcliffe SB, et al : Report of committee convened to discuss the evaluation and staging of patients with Hodgkin's disease ; Cotswolds Meeting. J Clin Oncol 7 : 1630-1636, 1989.
7) The international non-Hodgkin's lymphoma prognostic factors project : A predictive model for aggressive non-Hodgkin's lymphoma. N Engl J Med 329 : 987-994, 1993.
8) Hiddemann W, Longo DL, Coiffier B, et al : Lymphoma classification ; The gap between biology and clinical management is closing. Blood 88 : 4085-4089, 1996.
9) Fisher RI, Gaynor ER, Dahlberg S, et al : Comparison of a standard regimen (CHOP) with three intensive chemotherapy regimens for advanced non-Hodgkin's lymphoma. N Engl J Med 328 : 1002-1006, 1993.
10) McLaughlin P, Grillo-Lopez AJ, Link BK, et al : Rituximab chimeric anti-CD 20 monoclonal antibody therapy for relapsed indolent lymphoma ; half of patients respond to a four-dose

treatment program. J Clin Oncol 16：2825-2833, 1998.
11) Czuczman MS, Grillo-Lopez AJ, White CA, et al：Treatment of patients with low-grade B-cell lymphoma with the combination of chimeric anti-CD 20 monoclonal antibody and CHOP chemotherapy. J Clin Oncol 17：268-276, 1999.
12) Coiffier B, Haioun C, Ketterer N, et al：Rituximab(anti-CD 20 monoclonal antibody)for the treatment of patients with relapsing or refractory aggressive lymphoma；A multicenter phase II study. Blood 92：1927-1932, 1998.
13) Coiffier B, Lepage E, Briere J, et al：CHOP chemotherapy plus rituximab compared with CHOP alone in elderly patients with diffuse large-B cell lymphoma. N Engl J Med 346：235-242, 2002.
14) Mounler N, Briere J, Gisselbrecht C, et al：Rituximab plus CHOP(R-CHOP)overcomes bcl-2-associated resistance to chemotherapy in elderly patients with diffuse large B-cell lymphoma(DLBCL). Blood 101：4279-4284, 2003.
15) 戸川　敦：多発性骨髄腫．今日の治療指針，2002年版，多賀須幸男，尾形悦郎(監修)，pp 432-433, 医学書院，東京，2002.
16) Myeloma Trialist's Collaborative Group：Combination chemotherapy versus melphalan plus prednisone as treatment for multiple myeloma；an overview of 6,633 patients from 27 randomized trials. J Clin Oncol 16：3832-3842, 1998.
17) Barlogie B, Desikan R, Eddelmon P, et al：Extended survival in advanced and refractory multiple myeloma after single agent thalidomide；identification of prognostic factors in a phase 2 study of 169 patients. Blood 98：492-494, 2001.
18) Weber DM, Rankin K, Gavino M, et al：Thalidomide alone or with dexamethasone for previously untreated multiple myeloma. J Clin Oncol 21：16-19, 2003.
19) Barlogie B, Zangari M, Spencer T, et al：Thalidomide in the management of multiple myeloma. Semin Heamatol 38：250-259, 2001.

STEROID 4 腎炎・ネフローゼ症候群とステロイド

●●●はじめに

　腎疾患の中で最も代表的なものは、腎炎・ネフローゼ症候群と呼ばれる原発性糸球体障害である。近年、その診断は腎生検標本に対する病理組織学的手技、すなわち光学顕微鏡による各種染色切片の観察、蛍光抗体法または酵素抗体法による免疫蛋白などの観察、電子顕微鏡での観察により詳細に行われるようになった。その結果、ほとんどの場合、病因あるいは発症に免疫学的機序が関与していることが明らかとなった。したがって、治療についても、ステロイドを主体とする免疫抑制療法が中心となることが一般的である。しかし、各疾患でステロイドの投与方法や免疫抑制薬との組み合わせなどに相違点もみられる。ここでは、ネフローゼ症候群や糸球体腎炎として分類される代表的な糸球体疾患を取りあげ、成人例を中心にステロイドを主体とする免疫抑制療法の実際を述べる。

1 ネフローゼ症候群

　わが国において、ネフローゼ症候群とは3.5 g/日以上の尿蛋白により、6 g/dl 未満の低蛋白血症あるいは3 g/dl 未満の低アルブミン血症をきたし、浮腫や高コレステロール血症を示す病態と定義されている[1]。このような病態を引き起こす原因疾患として一次性および二次性糸球体疾患があり、一次性として微小変化型ネフローゼ症候群、巣状糸球体硬化症、膜性腎症、膜性増殖性糸球体腎炎を挙げることができる。これらはいずれもなんらかの形で免疫機序により発症するので、その治療にはステロイドなどの免疫抑制薬が用いられる。また、二次性にはループス腎炎のような膠原病による腎障害が多く含まれており、免疫抑制療法の対象となるが、これらは別稿で述べられるので、ここでは原発性の4疾患について述べる。なお、ステロイドなどの治療効果について、**表1**で定められた治療効果判定基準[2]が用いられており、その判定時期により6ヵ月を目安とする近接効果と2年を目安とする遠隔効果に分けられる。

1 微小変化型ネフローゼ症候群（MCNS）

1. 概念と病因

　いわゆる古典的な意味でのネフローゼの大多数を占めるのがこの疾患である。病理組織学的に、光学顕微鏡において糸球体に明らかな変化が認められないが、電子顕微

表 1／ネフローゼ症候群の治療効果判定基準

- 完全寛解：蛋白尿消失、血清蛋白の改善、およびほかの諸症状の消失がみられるもの
- 不完全寛解Ⅰ型：血清蛋白の正常化と臨床症状の消失が認められるが、尿蛋白が存続するもの
- 不完全寛解Ⅱ型：臨床症状は好転するが、不完全寛解Ⅰ型に該当しないもの
- 無効：治療にまったく反応しないもの

効果判定は、尿蛋白、血清蛋白、およびほかの諸症状が最も改善した治療開始後の時点で実施するが、治療開始4～8週以内に行われるのが通例である。
不完全寛解Ⅰ型とⅡ型の境界は、ネフローゼ症候群調査研究班の診断基準では明確に示されていないが、1日の尿蛋白が1g以下になった場合を不完全寛解Ⅰ型とするのが一般的である。　　　　（文献2）より引用）

鏡では糸球体上皮細胞足突起の消失が観察される。病因に関して、本症ではほかの糸球体障害にみられるような免疫グロブリンの糸球体への沈着は通常観察されず、液性免疫の関与は否定的とされてきた。これに対して、Hodgkin病などのTリンパ球異常症に併発することや、MCNSの患者により得られたT細胞ハイブリドーマが蛋白尿や足突起融合を惹起する物質を産生するという実験結果から、細胞免疫が発症にかかわることが推測される。すなわち、なんらかの刺激によりT細胞から産生されたサイトカインが糸球体上皮細胞を傷害し、その周囲の陰性荷電の喪失を引き起こす。このため、血液中の陰性荷電蛋白であるアルブミンが糸球体基底膜を容易に通過するようになり、大量の尿蛋白が生じると考えられる。但し、この糸球体上皮障害は通常可逆的である。

2. 臨床症状

典型的なネフローゼ症候群の症状を呈することが多く、通常、急激な浮腫の出現により発症する。上気道症状が引き金となることも少なくない。体重は急速に増加し、尿蛋白量は時に10g/日以上に達する。この結果循環血液量は低下し、血圧は正常ないし低下傾向を示す。ほとんど例外なく高コレステロール血症が認められるので、以前リポイトネフローゼと呼ばれていた病態の大部分は本症と一致すると考えられる。尿蛋白の主体はアルブミンであり、その選択性は高いので、分子量16万のIgGと分子量6万のトランスフェリンのクリアランスの比で表されるselectivity indexは0.1以下を示すことが多い。

3. 治療

病因としてT細胞の関与が考えられるものの、免疫学的機序は明らかでない。しかし、かなり以前から経験的にかつ多くの臨床研究でステロイドの有効性が知られており、治療もステロイドが中心となる。ネフローゼ症候群では腎生検により診断が確定した後に治療を行うのが一般的であるが、本症の可能性が大きい場合には、まずステロイドを投与し、その効果が不十分な場合に腎生検を考えることも少なくない。
治療としてはプレドニゾロン(PSL)40～60 mg/日相当のステロイド投与を原則と

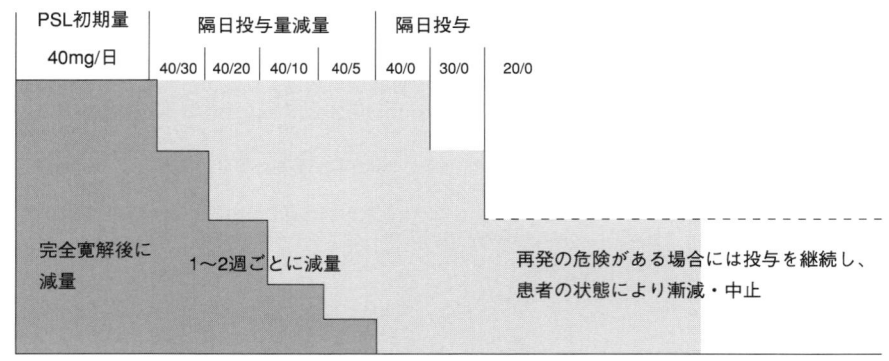

図 1／微小変化型ネフローゼ症候群に対するステロイド療法
初期投与量をプレドニゾロン 40 mg/日とした場合。

し、2〜4週継続する。完全寛解すなわち尿蛋白が消失した後1〜2週ごとに 10 mg/日ずつ漸減し中止する。しかし、1年以内に約半数が再発するので、必要に応じ 10〜20 mg を連日ないし隔日で長期投与することもある(図1)。また、ステロイドに対する反応が十分でない場合や再発を繰り返す頻回再発型の場合には、免疫抑制薬の併用も考慮する。シクロホスファミドやシクロスポリンが再発防止に効果的であるといわれているが[3]、その副作用を考慮して、前者では 2 mg/kg/日以下で 12 週以内にとどめ、後者では 3 mg/kg/日以下で血圧や腎機能に注意して使用すべきである。

4. 予後

原則としてステロイドにより尿蛋白が消失し、不可逆的に腎機能が悪化することはない。しかし、ステロイドを減量すると再発を繰り返すいわゆるステロイド依存例は少なくない。また、10%以下の非寛解例があるといわれるが、その多くは巣状糸球体硬化症の潜行型と思われる。

■ ワンポイント・アドバイス：試験紙による尿検査法を患者にも熟知させ、再発時の早期発見を行うことが大切である。これによって、少量のステロイドでも寛解が可能なことが少なくない。

2 巣状糸球体硬化症（FSGS）

1. 概念と病因

限られた糸球体（巣状）の一部分（分節性）に硬化が発生する疾患で、通常このような硬化は髄質近接部糸球体にみられるが、やがて腎被膜に近い糸球体に進展することが知られている[4]。さまざまな原因による二次性 FSGS もあるが、ネフローゼ症候群を示すのは一次性 FSGS であり、その場合ほとんどがステロイド抵抗性である。このようなものでは MCNS と同様に糸球体上皮細胞障害が発症のきっかけとなると考えられるが、MCNS と異なりこの障害は非可逆的で、ボーマン嚢上皮との癒着など周

囲の組織障害を巻き込んで硬化へと進展していく[5]。免疫組織学的に、硬化部にIgMや補体の沈着が観察されるが、これらによる免疫複合体が病因にかかわるか否かは不明である。しかし、広い意味での免疫学的機序の関与は否定できず、MCNSの場合のようにT細胞異常も考えられるが、なんらかの不可逆的変化を引き起こす液性障害性物質の存在が移植における再発例から推測されている[6]。

2. 臨床症状

　一次性FSGSは全身浮腫などにより急激に発症し、10 g/日以上の大量の尿蛋白や高度の高脂血症を呈するが、MCNSでも同様の症状がみられるので鑑別が難しい。しかし、MCNSと比較して尿沈渣で赤血球や顆粒円柱が観察される頻度が高いこと、尿蛋白選択性が低下することが知られている。

3. 治療

　発症機序に免疫がどのようにかかわっているかは明らかでなく、ステロイドにも抵抗性であるが、治療の主体はステロイドとなる。プレドニゾロン40〜60 mg/日相当量が初期量で、6ヵ月間は投与する必要がある。特に、初期の著しい症状に対してステロイドパルス療法（メチルプレドニゾロン500〜1,000 mg/日を3日間ゆっくり静注、2〜3週の間隔で3回まで実施可能）も考慮すべき治療法である。しかし、このような治療により4〜8週で完全寛解や不完全寛解I型にならない場合は、免疫抑制薬を併用することが考えられる（図2）。この点について、無作為対照試験での有効性が明らかでないため強く推奨するには至らないが、シクロホスファミドの効果を示す報告があり、50〜100 mg/日の経口投与が一般に行われてきた。一方、最近の臨床研究において、シクロスポリン併用療法がステロイド治療の有効性を高め、良好な成績を示すとの報告が少なくない[7]。T細胞活性抑制型の免疫抑制薬であるシクロスポリンには腎血管収縮作用により独自の腎障害や高血圧を生じる危険性があるが、細胞毒性は少なく、血中濃度を測定することで適正に使用することが可能と思われる。通常は3 mg/kg/日が適切な投与量と考えられる。

　ステロイド投与とは直接関係がないが、FSGSでは高脂血症の糸球体硬化に及ぼす影響が問題視されており、著しい高脂血症に対してはLDLアフェレシスの有効性が報告されてきた[8]。特に、シクロスポリンの効果は高脂血症により妨げられるため、シクロスポリン投与時に高脂血症の影響を除くためにもLDLアフェレシスの併用が注目されている。

　現時点での治療指針は、厚生労働省進行性腎障害に関する調査研究班（腎障害研究班）により表2のようにまとめられており、図2に概略を示した。

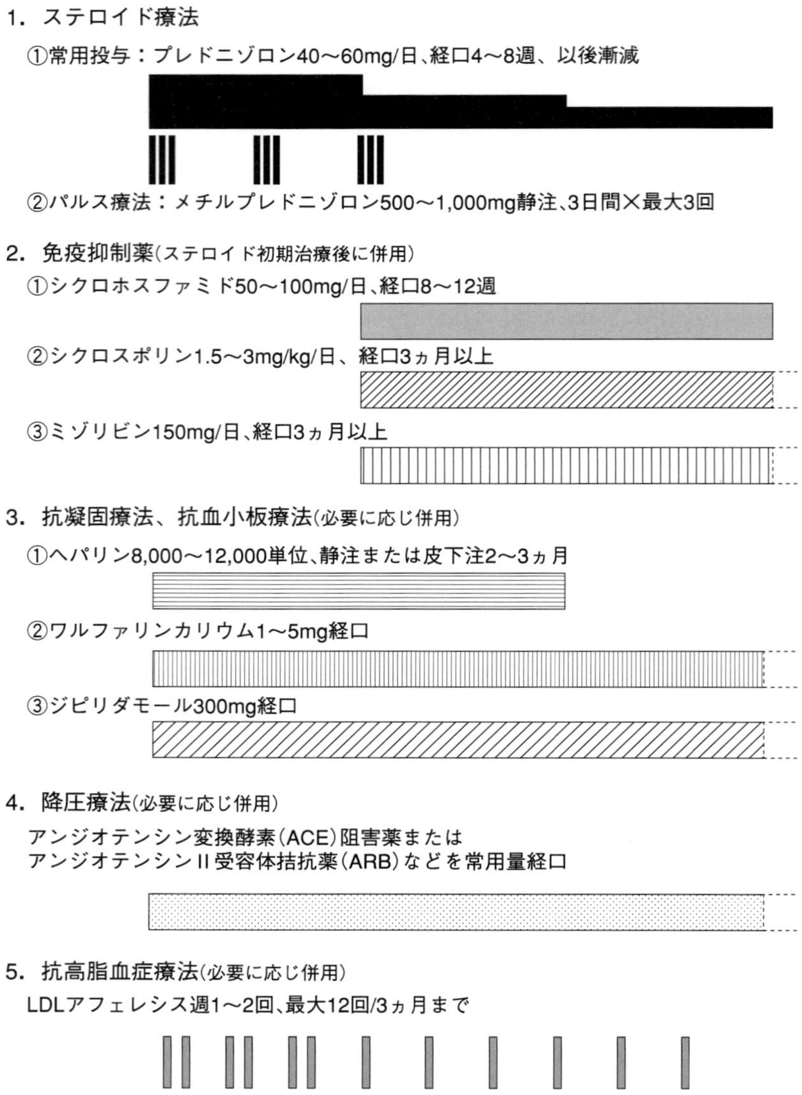

1. ステロイド療法
    ①常用投与：プレドニゾロン40～60mg/日、経口4～8週、以後漸減

    ②パルス療法：メチルプレドニゾロン500～1,000mg静注、3日間×最大3回

2. 免疫抑制薬(ステロイド初期治療後に併用)
    ①シクロホスファミド50～100mg/日、経口8～12週

    ②シクロスポリン1.5～3mg/kg/日、経口3ヵ月以上

    ③ミゾリビン150mg/日、経口3ヵ月以上

3. 抗凝固療法、抗血小板療法(必要に応じ併用)
    ①ヘパリン8,000～12,000単位、静注または皮下注2～3ヵ月

    ②ワルファリンカリウム1～5mg経口

    ③ジピリダモール300mg経口

4. 降圧療法(必要に応じ併用)
    アンジオテンシン変換酵素(ACE)阻害薬または
    アンジオテンシンⅡ受容体拮抗薬(ARB)などを常用量経口

5. 抗高脂血症療法(必要に応じ併用)
    LDLアフェレシス週1～2回、最大12回/3ヵ月まで

図 2／巣状糸球体硬化症に対する治療

表 2／巣状糸球体硬化症の治療指針

1. ステロイドの投与法は、プレドニゾロン 40 mg/日を 4～8 週投与し、その後 4～8 週ごとに 10 mg/日ずつ漸減する。著しい症状にはパルス療法も考慮する。
2. ステロイド抵抗例(プレドニゾロン 40 mg/日を 4～8 週投与しても完全寛解や不完全寛解Ⅰ型に至らない例)には、免疫抑制薬(シクロホスファミド 50～100 mg/日を 8～12 週、シクロスポリン 1.5～3.0 mg/kg/日を 3～6ヵ月、ミゾリビン 150 mg/日を 3～6ヵ月など)を追加する。
3. 必要に応じ、蛋白尿減少効果と血栓症予防を期待して抗凝固薬や抗血小板薬を併用する。
4. 高血圧を呈する症例ではアンジオテンシン変換酵素阻害薬やアンジオテンシンⅡ受容体拮抗薬の使用を考慮する。
5. 著しい高脂血症に対してはLDLアフェレシス(3ヵ月間に12回以内)も考慮する。

(文献9)より引用)

A：巣状糸球体硬化症   B：膜性腎症

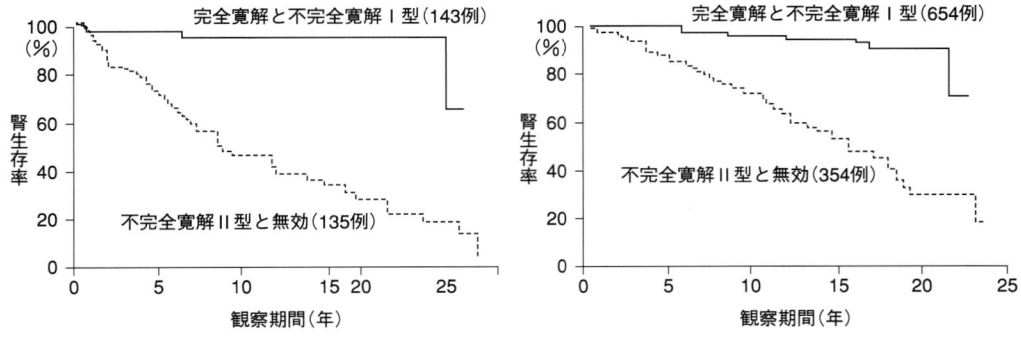

図 3／ネフローゼ症候群の治療効果と予後

巣状糸球体硬化症、膜性腎症のいずれでも完全寛解や不完全寛解Ⅰ型への改善例の予後は不完全寛解Ⅱ型や治療無効例の予後より有意に良好である(p＜0.0001)。
(堺　秀人，黒川　清，斉藤喬雄，ほか：難治性ネフローゼ症候群(成人例)の診療指針；平成13年度までの調査研究より．日腎誌 44：751-761，2002 より引用)

4. 予後

　腎障害研究班による全国調査の結果[9]、腎生存率(末期腎不全に至らない患者の割合)は、5年で85.3%、10年で70.9%、15年で60.9%、20年で43.5%と不良であるが、ステロイドを主体とした治療効果と予後の関係は重要である。治療により、完全寛解や不完全寛解Ⅰ型となったネフローゼ症候群例の長期予後は、不完全寛解Ⅱ型や治療無効例より有意に良好である(図3)。

■ワンポイント・アドバイス：副作用の問題はあるが、ステロイドを主体とする思い切った免疫抑制療法が奏功することが少なくない。諦めずに治療することが肝要である。

3 膜性腎症

1. 概念と病因

　糸球体基底膜の上皮側にびまん性に免疫複合体が沈着し、基底膜が肥厚する疾患である。炎症を示す細胞増殖所見に乏しいが、皆無ではないので膜性糸球体腎炎とも呼ばれる。しかし、次に述べる膜性増殖性糸球体腎炎との混同に注意しなければならない。病因により分類した場合、その多くはいわゆる特発性であり、免疫複合体を形成する抗原は不明なため一次性とされる。しかし、二次性として悪性腫瘍、自己免疫疾患、B型およびC型肝炎や寄生虫病などに伴うものがあることから、腫瘍、ウイルス、細菌、微生物、自己組織の一部が抗原となり得ると考えられる。さらに、関節リウマチの治療に使われる金製剤やD-ペニシラミンのほか、薬剤や重金属が引き金となる場合が少なくない。このように二次性を含めて本症の発症に免疫機序のかかわりが大きい。

2. 臨床症状

膜性腎症の多くはネフローゼ症候群を呈するが、発症は通常緩徐で不顕性なこともあるので、時には検診などにより無症候性蛋白尿として発見される。血尿は10〜20%の例で軽度に認められる。高血圧が10〜35%に併発し、進行因子として注意を要する。さらに、動静脈血栓の併発率が高いことが知られている。発症の約8割は40歳以上であり、高齢者におけるネフローゼ症候群原因疾患の1位を占めている。

3. 治療

免疫複合体の沈着が病因と考える本症において、ステロイドは治療の中心となる。しかし、症状や年齢、合併症の有無を考慮して方針を定める必要があり、尿蛋白が2g/日以下で腎機能の変化もなく安定した状態であれば、定期的な経過観察だけでよいこともある。一方、ネフローゼ症候群やそれに近い高度の蛋白尿を呈する場合には、ステロイドによる治療が主体となる。一般的にはほかのネフローゼ症候群の場合と同様に、プレドニゾロン 40〜60 mg/日相当が初期投与量となるが、高齢者ではよ

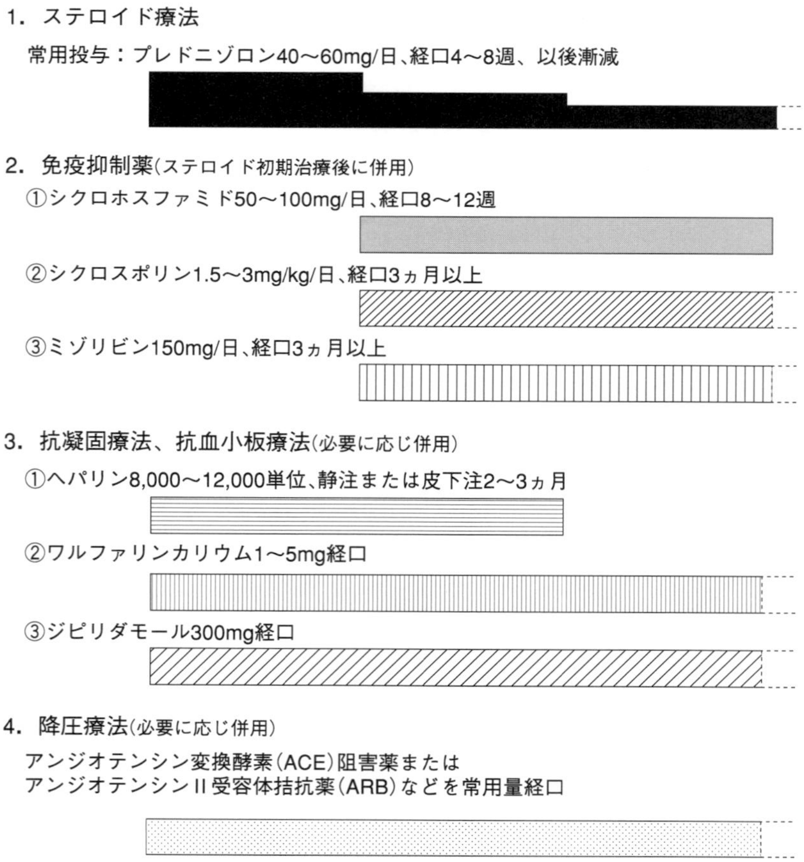

1. ステロイド療法
   常用投与：プレドニゾロン40〜60mg/日、経口4〜8週、以後漸減

2. 免疫抑制薬(ステロイド初期治療後に併用)
   ①シクロホスファミド50〜100mg/日、経口8〜12週
   ②シクロスポリン1.5〜3mg/kg/日、経口3ヵ月以上
   ③ミゾリビン150mg/日、経口3ヵ月以上

3. 抗凝固療法、抗血小板療法(必要に応じ併用)
   ①ヘパリン8,000〜12,000単位、静注または皮下注2〜3ヵ月
   ②ワルファリンカリウム1〜5mg経口
   ③ジピリダモール300mg経口

4. 降圧療法(必要に応じ併用)
   アンジオテンシン変換酵素(ACE)阻害薬または
   アンジオテンシンⅡ受容体拮抗薬(ARB)などを常用量経口

図 4／膜性腎症に対する治療

り少ない量からの使用もやむを得ない。1ヵ月以上の使用でも尿蛋白が減少しない場合には免疫抑制薬の併用が必要である（図4）。これまでシクロホスファミド50〜100 mg/日の併用が行われてきたが、生殖機能の抑制、白血球減少、肝障害、悪性腫瘍誘発の危険性があり、投与期間は通常2〜3ヵ月に限定される。また、最近の腎障害研究班の調査研究では、ステロイド単独投与に比較して有意な効果は示されていない[9)10)]。これに対して、FSGSの場合と同様に、シクロスポリン3 mg/kg/日の併用が有効との結果が無作為対照試験などでも示されている[11)]。但し、尿細管障害や動脈硬化、高血圧が発現する恐れがあり、主として高齢者が対象である本症では慎重に投与しなければならない。わが国で開発されたプリン代謝拮抗薬であるミゾリビンは、欧米で有効性が報告されているミコフェノール酸モフェチルと類似した作用を有し、本症に対する効果も期待できる[12)]。保険適用上は150 mg/日の投与が認められている。さらに、血栓形成の危険性に対して、ワルファリンカリウムやジピリダモールなどの抗凝固薬、抗血小板薬の併用も考えられる。以上の点に関して腎障害研究班での治療指針は表3のとおりであり、図4にその概略を示す。

4．予後

欧米では本症がステロイド単独投与では効果がなく、半数以上が腎不全に至る難治性で予後不良な疾患と考えられてきた。一方、わが国では比較的良好な予後を示すとの報告が多い。最近まとめられた腎障害研究班の調査研究でも[9)]、腎生存率は10年で89％、15年で80％であったが、20年腎生存率は59％に低下しており、長期予後は楽観視できない。ただ、欧米でいわれてきたこととは異なり、ステロイド単独による治療も有効との結果が示されている[10)]。FSGSで述べたのと同様に、治療により蛋白が1 g/日以下に減少する症例（図3）やネフローゼ症候群を呈さない症例の予後はおおむね良好である。

■ **ワンポイント・アドバイス**：議論が多い点だが、われわれはステロイド療法は有効であり、高齢者でも必要性は高いと考えている。ただ、二次性である可能性を念頭に、悪性腫瘍などの原因疾患の検討を忘れずに行うべきである。

表 3／膜性腎症の治療指針

1．ステロイドの投与法は、プレドニゾロン40 mg/日を4〜8週投与し、4〜8週ごとに10 mg/日ずつ漸減する。
2．ステロイド抵抗例（プレドニゾロン40 mg/日を4〜8週投与しても完全寛解や不完全寛解I型に至らない例）には、免疫抑制薬（シクロホスファミド50〜100 mg/日を8〜12週、シクロスポリン1.5〜3.0 mg/kg/日を3〜6ヵ月、ミゾリビン150 mg/日を3〜6ヵ月など）を追加する。
3．必要に応じ、蛋白尿減少効果と血栓症予防を期待して抗凝固薬や抗血小板薬を併用する。
4．高血圧を呈する症例ではアンジオテンシン変換酵素阻害薬やアンジオテンシンII受容体拮抗薬の使用を考慮する。

（文献9）より引用）

4 膜性増殖性糸球体腎炎（MPGN）

1. 概念と病因

　MPGNはメサンギウム細胞の増殖と基質の増加が糸球体毛細管壁に及び、光顕上、基底膜が肥厚してみえる疾患である。主に電子顕微鏡所見によりⅠ型からⅢ型に分類されるが、わが国における症例のほとんどがⅠ型である。Ⅰ型では、免疫組織学的に糸球体基底膜内皮側に免疫グロブリンや補体が沈着し、低補体血症が高率にみられるとともに、血中にnephritic factorと呼ばれる補体活性化因子としての自己抗体の存在が知られている。このため、その発症には補体活性を促す免疫機序が関与していると考えられる。また、成人発症例ではC型肝炎ウイルスが病因と考えられるものが少なくない[13]。これらではクリオグロブリン血症を伴うことがあり、クリオグロブリン血症性腎炎としての側面も重要である。

2. 臨床症状

　慢性糸球体腎炎の一型ではあるが、その2/3はネフローゼ症候群を呈し、ネフローゼ症候群の10％を占めるといわれる。小児から若年者に多く、30歳以前の症例が大半であったが、最近このような発症例は減少傾向にある。一方、高齢者でもその年齢層のネフローゼ症候群の7～10％が本症である。

3. 治療

　本症もネフローゼ症候群を呈する場合には治療が難しい。プレドニゾロン40～60mg/日相当のステロイド投与を主体として、FSGSと同様にメチルプレドニゾロンによるパルス療法、免疫抑制薬、抗凝固療法、抗血小板療法などを組み合わせた治療を行う必要がある（図2）。C型肝炎ウイルスによる場合もステロイドによる治療が主体となるが、ウイルス量の増加に注意が必要である。一方、インターフェロンにより良好な成績を得たとの報告もあるが[13]、ステロイド療法といずれを優先させるか、明確な方針は示されていないので、症例ごとの検討が必要であろう。

4. 予後

　小児では臨床的にかなり良好な成績を示すとの報告が多いが、その場合でも組織所見の改善は十分でなく、特に成人後への移行例については成人発症例との差がないと考えられる。また、成人例では約半数が腎不全になるといわれている[14]。

■ **ワンポイント・アドバイス**：小児や若年者における発生は少なくなってきたが、時折高齢者にみかけることがある。その場合はC型肝炎ウイルス性などを念頭におくべきであろう。

2 原発性糸球体腎炎

　原発性糸球体腎炎はなんらかの免疫機序によることが知られており、ネフローゼ症候群の分類としても取りあげた膜性腎症やMPGNではステロイドを主体とした治療が一般的である。これに対して、慢性糸球体腎炎の分類上、わが国で最も頻度が高いIgA腎症では、ステロイド療法の是非について議論が多いところである。しかし、最近ステロイド療法の必要性を示す研究が少なくないので、急速進行性糸球体腎炎とともに取りあげることとする。

1 IgA腎症

1. 概念と病因

　わが国の慢性糸球体腎炎のうち、成人では30%、小児では20%を本症が占めるといわれるが、実際にはもっと頻度が高いとの印象を受ける。腎障害研究班の診療指針では、糸球体メサンギウム細胞の増殖・メサンギウム基質の拡大（増生）とメサンギウム領域へのIgAを主体とする顆粒状沈着物を認める疾患と定義している[15]。このようなIgAと免疫複合体を形成する抗原として、各種ウイルス、パラインフルエンザ菌などの細菌、食物抗原などが報告されてきたが、病因としてのかかわりについて十分解明されたとはいえない。

2. 臨床症状、予後

　顕微鏡的には肉眼的血尿が観察されるほか、蛋白尿や高血圧が進行因子として知られている。発見当初予後良好な疾患と考えられていたが、その後の研究により診断後20年目には40%が末期腎不全に至るとされた[15]。このような観点から、前述の診療指針では、腎生検による病理診断に基づき臨床所見を参考として予後判定基準を設け、予後良好群、予後比較的良好群、予後比較的不良群、予後不良群の4群に分類し、治療方針も各群ごとに定めている。

3. 治療

　本症は、免疫学的異常が関与していると考えられたにもかかわらず、その機序が不明確であり、予後良好な疾患とされたため、ステロイド療法については必ずしも積極的な見解が示されなかった。しかし、最近になってステロイドの有効性を示す論文が報告されるようになり[16]、腎障害研究班の診療指針の改訂にあたっても、予後比較的良好群から不良群におけるステロイド療法が示された[15]。特に予後比較的不良群では、急性炎症の組織所見が強く、クレアチニン・クリアランスが70 ml/分以上と腎機能低下がほとんど認められないような例で、尿蛋白が0.5 g/日以上の場合を適応と

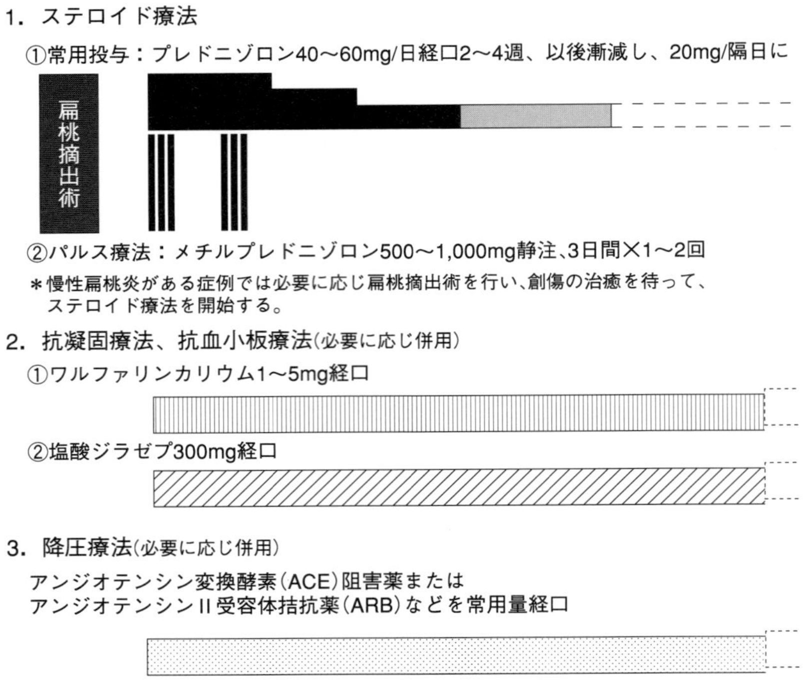

1. ステロイド療法
　①常用投与：プレドニゾロン40〜60mg/日経口2〜4週、以後漸減し、20mg/隔日に

　扁桃摘出術

　②パルス療法：メチルプレドニゾロン500〜1,000mg静注、3日間×1〜2回
　＊慢性扁桃炎がある症例では必要に応じ扁桃摘出術を行い、創傷の治癒を待って、ステロイド療法を開始する。

2. 抗凝固療法、抗血小板療法（必要に応じ併用）
　①ワルファリンカリウム1〜5mg経口
　②塩酸ジラゼプ300mg経口

3. 降圧療法（必要に応じ併用）
　アンジオテンシン変換酵素（ACE）阻害薬または
　アンジオテンシンⅡ受容体拮抗薬（ARB）などを常用量経口

図 5／IgA 腎症に対する治療

している。また、わが国では、扁桃炎を主体とする上気道炎が本症の誘因と考えられる例が多いため、ステロイドパルス療法と扁桃摘出を組み合わせる強力な治療が有効との研究[17]があるが、この点についての対照試験の結果は示されていない。

　ステロイドの投与法については、各施設で大きな違いはないようであるが統一的な基準はない。われわれが行っている治療を図5に示す。プレドニゾロン40 mg相当/日のステロイドを2〜4週経口投与した後に漸減し、2年間20 mgを隔日投与して中止する。なお、抗血小板薬や抗凝固薬は適宜併用している。病理組織所見上活性が強く扁桃炎の所見が明らかな場合には、まず扁桃摘出を行い、手術創の回復を待ってステロイドを開始する。特に、尿蛋白が高度な症例では当初メチルプレドニゾロン500 mg/日を3日間点滴静注するパルス療法を施行し、その後上記の経口投与を行っているが、問題となる副作用はなく、蛋白尿や血尿が速やかに改善する症例も少なくない。ただ、高血圧をはじめとする循環器系の異常、感染症、ステロイド糖尿病などの発症には十分な注意が必要である。

■**ワンポイント・アドバイス**：ステロイド療法がIgA腎症に対して有効か否か、以前から議論の的となってきたが、最近のわが国における多くの治療成績は、扁桃摘出を含めたステロイド療法の効果を示している。

2　急速進行性糸球体腎炎（RPGN）

1．概念と病因

　日本腎臓学会の提唱によれば、RPGNは数週から数ヵ月で急速に腎不全に至り、血尿、蛋白尿、赤血球円柱、顆粒円柱などの腎炎性尿所見を示す疾患である[18]。また、病理組織学的には多数の糸球体に細胞性から線維細胞性の半月体形成を認める壊死性半月体性糸球体腎炎を典型像とする。腎障害研究班と日本腎臓学会による合同委員会の調査[18]では、このうち一次性と考えられるものは56.3％であるが、その70％が糸球体に免疫グロブリン沈着を示さないpauci-immune型である。抗好中球細胞質抗体（ANCA）の発見以来、この分類の大部分でp-ANCA陽性を示すことが明らかとなり、ANCA関連腎炎と呼ばれるようになった。一方、同様の病態は全身的な顕微鏡的多発動脈炎（MPA）でも認められるため、このような腎炎はMPAの腎限局型とも考えられる。

　ANCA関連腎炎の病因は十分に解明されているとはいえず、ANCAがどのような役割を有しているかは不明である。しかし、ANCAの出現をみるような好中球や単球・マクロファージの浸潤を伴った激しい血管炎が糸球体血管壁を破壊し、マクロファージや凝固因子などをボーマン腔に放出する結果、ボーマン嚢上皮細胞増殖による半月体形成が惹起されると思われる。

2．臨床症状、予後

　概念でも示したように、RPGNは多彩な尿所見を示し、急速に腎不全となる疾患であるが、ANCA関連腎炎としての観点からは、高齢者に発生するとともに、間質性肺炎、多発性単神経炎、消化器疾患が合併する可能性があるため、それらの症状を見逃すわけにはいかない。このような点から本症の予後は不良であり、前述の合同委員会による報告では、6ヵ月腎生存率は69.9％、生存率は74.2％であった。生存率の低下については、感染症や肺疾患の合併が大きく関与している[18]。

3．治療

　ANCA関連腎炎において、その有用性を示した無作為対照試験はないが、ステロイドが使用される。欧米では通常プレドニゾロン1 mg/kg/日の投与が一般的であるが[19]、わが国の場合、後ろ向き調査ではあるものの、合同委員会報告ではプレドニゾロン0.8 mg/kg/日以下が予後良好との結果であった[18]。この量は、おおむねプレドニゾロン40〜60 mg/日に匹敵する。

　また、従来から通常の経口投与に併用されるメチルプレドニゾロンによるパルス療法に関しては、経口投与の場合より予後が悪いとされた。パルス療法施行群に重症例が含まれている可能性があり、年齢、性別、肺合併症の有無、腎機能などが等しいペ

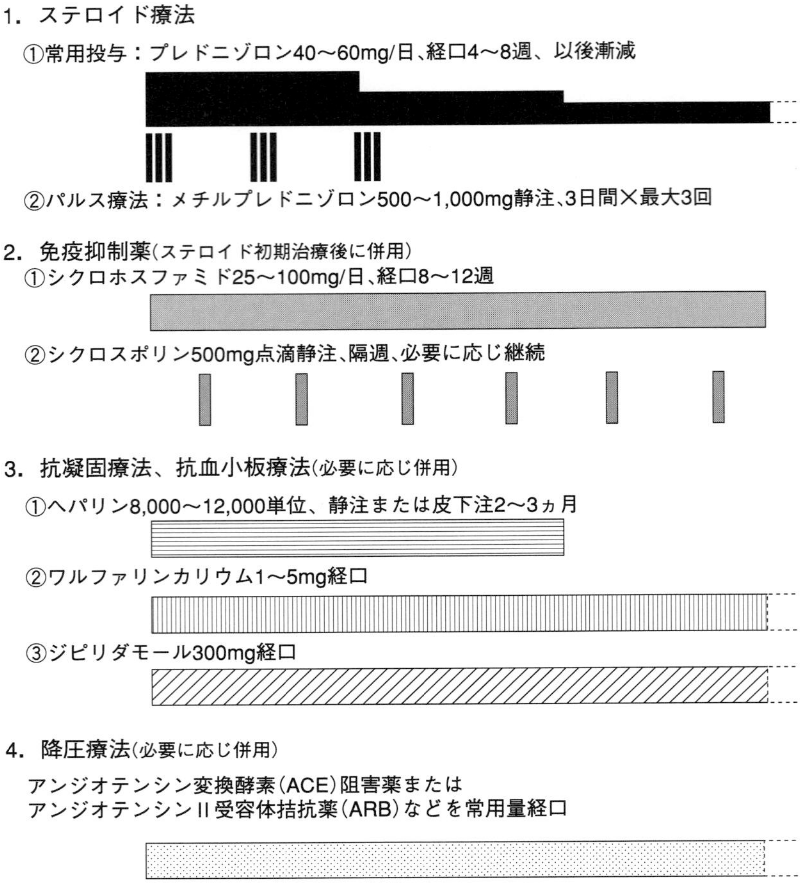

1. ステロイド療法
   ①常用投与：プレドニゾロン40〜60mg/日、経口4〜8週、以後漸減

   ②パルス療法：メチルプレドニゾロン500〜1,000mg静注、3日間×最大3回

2. 免疫抑制薬(ステロイド初期治療後に併用)
   ①シクロホスファミド25〜100mg/日、経口8〜12週

   ②シクロスポリン500mg点滴静注、隔週、必要に応じ継続

3. 抗凝固療法、抗血小板療法(必要に応じ併用)
   ①ヘパリン8,000〜12,000単位、静注または皮下注2〜3ヵ月

   ②ワルファリンカリウム1〜5mg経口

   ③ジピリダモール300mg経口

4. 降圧療法(必要に応じ併用)
   アンジオテンシン変換酵素(ACE)阻害薬または
   アンジオテンシンⅡ受容体拮抗薬(ARB)などを常用量経口

図 6／急速進行性糸球体腎炎に対する治療

アリングによる比較検討もなされているが、パルス療法の有効性を示すには至っていない。しかし、わが国では、ステロイドの経口投与量を減量する目的などで、ステロイドパルス療法が用いられているのも事実である。また、免疫抑制薬としてシクロホスファミド 25〜100 mg/日の併用がしばしば行われるが、上記のペアリング比較において、腎生存率や生存率に関して有意な効果が示された[18]。一方、海外における無作為対照試験では、経口よりむしろ静注によるいわゆるシクロホスファミドパルス療法が、再発防止や副作用の減少などの点で優れているとされた[20]。以上の点から、ステロイドの高用量投与は、高齢者が多い本疾患では感染症などの合併症を引き起こす危険性があるので、多くともプレドニゾロン 40〜60 mg/日を初期量とし、シクロホスファミド 25〜100 mg/日を必要に応じて併用することが勧められる。しかし、シクロホスファミドにはさまざまな副作用があるので、隔週 500 mg 程度の静注によるパルス療法も考えられる。ただ、本症のように急速に腎機能が悪化する場合、間隔の長い治療法が有効かどうか疑問もある。これらの治療をまとめると図6のようになる。なお、合同委員会の治療指針では[18]、年齢、重症度、合併症の有無などをスコア化し

て、その程度により治療を選択する試みが示されている。

■**ワンポイント・アドバイス**：本症では、高齢者に対して大量のステロイドや免疫抑制薬による副作用の危険性が常につきまとう。感染症に関する検査や抗生物質、抗真菌薬の投与を考慮しながら治療を行う必要がある。

●●●おわりに

　ステロイドを主体とする免疫抑制療法は、腎炎やネフローゼ症候群の治療として一般的に行われている。しかし、その多くは経験に基づくものであり、無作為対照試験などによって十分なエビデンスが得られたものではない。その中のいくつかについて、腎障害研究班や日本腎臓学会でわが国の実態が示されてきた。今後、エビデンスを確立できる臨床試験の実施により、効果的な免疫抑制療法が実用化されることを期待したい。

（斉藤喬雄）

◆文献

1) 上田　泰：総括研究報告．厚生省特定疾患ネフローゼ症候群調査研究班昭和48年度研究業績，pp 7-9, 1974.
2) 東條静夫：治療・予後分科会まとめ．厚生省特定疾患ネフローゼ症候群調査研究班昭和49年度研究業績，pp 88-89, 1975.
3) Ponticelli C, Edefonti A, Ghio L, et al：Cyclosporin versus cyclophosphamide for patients with steroid-dependent and frequently relapsing idiopathic nephrotic syndrome；a multicentre randomized controlled trial. Nephrol Dial Transplant 8：1326-1332, 1993.
4) Rich AR：A hitherto undescribed vulnerability of the juxtamedullary glomeruli in lipoid nephrosis. Bull Johns Hopkins Hosp 100：173-186, 1957.
5) Rennke HG, Klein PS：Pathogenesis and significance of nonprimary focal and segmental glomerulosclerosis. Am J Kidney Dis 13：443-456, 1989.
6) Savin VJ, Sharma R, Sharma M, et al：Circulating factor associated with increased glomerular permeability to albumin in recurrent focal segmental glomerulosclerosis. N Engl J Med 334：878-883, 1996.
7) Cattran DC, Appel GB, Hebert LA, et al：A randomized trial of cyclosporine in patients with steroid-resistant focal segmental glomerulosclerosis. Kidney Int 56：2220-2226, 1999.
8) Muso E, Mune M, Fujii Y, et al：Significantly rapid relief from steroid-resistant nephrotic syndrome by LDL apheresis compared with steroid monotherapy. Nephron 89：408-415, 2001.
9) 堺　秀人，黒川　清，斉藤喬雄，ほか：難治性ネフローゼ症候群（成人例）の診療指針；平成13年度までの調査研究より．日腎誌44：751-761, 2002.
10) Shiiki H, Saito T, Nishitani Y, et al：Prognosis and risk factors for idiopathic membranous nephropathy with nephrotic syndrome in Japan. Kidney Int 65：1400-1407, 2004.
11) Cattran DC, Appel GB, Hebert LA, et al：Cyclosporine in patients with steroid-resistant membranous nephropathy；a randomized trial. Kidney Int 59：1484-1490, 2001.
12) Shibasaki T, Koyama A, Hishida A, et al：A randomized open-label comparative study of conventional therapy versus mizoribine onlay therapy in patients with steroid-resistant nephrotic syndrome(Postmarketing survey). Clin Exp Nephrol 8：117-126, 2004.
13) Johnson RJ, Gretch DR, Yamabe H, et al：Membranoproliferative glomerulonephritis-associated hepatitis C virus infection. N Engl J Med 328：465-470, 1993.

14) D'Amico G, Ferrario F : Mesangiocapillary glomerulonephritis. J Am Soc Nephrol 2(Suppl 10) : S 159-S 166, 1992.
15) 富野康日己 : IgA 腎症診療指針；第 2 版，日腎誌 44 : 487-493, 2002.
16) Pozzi C, Bolasco PG, Fogazzi GB, et al : Corticosteroids in IgA nephropathy ; a randomised controlled trial. Lancet 353 : 883-887, 1999.
17) Hotta O, Miyazaki M, Furuta T, et al : Tonsillectomy and steroid pulse therapy significantly impact on clinical remission in patients with IgA nephropathy. Am J Kidney Dis 38 : 736-743, 2001.
18) 堺　秀人，黒川　清，小山哲夫，ほか : 急速進行性腎炎の診療指針．日腎誌 44 : 55-82, 2002.
19) Gayraud M, Guillevin L, le Toumelin P, et al : Long-term followup of polyarteritis nodosa, microscopic polyangiitis, and Churg-Strauss syndrome ; analysis of four prospective trials including 278 patients. Arthritis Rheum 44 : 666-675, 2001.
20) Adu D, Pall A, Luqmani RA, et al : Controlled trial of pulse versus continuous prednisolone and cyclophosphamide in the treatment of systemic vasculitis. Q J Med 90 : 401-409, 1997.

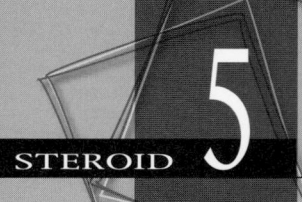

5 気管支喘息・COPDとステロイド

●●●はじめに

　気管支喘息は気道閉塞に伴う気流制限と気道の過敏性を特徴とするが、組織学的な検討から、その背景には慢性の気道炎症が存在することが明らかにされた。そのため気道炎症を抑制する目的で強力な抗炎症作用を有するステロイドを使用することは喘息治療において合目的である。しかしながら全身への長期投与はさまざまな全身的副作用をきたすことが問題であるため、発作時や重症例に用いられてきた。近年、全身的副作用が少なく、肺局所に作用する吸入ステロイドが出現し、喘息の日常治療に大きな変化をもたらした。吸入ステロイドが臨床的に有用であることは、豊富なエビデンスに基づいて確立され、海外およびわが国の喘息治療のガイドラインでも、気管支喘息の長期管理の最も重要な薬物となっている。

　本稿では気管支喘息治療ガイドラインに基づき、長期管理に使用される吸入ステロイドを中心に概説する。また、急性増悪時における全身的なステロイドの使用方法について述べる。さらに慢性閉塞性肺疾患(Chronic obstructive pulmonary disease；COPD)におけるステロイドの使用についてまとめてみる[1]。

1 気管支喘息におけるステロイドの使用

1 吸入ステロイドの種類と特徴

　現在、本邦で発売されている吸入ステロイドを表1に示す。

1. プロピオン酸ベクロメタゾン(BDP)

　わが国では1978年にプロピオン酸ベクロメタゾン(becronethasone dipropionate；BDP)が加圧式定量噴霧吸入器(pressured meterd dose inhaler；pMDI)として発売され、以後20年余にわたり、使用され、基準薬として認識されている。簡便に使用でき、携帯性に優れ安価であるなどの利点があるものの薬物の肺への到達率が10%前後と低く、口腔内への薬物付着による咽頭異和感、嗄声や、口腔内カンジダ症などの副作用の問題があった。このため、吸入補助具(スペーサー)の使用が推奨されており、スペーサーの使用およびうがいにより、これらの問題は軽減することができる。大きな問題点としては噴霧剤としてフロン(クロロフルオロカーボン；CFC)が使用され

表1／現在本邦で発売されている吸入ステロイド

製品名	フルタイド® 50・100・200 ロタディスク フルタイド® 50・100・200 ディスカス フルタイド® 50・100 エアー	パルミコート® 100 タービュヘラー パルミコート® 200 タービュヘラー	アルデシン® 100 アルデシン® 100 アルデシン® 100 D	ベコタイド® 50 ベコタイド® 100	キュバール® 50 エアゾール キュバール® 100 エアゾール
主成分	プロピオン酸フルチカゾン	ブデソニド	プロピオン酸ベクロメタゾン	プロピオン酸ベクロメタゾン	プロピオン酸ベクロメタゾン
主成分含有量	50・100・200 μg（ブリスター） 50・100 μg（puff）	100・200 μg（1回吸入）	50・100 μg（puff）	50・100 μg（puff）	50・100 μg（puff）
剤型	ドライパウダーインヘラー 定量噴霧式エアゾール剤	ドライパウダーインヘラー	定量噴霧式エアゾール剤	定量噴霧式エアゾール剤	定量噴霧式エアゾール剤
抗炎症作用フルオシノロンアセトニド100換算	1,200	980	600	600	600
効能・効果	気管支喘息	気管支喘息	下記の気管支喘息 ・全身性ステロイド依存の患者におけるステロイドの減量または離脱 ・ステロイド以外では治療効果が十分に得られない患者		気管支喘息
用法・用量	成人：通常1回100μg×2回/日・適宜増減、最大800μg/日 小児：通常1回50μg×2回/日・適宜増減、最大200μg/日	通常、成人には、ブデソニドとして1回100～400μgを1日2回吸入投与する。なお、症状に応じて増減するが、1日の最高量は1,600μgまでとする。（小児適応なし）	成人：通常1回100μg×4回/日・適宜増減、最大800μg/日 小児：上記成人量の半量（100μg製剤）はい小児用法・用量なし）		成人：通常1回100μgを1日2回口腔内に噴霧吸入する。なお、症状により適宜増減するが、1日の最大投与量は800μgを限度とする。（小児適応なし）

（各製薬会社医療用医薬品添付文書より引用）

ており、オゾン層の破壊の原因となることである。2005年にはフロン使用ができなくなると考えられ、後述の代替フロン製剤や、他薬への変更が今後必要になると考えられる[2]。

噴霧基剤として代替フロンであるヒドロフルオロアルカン-134a(HFA)を使用したHFA-BDPが最近発売された。噴霧基剤を変更することにより、CFC-BDPでは平均粒子径が3.5mmであるのに対しHFA-BDPは0.9mmと小さくなり、スペーサーを用いなくても肺沈着率が53％と高値を示している(CFC-BDPでは沈着率はスペーサーなしで4％、スペーサーを用いても約20％)。これはHFA-BDPの粒子径が小さいことから末梢気道へ到達することによって効果が高くなると考えられており、同じ薬物でありながら従来のCFC-BDPの2倍の効果があるとされている。

2. プロピオン酸フルチカゾン(FP)とブデソニド(BUD)

噴霧剤を使用しない吸入薬としてドライパウダー製剤(dry powder inhaler；DPI)が開発され、わが国ではCFC-BDPに次いで1998年にプロピオン酸フルチカゾン(fluticasone propionate；FP)のディスクヘラーが認可された。その後、剤型を追加し、ディスカスおよび最近では加圧式定量噴霧吸入器のFPも発売されている。

FPは肺内到達率が15％と高率で効力はCFC-BDPの2倍とされる。FPは消化管から吸収された薬剤が肝臓を初めて通過したときに代謝され不活化される(初回通過効果)率がほぼ100％で消化管からの吸収を考えなくてもよく、副作用の点で有利と考えられる。

FPに次いで発売されたブデソニド(budesonide；BUD)はやはりDPIで、タービュヘラーと呼ばれる独自の吸入デバイスにより使用する。そのため、BUDは肺内到達率が30％と高率である。CFC-BDPの約2倍の効力との報告もあるが十分な比較はなされていない。わが国のガイドラインではCFC-BDPと同等として扱っている。BUDは後述の妊婦や小児における安全性について質の高いエビデンスがあり、妊娠可能な若年女性や小児には使いやすいと考えられる(本邦では小児適応なし)。

そのほか、海外では吸入ステロイドと長時間作動性吸入β_2刺激薬(long acting beta agonist；LABA)の合剤やネブライザー用のステロイド吸入液が使用されており、本邦でも近日発売が予定されている(FPとLABAの合剤およびBUDの懸濁液)。これらでは患者のコンプライアンスがよくなることや小児や高齢者で自発的な吸入が困難な症例などでの使用が考えられる。

2 吸入ステロイドの副作用と安全性

1. 局所の副作用(口腔への沈着)

吸入ステロイドには咽頭や口腔内組織への沈着により、嗄声、咽頭異和感や口腔内カンジダ症を認めることがある。多くは、吸入終了後に水やぬるま湯でうがいを励行

することにより防ぐことができる。また、スペーサーを正しく使用することにより、沈着を防ぎ、肺への到達を高めることができる。多量の吸入ステロイドを使用している場合、消化管からの吸収による全身への副作用に注意する必要がある。

2. 長期投与における副作用

　高用量の吸入ステロイドの長期投与が、皮膚の菲薄化、易出血性[3]、副腎抑制[4]、および骨塩低下[5]の全身性副作用と関係している可能性が対照臨床検討で示されている。また、白内障や緑内障との関連[6]も示されている。栄養不良患者における吸入ステロイドの影響やカルシウム代謝および骨成長に及ぼす影響については不明である。少量でも危険性のある患者は存在するものの、BDP 500 μg/日以下の投与については全身に及ぼす影響は問題なく、さらにBUD、FPはCFC-BDPに比較し全身への影響が少ないことが明らかになっている。いずれにせよ、同等の治療効果が得られるステロイドの全身投与に比較してその副作用の危険性は少なく、またコントロール不良の喘息状態のリスクと比較しても有益性は極めて高いと考えられる。

3. 妊婦に対する安全性について

　喘息発作は胎児を低酸素状態に陥れ、流産や発育不全、脳障害をきたす場合がある。気管支喘息は慢性疾患であり、障害をきたさないためにも治療の継続が必要と考えられる。ごく軽症の患者以外では吸入ステロイドの使用は重要である。BDPは古くから用いられており1日400 μgまでは安全に使用することができると認識されている。FPは消化管からの吸収が低く（1%程度）、さらに肝臓のfirst passで代謝されることから安全に使用され得る薬剤と考えられる。BUDはCFC-BDPより消化管からの吸収が少なく、剤型の特徴から口腔内沈着率が低く消化管からの吸収も少ない。北米の食品医薬局（Food and Drug Administration；FDA）では薬剤の胎児に与える危険性を検討し、5段階に分け評価している（表2）。吸入ステロイドはBUDを除き、すべてがカテゴリーCにランクされており、潜在的利益が胎児への潜在的危険性よりも上回る場合のみ使用を検討することとなっている。BUDの妊婦でのKallenらの検討[7]ではスウェーデンでの新生児登録制度のデータベースから妊娠初期にBUDを吸入した妊婦から出産した新生児について先天性奇形の調査をしている。BUDを吸入した妊婦から生まれた新生児2,014例中先天性奇形率は3.8%でこれはBUDを使用しなかった妊婦から生まれた新生児と比較して有意の差はなく、それらの結果からBUDは唯一カテゴリーBにランクされており、BUDは妊婦において安全に使用し得ると考えられる。わが国ではそのような基準はないが喘息の病態と薬物の影響を鑑みて薬物投与の有益性が上回れば十分な説明をして、吸入ステロイドの使用を検討すべきである。

表 2／薬剤胎児危険度分類（米国）

カテゴリー	米国FDA基準
A	ヒトの妊娠初期3ヵ月の対照試験で、胎児への危険性は証明されず、またその後の妊娠期間でも危険であるという証拠はないもの。
B	動物生殖試験では胎仔への危険性は否定されているが、ヒト妊婦での対照試験は実施されていないもの。あるいは、動物生殖試験で有害な作用（または出生率の低下）が証明されているが、ヒトでの妊娠期3ヵ月の対照試験では実証されていない。またその後の妊娠期間でも危険であるという証拠はないもの。
C	動物生殖試験では、胎仔に催奇形性、胎仔毒性、その他有害作用があることが証明されており、ヒトでの対照試験が実施されていないもの。あるいは、ヒト、動物ともに試験は実施されていないもの。 ここに分類される薬剤は、潜在的な利益が胎児への潜在的危険性よりも大きい場合にのみ使用すること。
D	ヒトの胎児に明らかに危険であるという証拠があるが、危険であっても、妊婦への使用による利益が容認されるもの（例えば、生命が危険にさらされているとき、または重篤な疾病で安全な薬剤が使用できないとき、あるいは効果がないとき、その薬剤をどうしても使用する必要がある場合）。
X	動物またはヒトでの試験で胎児異常が証明されている場合、あるいはヒトでの使用経験上胎児への危険性の証拠がある場合、またはその両方の場合で、この薬剤を妊婦に使用することは、ほかのどんな利益よりも明らかに危険性の方が大きいもの。 ここに分類される薬剤は、妊婦または妊娠する可能性のある婦人には禁忌である。

（水島　裕（編）：今日の治療薬；2004年版，p 996，南江堂，東京，2004 より引用）

3　日常での長期管理におけるステロイド治療

　1992年気管支喘息の診断と治療に関する国際コンセンサスレポート（ICR）が作成され[8]、1993年にはわが国においても日本アレルギー学会において気管支喘息のガイドラインが作成された。以後改訂を重ね、2003年に喘息予防・管理ガイドライン1998改訂版として出版されている[9]。ガイドラインでは喘息の日常での長期管理（表3）、急性増悪時（表4）に分け、重症度および発作強度によるステップごとに治療方針が示されている。長期管理においてはステップ1（軽症間欠型）で少量の吸入ステロイド（最低用量：CFC-BDP 200 μg/日あるいは同力価の他剤）を考慮することが挙げられている（表5）。ステップ2（軽症持続型）以降、吸入ステロイドの使用が第一選択薬として推奨されている。ステップ2（軽症持続型）では低用量（CFC-BDP 200〜400 μg/日あるいは同力価の他剤）、ステップ3（中等症持続型）では中用量（CFC-BDP 400〜800 μg/日あるいは同力価の他剤）の吸入ステロイドの連用が推奨される。全身的なステロイド（経口ステロイド）の使用は最重症のステップ4（重症持続型）においてであり、それも、高用量の吸入ステロイド（CFC-BDP 800〜1,600 μg/日あるいは同力価の他剤）を使用しても改善できない場合であり、短期には中〜大量投与をし、維持量はなるべく少量とするよう推奨されている。

4　喘息の急性増悪（喘息発作）時のステロイド治療

　わが国のガイドラインでは急性増悪（喘息発作）時の対応についても発作強度に応じた段階的治療を推奨している。ステロイドの全身投与は軽症以外では有用である。ス

表 3／喘息の長期管理における重症度対応段階的薬物療法

重症度	ステップ1[1)2)] 軽症間欠型	ステップ2[1)2)] 軽症持続型	ステップ3[1)2)] 中等症持続型	ステップ4[1)2)] 重症持続型
症状の特徴	・症状が週1回未満 ・症状は軽度で短い ・夜間症状は月に1～2回	・症状は週1回以上、しかし毎日ではない ・日常生活や睡眠が妨げられることがある：月1回以上 ・夜間症状が月2回以上	・症状が毎日ある ・短時間作用性吸入β_2刺激薬頓用がほとんど毎日必要 ・日常生活や睡眠が妨げられる：週1回以上 ・夜間症状が週1回以上	・治療下でもしばしば増悪 ・症状が毎日 ・日常生活に制限 ・しばしば夜間症状
PEF $FEV_{1.0}$[3)]	予測値の80%以上 変動20%未満、あるいはPEF自己最良値の80%以上	予測値の80%以上 変動20～30%、あるいはPEF自己最良値の80%以上	予測値の60～80% 変動30%以上、あるいはPEF自己最良値の60～80%	予測値の60%未満 変動30%以上、あるいはPEF自己最良値の60%未満

[1)]：治療前の臨床所見による重症度。既に治療を受けている場合は症状をほぼコントロールするのに（ステップ1程度）要する治療ステップでその重症度とする。症状がある場合はより高い重症度を考える。
[2)]：いずれか1つが認められればそのステップを考慮する。これらの症状、肺機能は各ステップの概要を示したもので各ステップ間のオーバーラップがあり得る。重症度は肺機能、症状、現在の治療レベルから総合的に判定する。
[3)]：症状からの判断は重症例や長期罹患例で重症度を過小評価する場合がある。肺機能は気道閉塞の程度を客観的に示し、その変動性は気道過敏性と関連する。

| 長期管理薬
○＝考慮
●＝連用 | ○喘息症状がやや多いとき（例えば1月に1～2回）、血中・喀痰中に好酸球増加のあるときは下記のいずれか1つの投与を考慮
・吸入ステロイド（最低用量）
・テオフィリン徐放製剤
・ロイコトリエン拮抗薬 | ●吸入ステロイド（低用量）連用
●あるいは下記のいずれか連用、もしくは併用する
・テオフィリン徐放製剤[2)]
・ロイコトリエン拮抗薬[2)]
・DSCG[2)]
●夜間症状、持続する気道閉塞に吸入ステロイドと併用して
・長時間作用性β_2刺激薬（吸入/貼付/経口）[3)]
●アトピー型喘息を主な対象として上記薬剤のいずれかと併用して
・抗アレルギー薬[4)5)] | ●吸入ステロイド（中用量）連用
下記のいずれか、あるいは複数を吸入ステロイドと併用する
・テオフィリン徐放製剤
・長時間作用性β_2刺激薬（吸入/貼付/経口）[3)]
・ロイコトリエン拮抗薬
○Th2サイトカイン阻害薬併用考慮[4)] | ●吸入ステロイド（高用量）連用
下記の複数を吸入ステロイドと併用する
・テオフィリン徐放製剤[6)]
・長時間作用性β_2刺激薬（吸入/貼付/経口）[3)6)]
・ロイコトリエン拮抗薬
○Th2サイトカイン阻害薬併用考慮[4)]
●上記でコントロール不良の場合
・経口ステロイドを追加 |
| 発作時 | 短時間作用性吸入β_2刺激薬または短時間作用性経口β_2刺激薬、短時間作用性テオフィリン薬[1)] | 短時間作用性吸入β_2刺激薬、その他[1)] | 短時間作用性吸入β_2刺激薬、その他[1)] | 短時間作用性吸入β_2刺激薬、その他[1)] |

[1)]：発作時に短時間作用性吸入β_2刺激薬または短時間作用性経口β_2刺激薬、短時間作用性テオフィリン薬を頓用する。1時間を目安に症状が改善しない場合、中発作以上では救急外来を受診する。短時間作用性吸入β_2刺激薬の追加頓用が1日3～4回以上であればステップアップする。
[2)]：単独でも低用量吸入ステロイドのオプションとなり得る。
[3)]：長期使用には必ず抗炎症薬（吸入ステロイドなど）を併用する。
[4)]：アトピー型喘息が適応とされる。効果を認めた場合に連用する。
[5)]：抗アレルギー薬：本表では、メディエーター遊離抑制薬、ヒスタミンH_1拮抗薬、トロンボキサン阻害薬、Th2サイトカイン阻害薬を指す。
[6)]：長時間作用性β_2刺激薬または/およびテオフィリン徐放製剤を高用量吸入ステロイドに併用する。

> ステップアップ：現行の治療でコントロールできないときは次のステップに進む（$FEV_{1.0}$/PEF予測値60%＞では経口ステロイドの中・大量短期間投与後に行う）。
> ステップダウン：治療の目標が達成されたら、少なくとも3ヵ月以上の安定を確認してから治療内容を減らしてもよい。以後もコントロール維持に必要な治療は続ける。

（文献9）より引用）

表 4／喘息症状（急性増悪）の管理（治療）

治療目標：呼吸困難の消失、体動、睡眠正常、日常生活正常
ピークフロー（PEF）の正常値（予測値できれば自己最良値 70％以上）、酸素飽和度＞90％[1]
平常服薬、吸入で喘息症状の悪化なし

喘息症状の程度	呼吸困難	動作	治療	自宅治療可、救急外来入院、ICU[2]	検査値[1]
1．軽度	苦しいが横になれる	やや困難	β_2刺激薬吸入、頓用[3] テオフィリン薬頓用	自宅治療可	PEF 70〜80％
2．中等度	苦しくて横になれない	かなり困難 かろうじて歩ける	β_2刺激薬ネブライザー吸入反復[4] β_2刺激薬皮下注（ボスミン®）[5] アミノフィリン点滴[6] ステロイド静注[7] 酸素[8] 抗コリン薬吸入考慮	救急外来 1時間で症状が改善すれば；帰宅 4時間で反応不十分 ─┐ 2時間で反応なし ─┴ 入院治療 高度喘息症状の治療へ	PEF 50〜70％ Pao_2 　60 mmHg 以上 $Paco_2$ 　45 mmHg 以下 Spo_2 90％以上
3．高度	苦しくて動けない	歩行不能 会話困難	β_2刺激薬皮下注（ボスミン®）[5] アミノフィリン持続点滴[9] ステロイド静注反復[7] 酸素[10] β_2刺激薬ネブライザー吸入反復[4]	救急外来 1時間以内に反応なければ入院治療 悪化すれば重篤症状の治療へ	PEF 50％以下 Pao_2 　60 mmHg 以下 $Paco_2$ 　45 mmHg 以上 Spo_2 90％以下
4．重篤症状（大発作の治療に反応しない発作・上記治療でも悪化） エマージェンシー 重篤発作	（状態） チアノーゼ 錯乱 意識障害 失禁 呼吸停止	会話不能 体動不能	上記治療継続 症状、呼吸機能悪化で挿管[11] 酸素吸入にもかかわらず Pao_2 50 mmHg 以下および/または意識障害を伴う急激な $Paco_2$ の上昇 人工呼吸[11] 気管支洗浄 全身麻酔（イソフルラン・セボフルラン・エンフルランなどによる）を考慮	直ちに入院、ICU[2]	PEF 測定不能 Pao_2 　60 mmHg 以下 $Paco_2$ 　45 mmHg 以上 Spo_2 90％以下

[1]：気管支拡張薬投与後の測定値を参考とする。
[2]：ICU または、気管内挿管、補助呼吸、気管支洗浄など処置ができ、血圧、心電図、オキシメーターによる継続的モニターが可能な病室。
[3]：β_2刺激薬 MDI 1〜2 パフ、20 分おき 2 回反復可。無効あるいは増悪傾向時 β_2刺激薬 1 錠、コリンテオフィリンまたはアミノフィリン 200 mg 頓用。
[4]：β_2刺激薬ネブライザー吸入：20〜30 分おきに反復する。脈拍は 130/分以下に保つようにモニターする。
[5]：ボスミン®（0.1％エピネフリン）：0.1〜0.3 ml 皮下注射 20〜30 分間隔で反復可。脈拍は 130/分以下に止める。虚血性心疾患、緑内障［開放隅角（単性）緑内障は可］、甲状腺機能亢進症では禁忌、高血圧の存在下では血圧、心電図モニターが必要。
[6]：アミノフィリン 6 mg/kg と等張補液薬 200〜250 ml を点滴静注、1/2 量を 15 分間程度、残量を 45 分間程度で投与し、中毒症状（頭痛、吐き気、動悸、期外収縮など）の出現で中止。通常テオフィリン服用患者では可能な限り血中濃度を測定。
[7]：ステロイド静注：ヒドロコルチゾン 200〜500 mg またはメチルプレドニゾロン 40〜125 mg 静注し、以後ヒドロコルチゾン 100〜200 mg またはメチルプレドニゾロン 40〜80 mg を必要に応じて 4〜6 時間ごとに静注。
[8]：酸素吸入：鼻カニューレなどで第 1 回 1〜2 l/分。
[9]：アミノフィリン持続点滴：第 1 回の点滴（項目[6]）に続く持続点滴はアミノフィリン 250 mg（1 筒）を 5〜7 時間で（およそ 0.6〜0.8 mg/kg/時）で点滴し、血中テオフィリン濃度が 10〜20 μg/ml（但し最大限の薬効を得るには 15〜20 μg/ml）になるよう血中濃度をモニターし中毒症状の出現で中止。
[10]：酸素吸入：Pao_2 80 mmHg 前後を目標とする。
[11]：気管内挿管、人工呼吸：重症呼吸不全時の挿管、人工呼吸装置の装着は、時に危険なので、緊急処置としてやむを得ない場合以外は複数の経験ある専門医により行われることが望ましい。

（文献 9）より引用）

表 5／各吸入ステロイドのステップ別の推奨量　　　　　　　　　　　　　　　　(μg/日)

薬剤名	ステップ1 (最少量)	ステップ2 (低用量)	ステップ3 (中用量)	ステップ4 (高用量)
CFC-BDP	200	200〜400	400〜800	(800〜1,600)
HFA-BDP	100	100〜200	200〜400	400〜800
HFA-FP	100	100〜200	200〜400	400〜800
DPI-FP	100	100〜200	200〜400	400〜800
DPI-BUD	200	200〜400	400〜800	800〜1,600

CFC-BDP の高用量は、保険で未承認のため、括弧で示した。ステップ1以上では、吸入ステロイドが長期管理薬の中の第一選択薬と位置づけられる。なお、この推奨量は、各吸入ステロイドの抗喘息効果の力価を示すものではなく、各吸入ステロイドの保険で承認されている最高用量をステップ4の最高用量とし、その半分をステップ3の最高用量、さらにその半分をステップ2の最高用量として示したものである。したがって、担当医は各患者に最も有効で、かつ安全な薬剤を選択する必要がある。
(文献9)より一部改変して引用)

テロイド全身投与後の臨床効果発現は4時間以上かかる。ステロイド長期経口投与を日常治療として行っているのに発作を起こした場合、過去1年間に喘息発作で入院あるいは救急外来への受診歴がある場合、喘息の重積発作のために気管挿管されたことがある場合、短時間作用性 $β_2$ 刺激薬吸入投与でも持続的改善を認めない場合には早めの投与を検討し、高度発作の場合は直ちに投与し、重症化を防ぐ必要がある。経口投与が困難な場合、経静脈投与が一般的である。ピリン喘息患者や気管支喘息患者の一部に注射薬のステロイドによって増悪する症例があり、これは注射薬の基剤に含まれるコハク酸エステルなどが関与すると考えられている。われわれの施設ではそのような症例に考慮し、ステロイドの経静脈投与を行う場合、全例点滴にて施行し、増悪傾向がある場合、すぐに中断し、他薬への変更を行っている。われわれの施設では救急の現場では少しでも早い薬効を期待し、short-acting のヒドロコルチゾン(水溶性ハイドロコートン®、ソル・コーテフ®、サクシゾン®)をまず200 mg 使用し、様子をみることが多い。使用が長期になる場合、浮腫をきたすことがあるため、メチルプレドニゾロンやプレドニゾロンに切り換えて継続する。メタアナリシスの結果では、入院患者に対して60〜80 mg/日のメチルプレドニゾロンもしくは300〜400 mg のヒドロコルチゾン(コルチゾール)に相当する投与量で十分との報告[10]があるがケースバイケースと考える。状態が安定し、内服が可能となった段階で経口プレドニゾロン20〜30 mg/日に変更し、徐々に漸減するのが一般的である。吸入ステロイドも吸入可能な状態になれば併用を検討すべきであり、従来、発作前の2倍程度が適当とされていたが、さらに高用量投与を考える必要もある。

5 最近の吸入ステロイドについての話題——早期治療介入

気管支喘息の治療における吸入ステロイドの早期治療介入(early intervention)とは吸入ステロイドを発症早期から導入し、長期予後の改善を図る治療法である。喘息患者の気道には軽症の段階から気道の炎症が認められ、気道炎症が持続遷延化すると

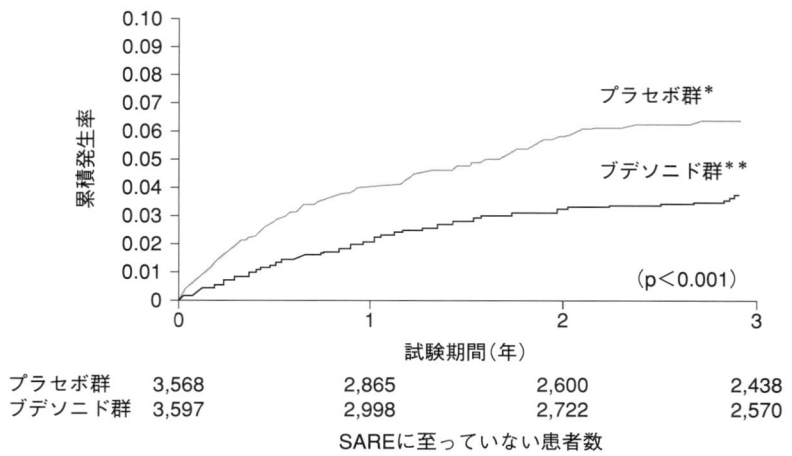

図 1/SARE の累積発生率(Kaplan-Meier 曲線)

※SARE(severe asthma-related event)：喘息症状の悪化による入院または救急治療および喘息死
＊：プラセボ＋標準治療　＊＊：ブデソニド＋標準治療

(Pauwels RA, et al：Early intervention with budesonide in mild persistent asthma；a randomised, double-blind trial. Lancet 361(9363)：1071-1076, 2003 より一部改変して引用)

気道リモデリングと呼ばれる気道の非可逆的な組織変化が進行し肺機能の低下、重症化、難治化に関与する可能性が示唆されている。そのため抗炎症療法として吸入ステロイドの早期治療介入は重要な治療と考えられ、今まで Selroos ら[11]、Haahtela ら[12]がその有用性を報告しているが十分とはいえなかった。そのような状況を背景に大規模な二重盲検、プロスペクティブ試験である START 試験が行われ、前期 3 年間の解析結果が報告されている[13]。喘息症状および気道可逆性を有する 5〜66 歳の患者で発症前 2 年以内に喘息と診断され、これまでステロイドの継続的治療を受けていない軽症持続型喘息患者 7,241 例を対象とし 7,165 例が解析された。通常治療に加えて吸入ステロイドとして BUD を 11 歳以上は 400 μg、11 歳未満 200 μg を 1 日 1 回吸入する群と、プラセボを吸入する群とに割り付けた。前期 3 年間は最初の喘息症状悪化による入院または救急治療および喘息死(喘息関連事象)に至るまでの期間、患者数、無症状期間の割合などを検討している。BUD 使用群では 3 年間を通じて喘息関連事象の発生のリスクが 44％と有意に低下し、発生に至るまでの期間を延長させた(図 1)。また、BUD 使用群は無症状期間を増加させた。試験期間中有害事象の発生頻度は両群とも同等であった。このことは吸入ステロイドの早期治療介入が臨床的に有効かつ安全であることを示唆すると考えられる。

2 COPD におけるステロイドの使用

吸入ステロイドは COPD の長期的な $FEV_{1.0}$ の低下の抑制や改善には寄与しないこ

とが大規模試験で示されている[14]。しかしながら、重症の(%FEV$_{1.0}$が50％未満で呼吸器症状を認める)COPDや、繰り返し急性増悪をきたすCOPDの治療としては増悪の頻度を減少させ、有効であるとされている[15]。COPDにおける管理、治療の包括的ガイドラインとしては2003年にNIHより出されているGlobal Initiative for Chronic Obstructive Lung Disease(GOLD)[16]があるが、これらの報告から、慢性安定期の病期別管理としてIII期(重症：%FEV$_{1.0}$が30％以上50％未満)、IV期(最重症：%FEV$_{1.0}$が30％未満または50％未満かつ慢性呼吸不全あるいは右心不全合併例)では増悪を繰り返す場合、吸入ステロイドを考慮するよう推奨されている。さらに最近の報告ではLABAと吸入ステロイドの合剤を使用しての検討が進められ、各々の単独使用よりも1秒量の改善、増悪の減少、QOLの改善において有意に優れていると報告されている[17][18]。わが国でもLABAと吸入ステロイドの合剤が発売予定であり、長期的な予後について改善が期待できるか興味深いところである。なお、経口ステロイドを長期間にわたって使用することは特に呼吸筋のステロイドミオパチーから呼吸不全を悪化させることが報告されており、推奨されていない。

一方、増悪時の薬物療法では、ステロイドの全身投与は増悪から回復するまでの時間を短縮し、肺機能をより早く回復することが確認されており[19]、入院が必要となることが多い中等症以上では適応がある。もちろん、気管支拡張薬療法および抗生物質および酸素療法を加えた治療への追加療法としてであり、経口プレドニン® 30〜40 mg/日、10〜14日の投与が推奨されている。

（中島幹夫、大田　健）

◆文献

1) 中野純一, 大田　健：最新の喘息治療ガイドライン. Annual Review 呼吸器：210-222, 2003.
2) 中島幹夫, 大田　健：呼吸器疾患；気管支喘息. 病気と薬の説明ガイド 2003, 薬局 54 増刊：849-857：2003.
3) Mak VH, et al：Easy bruising as a side-effect of inhaled corticosteroids. Eur Respir J 5(9)：1068-1074, 1992.
4) Brown PH, et al：Large volume spacer devices and the influence of high dose beclomethasone dipropionate on hypothalamo-pituitary-adrenal axis function. Thorax 48(3)：233-238, 1993.
5) Pauwels RA, et al：Safety and efficacy of fluticasone and beclomethasone in moderate to severe asthma；Belgian Multicenter Study Group. Am J Respir Crit Care Med 157(3 Pt 1)：827-832, 1998.
6) Cumming RG, et al：Use of inhaled corticosteroids and the risk of cataracts. N Engl J Med 337(1)：8-14, 1997.
7) Kallen B, et al：Congenital malformations after the use of inhaled budesonide in early pregnancy. Obstet Gynecol 93(3)：392-395, 1999.
8) Sheffer AL, et al：International consensus report on the diagnosis and management of asthma. Clin Experiment Allergy 22(suppl 1)：1-72, 1992.
9) 牧野荘平, 古庄巻史, 宮本昭正, ほか(監修)：喘息予防・管理ガイドライン2003 JGL 1998. 改訂第2版, 協和企画, 東京, 2003.

10) Manser R, et al：Corticosteroids for acute severe asthma in hospitalised patients. Cochrane Database Syst Rev(2)：2000.
11) Selroos O, et al：Effect of early vs late intervention with inhaled corticosteroids in asthma. Chest 108(5)：1228-1234, 1995.
12) Haahtela T, et al：Effects of reducing or discontinuing inhaled budesonide in patients with mild asthma. N Engl J Med 331(11)：700-705, 1994.
13) Pauwels RA, et al：Early intervention with budesonide in mild persistent asthma；a randomised, double-blind trial. Lancet 361(9363)：1071-1076, 2003.
14) Pauwels RA, et al：Long-term treatment with inhaled budesonide in persons with mild chronic obstructive pulmonary disease who continue smoking；European Respiratory Society Study on Chronic Obstructive Pulmonary Disease. N Engl J Med 340(25)：1948-1953, 1999.
15) Burge PS, et al：Randomised, double blind, placebo controlled study of fluticasone propionate in patients with moderate to severe chronic obstructive pulmonary disease；the ISOLDE trial. BMJ 320(7245)：1297-1303, 2000.
16) Global Initiative for Chronic Obstructive Lung Disease. National Heart, Lung and Blood Institute, National Institutes of Health, Publication Number 2701, 2001(Updated 2003).
17) Calverley P, et al：Combined salmeterol and fluticasone in the treatment of chronic obstructive pulmonary disease；a randomised controlled trial. Lancet 361(9356)：449-456, 2003(Erratum in：Lancet 361(9369)：1660, 2003).
18) Szafranski W, et al：Efficacy and safety of budesonide/formoterol in the management of chronic obstructive pulmonary disease. Eur Respir J 21(1)：74-81, 2003(Erratum in：Eur Respir J 21(5)：912, 2003).
19) Niewoehner DE, et al：Effect of systemic glucocorticoids on exacerbations of chronic obstructive pulmonary disease；Department of Veterans Affairs Cooperative Study Group. N Engl J Med 340(25)：1941-1947, 1999.

6 消化器疾患とステロイド

1 消化管の疾患

1 潰瘍性大腸炎

1. 疾患の概念

　大腸の粘膜と粘膜下層を侵し、びまん性連続性にびらんや潰瘍を形成する、原因不明の非特異的炎症性疾患である。次項のクローン病とともに、炎症性腸疾患(inflammatory bowel disease；IBD)と総称されるが、両者の病態は明らかに異なる。好発年齢は20～30歳代であるが、中高年齢層にもみられる。潰瘍性大腸炎の文献上の歴史については、疾患の概念や診断方法が確立されていなかったこともあり、不明確な点も多いが、1859年のWilksの報告が一般によく引用されている。わが国では1928年の稲田の重症大腸炎の10例の報告が最初とされている[1]。

2. 病因

　病因については不明な点も多いが、消化管局所免疫システムに異常が生じ、慢性化に転じたと考えられている。発症には多様な因子の関与が考えられており、多因子病として理解されている。

3. 臨床症状

　下痢、下血は必発の症状である。典型例では粘血便がみられる。重症例では、発熱、腹痛がみられる。一般検査では炎症反応の上昇や、白血球の増加がみられる。出血や慢性の炎症に伴い、貧血や低蛋白血症がみられる。診断は診断基準に基づいて行う(表1)[2]。

4. 経過・予後

　一般には寛解と再燃を繰り返し、慢性に経過する。発癌率は一般の大腸癌の発癌率の約10～20倍といわれている。

表 1／潰瘍性大腸炎診断基準(案)

次の a)のほか、b)のうちの 1 項目、および c)を満たし、下記の疾患が除外できれば、確診となる。
a)臨床症状：持続性または反復性の粘血・血便、あるいはその既往がある。
b)①内視鏡検査： i)粘膜はびまん性に侵され、血管透見像は消失し、粗ぞうまたは細顆粒状を呈する。さらに、もろくて易出血性(接触出血)を伴い、粘血膿性の分泌物が付着しているか、
ii)多発性のびらん、潰瘍あるいは偽ポリポーシスを認める。
②注腸 X 線検査： i)粗ぞうまたは細顆粒状の粘膜表面のびまん性変化、
ii)多発性のびらん、潰瘍、
iii)偽ポリポーシス、を認める。その他、ハウストラの消失(鉛管像)や腸管の狭小・短縮が認められる。
c)生検組織学的検査：主として粘膜固有層にびまん性に炎症性細胞浸潤があり、同時に杯細胞の減少または消失、びらん、陰窩膿瘍や腺の配列異常などが認められる。

b)c)の検査が不十分、あるいは施行できなくとも、切除手術または剖検により、肉眼的および組織学的に本症に特徴的な所見を認める場合は、下記の疾患が除外できれば、確診とする。
除外すべき疾患は、細菌性赤痢、アメーバ赤痢、日本住血吸虫症、大腸結核、キャンピロバクター腸炎などの感染性腸炎、および放射線照射性大腸炎、虚血性大腸炎、薬剤性大腸炎、クローン病、腸型ベーチェット、リンパ濾胞増殖症などである。

注 1 ：稀に血便に気づいていない場合や、血便に気づいてすぐに来院する(病悩期間が短い)場合もあるので注意を要する。
　2 ：所見が軽度で診断が確実でないものは「疑診」として取り扱い、後日再燃時などに明確な所見が得られたときに本症と「確診」する。

(文献 2)より改変して引用)

5. 治療法

罹患部位により、直腸炎型、左側大腸炎型、右側または区域性大腸炎型、全大腸炎型に分けられ、重症度と罹患部位により治療法が異なることが特徴である。

治療は一般的には、特定疾患難治性炎症性腸管障害調査研究班の潰瘍性大腸炎治療指針に従って行う。2002 年に治療指針の改訂案が発表された(図1)[3]。1995 年の治療指針と比べて改訂された点は[4]、①シクロスポリン持続静注療法と血球成分除去療法を新たに加えたこと、②ACTH 療法が、有用性の低さと使用頻度の少なさから削除されたことである。診断基準改訂後の 2003 年には、5-アミノサリチル酸(5-ASA)製剤の注腸剤(ペンタサ® 注腸、100 ml 中にメサラジン 1 g 含有)が市販され、直腸炎型、左側大腸炎型で使用されている。

ステロイドの投与方法は経口投与、静脈内投与、動脈内投与、局所投与法の 4 通りの方法がある。直腸型の場合はベタメタゾンの坐剤(リンデロン® 坐剤)が市販されており、就寝前に挿入するように指導している。左結腸型で軽症の例は注腸療法を行う。プレドニゾロン(PSL)で 10〜20 mg、ヒドロコルチゾン(コルチゾール)で 50〜100 mg、ベタメタゾンで 3〜5 mg を微温湯 60〜100 ml に混和し、就寝前に左側臥位でゆっくり注入する。その後腹臥位に体位変換する。最近ではベタメタゾン注腸剤(ステロネマ®、100 ml 中にベタメタゾン 3 mg 含有)に加え、2002 年にはプレドニゾロン注腸剤(プレドネマ®、60 ml 中にリン酸プレドニゾロン 20 mg 含有)が商品化された。この方法で脾弯曲あたりまでの薬物の到達が期待できる。微温湯などの注入量は、病変が深部にまで存在する場合は多いほど望ましいが、多過ぎると便意をもよおすので、調節が必要である。横行結腸より口側に病変が存在する場合または中等

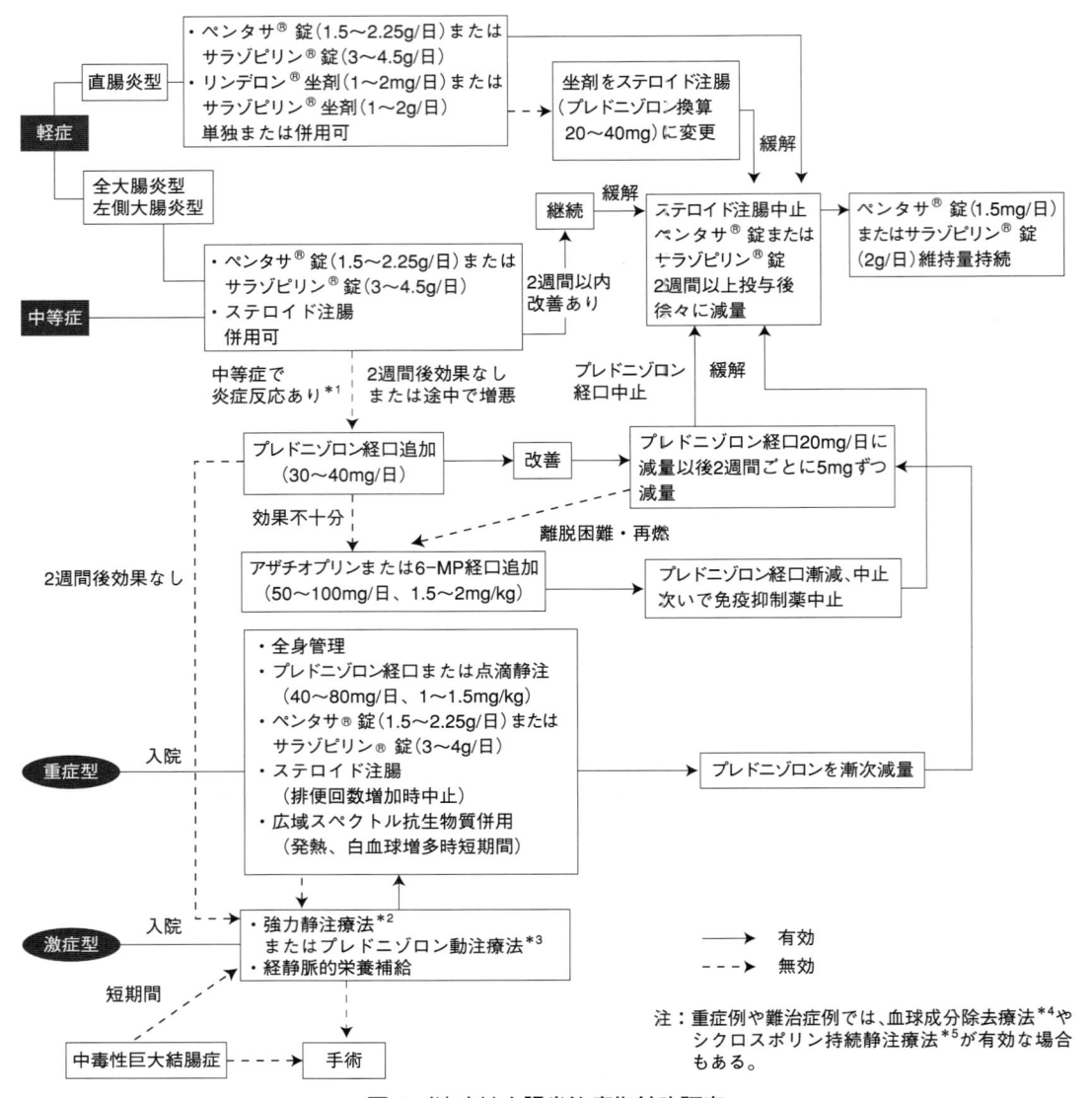

図 1／潰瘍性大腸炎治療指針改訂案

*1：炎症反応…CRP 1.0 mg/dl 以上または赤沈 30 mm/h 以上
*2：強力静注療法…①経口摂取を禁ずる、②水溶性プレドニゾロン 40〜80 mg（成人では 1〜1.5 mg/kg を目安とする、4 回分注）、③広域スペクトル抗生物質、④輸液、電解質特にカリウムの補給、経静脈的栄養補給、血漿蛋白製剤、輸血
*3：プレドニゾロン動注療法…選択的腸間膜動脈撮影後、上・下腸間膜動脈内に、症状に応じてそれぞれに水溶性プレドニゾロン 10〜20 mg を、カテーテルを通じて動注する。有効例では通常 3 日以内に効果が現れる。やや有効な場合は追加動注を行ってもよい。
*4：血球成分除去療法…アダカラム®（GCAP）を用いて顆粒球・単球を吸着除去する顆粒球除去療法とセルソーバ®（LCAP）を用いて顆粒球、単球、リンパ球を除去する白血球除去療法がある。GCAP は重症、激症患者および難治性患者を、LCAP はステロイド治療抵抗性の重症または中等症の全大腸炎型および左側大腸炎型の患者を対象とする。治療の第 1 週目には中等症では週 1 回、重症・激症では週に 2 回行い、第 2〜5 週には週 1 回とし、これを 1 クールとする。2 クールまで治療を継続することが可能であるが、クール中に増悪する症例や無効と判断した症例は、手術やほかの治療法へ変更する。なお、本治療は経験のある専門施設で行うのが望ましい。
*5：シクロスポリン持続静注療法…シクロスポリン 1 日 2〜4 mg/kg の持続静注を 7〜14 日間行い、有効であればシクロスポリンの経口投与 1 日 5〜8 mg/kg に変更する。緩解維持療法はペンタサ®錠またはサラゾピリン®錠とアザチオプリン（イムラン®など）または 6-MP の併用療法で維持することが望ましい。持続静注中は血中濃度を頻回に測定し、血中濃度を 400〜600 ng/ml に維持するよう投与量を調節する。病状が増悪したり重篤な副作用が出現した際は手術やほかの治療法へ変更する。本治療は保険適応外であり副作用としての感染症や腎障害などに注意を要する。また治療の際にはサイトメガロウイルス感染を否定しておく必要がある。なお、本治療は経験のある専門施設で行うのが望ましい。

（棟方昭博，ほか：潰瘍性大腸炎治療指針改訂案．厚生科学研究費補助金特定疾患対策研究事業「難治性炎症性腸管障害に関する調査研究」班（班長：下山　孝），平成 13 年度研究報告書，p 54，2002 より引用）

症の場合、局所療法で改善がみられなかった場合は、5-ASA製剤に加えてステロイドの経口投与を行う。具体的には、プレドニゾロンで1.0〜1.2 mg/kg/日を投与する。高用量の投与の場合は、コルチゾールの日内変動に合わせて、朝の投与量を多めに夜の投与量を少なめに投与する場合もある。重症例ではプレドニゾロンで1.0〜1.5 mg/kg/日の静注を行う。ステロイドの減量の指標は、第一に排便の回数と便の性状である。次に血液の炎症反応の改善度である。治療に対して反応がみられれば、排便回数が減り、有形便の排泄がみられるようになる。有形便の排泄がみられるようになったら、減量を開始する。20 mg/日に減量し2週間は投与し、再燃がみられなければ、以降は2週間ごとに5 mgずつ減量する。重症型の難治例または劇症型の場合は強力静注療法を行う。絶食としIVH（中心静脈栄養法）を行い、プレドニゾロンで1.0〜1.5 mg/kg/日の静注を4回に分けて分注する[4]。食事が可能となったら経口投与に切り換える。動注療法のやり方は、上・下腸管膜動脈内にカテーテルを通してプレドニゾロン10〜20 mgを注入する。

▶ **処方例**

〈軽症例〉
　リンデロン® 坐剤 1.0 mg 1×就寝前
　ステロネマ® 100 ml 1×就寝前
〈重症例〉
　プレドニン® 60 mg 3×ndE（朝30 mg、昼20 mg、夜10 mg）
〈劇症例〉
　水溶性プレドニン® 80 mg 4×20 mgを1日4回6時間ごとにIVHの側管より静注

図2に、当院で経験した24歳女性の全大腸型劇症型潰瘍性大腸炎の臨床経過を示した。中毒性大腸拡張症を起こしたが、強力静注療法で寛解した症例である。

■ **ワンポイント・アドバイス**：使用にあたってのポイントは、ステロイドの投与が必要と判断した以上は、中途半端な量の投与を行うのではなく、効果が十分期待できるだけの量を思い切って投与することである。そして投薬の減量は十分に時間をかけて行うことが重要である。

2　クローン病

1. 疾患の概念

口腔から肛門までの全消化管に全層性の炎症を生ずる難治性の疾患である。発症年齢は10歳代後半〜20歳代前半にピークがある。クローン病は、1932年にCrohnらが回腸末端部の壊死性腸炎14例を、regional ileitisとして報告したのが文献上の最初の報告とされている[5]。わが国では稀な疾患とされていたが、1976年に日本消化器

図 2／症例

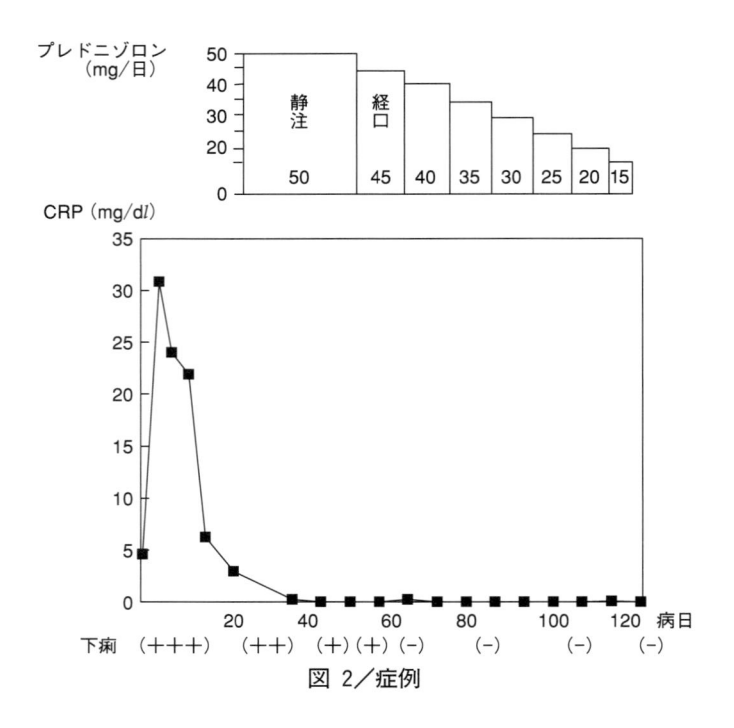

病学会がクローン病の診断基準を発表してから、症例の報告が急増した。

2. 病因

病因に関しては不明であるが、もともとの遺伝性の要因のある個体に、感染や食餌抗原の刺激が加わると、腸内に異常な免疫反応が生じ、慢性の炎症が惹起されると考えられている。最近では、腸管粘膜における TNF-α を代表とするサイトカインバランスの破綻が、発症に関与していることが明らかになった。

3. 臨床症状

腹痛、下痢、発熱、体重減少などがみられる。約半数の症例に裂肛、痔瘻、肛門周囲膿瘍などの肛門病変を伴う。下血の頻度はむしろ少ない。

診断は、難治性炎症性腸管障害に関する調査研究班のクローン病の診断基準に基づいて行う(**表 2**)[6]。

4. 経過・予後

再燃と寛解を繰り返しながら、慢性に経過する。消化を必要とする食事に変更すると、再燃することが多い。年次死亡率は、1994 年の守田の報告では男性、女性、男女合計で、それぞれ人口 100 万人対 0.3、0.18、0.24 で、対照群の約 2 倍とされている[7]。組織学的には癌化例はないとされているが、臨床的には良性とはいえない疾患である。

表 2／クローン病の診断基準(難治性炎症性腸管障害に関する調査研究班)

(1)主要所見
　①縦走潰瘍
　②敷石像
　③非乾酪性類上皮細胞肉芽腫

(2)副所見
　④縦列する不整形潰瘍またはアフタ
　⑤上部消化管と下部消化管の両者に認められる不整形潰瘍またはアフタ
〈確診例〉1．主要所見の①または②を有するもの(注1、2)
　　　　　2．主要所見の③と副所見のいずれか1つを有するもの
〈疑診例〉1．副所見のいずれかを有するもの(注3)
　　　　　2．主要所見の③のみを有するもの(注4)
　　　　　3．主要所見の①または②を有するが虚血性大腸炎、潰瘍性大腸炎と鑑別できないもの
注1：①縦走潰瘍のみの場合、虚血性大腸炎や潰瘍性大腸炎を除外することが必要である。
　2：②敷石像のみの場合、虚血性大腸炎を除外することが必要である。
　3：副所見⑤のみで疑診とした場合は同所見が3ヵ月恒存することが必要である。
　4：腸結核などの肉芽腫などを有する炎症性疾患を除外することが必要である。

(文献6)より引用)

5．治療法

　特定疾患難治性炎症性腸管障害に関する調査研究班が、平成13年にクローン病治療指針改訂案を報告した(表3、図3)[8]。残念ながら、現時点ではクローン病を完治させる治療法はない。初診時あるいは急性増悪期には、栄養療法が主体となる。薬物療法は、寛解維持のために5-アミノサリチル酸(5-ASA)製剤を用いるほかに、症状の激しい症例には、ステロイドの投与を、単独でもしくは併用で用いる。プレドニゾロンで40〜60 mg/日を2週間投与し、症状の改善度をみながら2週間ごとに10 mgずつ減量する。20 mgまで減量したら、以降は5 mgずつ減量して離脱する。ステロイドは腹痛、下痢、発熱などの臨床症状を著明に改善するが、病理組織所見は改善しないとされている。ステロイドの減量・離脱が困難な場合は、免疫抑制薬の併用を考慮する。最近では、わが国でも、抗TNF-α抗体であるインフリキシマブ(レミケード®)が市販され、中等度以上の患者や痔瘻を有する患者に、使用可能となった。

▶ 処方例
　プレドニン® 60 mg 3×ndE(朝30 mg、昼20 mg、夜10 mg)
　〈劇症例：経口投与が不可能な症例〉
　　水溶性プレドニン® 60 mg 3×20 mgを1日3回6時間ごとにIVHの側管より静注

■ ワンポイント・アドバイス：クローン病は潰瘍性大腸炎と異なり、ステロイドは、症状を緩和するだけの意義しかなく、病気を治癒させる効果はないと考えられている。ステロイドの長期投与は、骨粗鬆症などの副作用をもたらすため、極力避けなければならない。

表 3／クローン病治療指針改訂案

Ⅰ．治療原則
　　クローン病を完治させる治療法は、現時点ではない。治療の目的は、病勢をコントロールし、患者のQOLを高めることである。そのために、薬物療法、栄養療法、外科療法を組み合わせて、栄養状態を維持し、症状を抑え、炎症の再燃・再発を予防することが重要である。治療にあたっては患者にクローン病がどのような病気であるかをよく説明し、患者個々の社会的背景や環境を十分に考慮して、治療法を選択する。

Ⅱ．初診・診断時および急性増悪期の治療
　　原則として入院・絶食のうえ、栄養療法を行う。急性増悪期においては、最も確実に、速やかに臨床的緩解に導入できるばかりでなく、多くの症例ではX線・内視鏡的にも炎症・潰瘍の消失を認め、形態学的にも緩解に至る。患者にとっては、クローン病の治療に関する知識を深め、自己管理方法を習得する機会となる。初診時でも炎症の程度によっては、5-アミノサリチル酸製剤、あるいはステロイドによる薬物療法（後記）や、両者の併用療法から開始してもよい。
　①経腸栄養療法（enteral nutrition）
　　　腸管の負荷を軽減して栄養状態を改善・維持するために経腸栄養法を行う。経腸栄養剤としては成分栄養剤（elemental diet、エレンタール®）が望ましい。大腸病変のみの症例では消化態栄養剤（エンテルード®、ツインライン®）でもよい。経鼻チューブを用いて十二指腸〜空腸に投与する。最初は低濃度を注入ポンプを用いて緩やかに投与する。投与量を漸増し、数日で維持量に移行する。1日の維持投与量は2,000 kcal（あるいは理想体重1 kgあたり35〜40 kcal）以上を投与する。
　　　注1：成分経腸栄養療法では、成分栄養剤の脂肪含有量が極少量なので、経静脈的に脂肪の補給を行う。10〜20％脂肪乳剤200〜500 mlを週1〜2回点滴静注する。
　　　　　2：経腸栄養法に不耐の症例では、完全静脈栄養療法を施行する。栄養状態が改善し、緩解状態に導入できれば、緩解維持療法に移行する。大体6〜8週が目安となる。
　　　　　3：緩解状態とは、IOIBD assessment scoreが0または1、CRP陰性・血沈正常の状態をいう。
　②完全静脈栄養療法（total parenteral nutrition）
　　　病勢が重篤と判断される場合や高度な合併症を有する場合には、より腸管の安静を図るために、絶食とし、中心静脈を用いた高エネルギー輸液1日2,000 kcal以上を行う。発熱を伴うときには広域スペクトル抗生物質を併用する。病勢の鎮静化とともに経腸栄養法に移行するか、緩解まで継続して緩解維持療法に移行する。
　　　注4：病勢が重篤な場合とは、①著しい栄養低下、②頻回の下痢、③広範な小腸病変、高度な合併症とは、④腸管の高度の狭窄、⑤瘻孔・膿瘍形成、⑥大量出血、⑦高度の肛門部病変、などである。
　③栄養療法の限界
　　　栄養療法によっても、腸閉塞症状や瘻孔による症状が改善・消失しない症例や、経口摂取により同じ症状がすぐ再出現するような症例では外科療法に移行する。
　　　関節症状、皮膚症状、眼症状などの腸管外合併症を有する症例では、プレドニゾロンを併用する。

Ⅲ．緩解維持療法および術後再燃防止・再発予防
　　栄養療法により緩解に導入でき、栄養状態が改善したら、外来で緩解維持療法に移行する。また、外科手術により合併症が取り除かれた後は再燃（残存病変の悪化）防止・再発（新病変による症状出現）予防のための治療に移行する。
　①在宅経腸栄養法
　　　易再燃例、および経口摂取のみでは栄養管理が困難な症例では在宅経腸栄養法に移行する。日中は低脂肪・低残渣食を必要エネルギーの約半分を経口摂取させる。夜間に自己挿管したチューブより、成分栄養剤、あるいは消化態栄養剤を1,200 kcal前後注入する。半消化態栄養剤の経口投与によっても同等の緩解維持効果が報告されている。確実に緩解維持を図りたい場合には、成分栄養剤を理想体重1 kgあたり30 kcal以上投与すれば、長期に緩解を維持できることが多い。投与法や栄養剤の選択にあたっては、患者個々のQOLおよびADLを考慮して選択する。在宅経腸栄養法でも栄養管理が困難な症例では、在宅中心静脈栄養法を考慮する。
　②5-アミノサリチル酸製剤
　　　在宅経腸栄養法併用の有無にかかわらず、経口摂取を再開したら、ペンタサ® 1.5〜3 g/日を開始し、長期間（最低2年間）継続する。大腸型ではサラゾピリン® 2〜3 g/日でもよい。
　　　注5：サラゾピリン®に比較してペンタサ®は安全性は高いが、副作用として、発疹、発熱、下痢、白血球減少、腎機能障害、肝機能障害などが起こり得る。

表 3／続き

Ⅳ．再燃・再発に対する治療
　　緩解あるいは外科手術後の無症状の状態から、CRP の陽性化、血沈の上昇がみられ症状が再出現した場合は、以下の治療を単独、あるいは併用して施行する。
①在宅経腸栄養法
　　在宅経腸栄養法を継続している症例では、経口摂取量を減らし、経腸栄養剤の投与量を増やす。効果が上がらないときには、経口摂取を中止し、完全経腸栄養療法に切り換える。緩解状態に至ったら、経口摂取の量を徐々に増加する。
②薬物療法
　（1）5-アミノサリチル酸製剤
　　　ペンタサ® を 3 g/日に増量する。大腸型ではサラゾピリン® 3～4 g/日でもよい。4～6 週間で明らかな改善があれば引き続きこの量を投与する。緩解状態になったら、緩解維持療法に移行する。
　　　5-アミノサリチル酸製剤の増量によっても明らかな改善がない場合、あるいは緩解維持療法で最大量投与している場合は、以下の薬物治療を行うか、入院のうえ栄養療法を再度施行する。
　（2）ステロイド
　　　症状が"激しい"とき（発熱、CRP 高値、激しい下痢、など）には最初からプレドニゾロンを投与してもよい。
　　　プレドニゾロンを 1 日 40～60 mg 投与する。2 週間ごとに効果を判定し、症状が改善したら、(40)、30、20 mg と 2 週間ずつ減量し、以後は 5 mg ずつ減量して離脱する。減量に伴い症状が再燃するときには隔日のみ減量して、15 mg 前後の隔日投与を継続するのも 1 つの方法である（15 mg と 10 mg を交互に 2 週間投与、15 mg と 5 mg を 2 週間投与、以後 15 mg 隔日投与とする）。その後は徐々に減量・離脱する。
　　注 6：プレドニゾロンの長期投与は、骨粗鬆症などの副作用を発症させることがあるので、極力避けなければならない。長期に及ぶ前にいったん入院させて栄養療法下でプレドニゾロンの離脱を図る。
　　　 7：発熱や急性炎症を伴うような腹腔内膿瘍を有する症例に対するプレドニゾロンの投与は、抗生物質併用下あるいはドレナージ後に慎重に行う。
　（3）免疫抑制薬
　　　プレドニゾロンの減量・離脱が困難なときには、アザチオプリン（イムラン® など）あるいは 6-MP 1 日 50～100 mg を併用するのも 1 つの方法である。効果発現までに 3～4ヵ月を要することもある。副作用の発現に十分注意する。
　　注 8：アザチオプリンや 6-MP の副作用として、白血球減少、胃腸症状、膵炎、肝機能障害などが起こり得る。頻回に血液検査を行い、白血球数が減少したら、減量するか、一時中止する。
　（4）メトロニダゾール
　　　5-アミノサリチル酸製剤やプレドニゾロンで明らかな改善がないときには、メトロニダゾール（フラジール®）1 日 750 mg を併用してみるのもよい。
　　注 9：フラジール® の副作用として、末梢神経障害、味覚異常、中枢神経障害（めまい、ふらつき）などがある。
③再入院のタイミング
　　どの段階からでも治療効果がみられない場合は、入院のうえ栄養療法を再度施行するのが、より確実な緩解導入法である。
④内視鏡的拡張術
　　上部消化管狭窄や大腸一回盲部、吻合部に口側の拡張を伴う狭窄とそれによる通過障害症状を認める場合は、栄養療法により炎症を落ち着かせ、潰瘍が消失、縮小した時点で、内視鏡的バルーン拡張術を試みてもよい。改善がみられたら、定期的に狭窄の程度をチェックして、本法を繰り返す。穿孔や出血などの偶発例には十分注意する。無効な場合は外科手術を考慮する。

Ⅴ．肛門部病変に対する治療
　　腸管病変の活動性を鎮め、緩解状態にもっていくような内科的治療に努める。膿瘍形成時にはメトロニダゾール、あるいは広域スペクトル抗生物質を投与し、外科・肛門科医に診察・治療を依頼する。

(文献 8) より引用)

図 3／クローン病治療指針改訂案

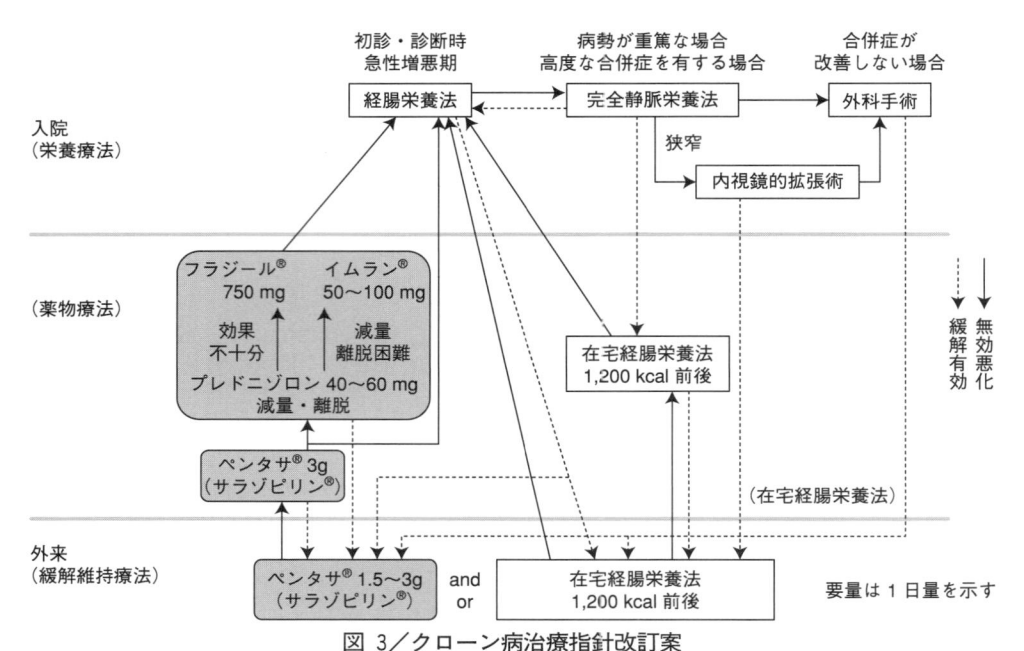

(樋渡信夫：クローン病の治療指針改訂案．厚生科学研究費補助金特定疾患対策研究事業「難治性炎症性腸管障害に関する調査研究」班，平成 13 年度研究報告書，pp 78-79，2002 より引用)

2　肝・胆・膵の疾患

1　自己免疫性肝炎

1. 疾患の概念

　自己免疫機序が肝細胞障害の発症に関与していると想定される症候群である。自己免疫性肝炎と考えられる症例を初めて報告したのは、1950 年の Waldenström であった[9]。1956 年には Cowling と Mackay らが LE 細胞現象が陽性で、全身性エリテマトーデス(SLE)に類似した臨床症状を示す慢性活動性肝 7 例を報告し、ルポイド肝炎と命名した[10]。しかしウイルス肝炎との鑑別が困難で、疾患の独立性を疑問視する意見も多かった。A 型・B 型・C 型肝炎の診断法の確立は、自己免疫性肝炎の疾患としての独立性を確固たるものにした。

2. 病因

　病因については全容は解明されておらず、その本態は不明である。自己免疫性肝炎は検出される自己抗体により I 型から III 型に分類されている(**表 4**)。I 型自己免疫性肝炎は、抗核抗体、抗平滑筋抗体が陽性となる。II 型自己免疫性肝炎は liver kidney microsome type I (LKM-1)抗体が陽性となる。III 型自己免疫性肝炎は soluble

表 4／自己抗体による自己免疫性肝炎の病型

型		陽性となる自己抗体	その他の抗体の特徴と HCV 感染の有無
I 型	I a	抗核抗体	抗平滑筋抗体が同時に陽性の症例も含む 抗 LKM-I 抗体陰性
	I b	抗平滑筋抗体（アクチン抗体）	抗核抗体陰性、抗 LKM-I 抗体陰性
	I c	抗平滑筋抗体（非アクチン蛋白抗体）	抗 LKM-I 抗体陰性
II 型	2 a	抗 LKM-I 抗体（高力価）	HCV 感染陰性、抗 LC-I 抗体陽性
	2 b	抗 LKM-I 抗体（低力価）	HCV 感染陽性、抗 LC-I 抗体陰性
III 型	3 a	抗 SLA 抗体	
	3 b	抗 LP 抗体	
	3 c	上記抗体すべて陰性	

抗 LKM-I 抗体：肝腎ミクロゾーム抗体タイプ I、抗 SLA 抗体：肝可溶性抗原に対する抗体、抗 LP 抗体：肝膵可溶性抗原に対する抗体、抗 LC-I 抗体：肝細胞質抗原に対する抗体

表 5／自己免疫性肝炎診断指針（1996）

〈概念〉
　中年以降の女性に好発し、慢性に経過する肝炎であり、肝細胞障害の成立に自己免疫機序が想定される[*1]。診断にあたっては肝炎ウイルス[*2]、アルコール、薬物による肝障害、および他の自己免疫疾患に基づく肝障害を除外する。免疫抑制薬、特にコルチコステロイドが著効を奏する[*3]。

〈主要所見〉
1．血中自己抗体（特に抗核抗体、抗平滑筋抗体など）が陽性
2．血清γグロブリン値または IgG 値の上昇（2 g/dl 以上）
3．持続性または反復性の血清トランスアミナーゼ値の異常
4．肝炎ウイルスマーカーは原則として陰性[*2]
5．組織学的には肝細胞壊死所見および piecemeal necrosis を伴う慢性肝炎あるいは肝硬変であり、しばしば著明な形質細胞浸潤を認める。時に急性肝炎像を呈する。

　*1：本邦では HLA-DR 4 陽性症例が多い。
　　2：本邦では C 型肝炎ウイルス血症を伴う自己免疫性肝炎がある。
　　3：C 型肝炎ウイルス感染が明らかな症例では、インターフェロン治療が奏功する例もある。

〈診断〉
　上記の主要所見 1〜4 より、自己免疫性肝炎が疑われた場合、組織学的検査を行い、自己免疫性肝炎の国際診断基準を参考に診断する。

〈治療指針〉
1．診断が確定した例では原則として免疫抑制療法（プレドニゾロンなど）を行う。
2．プレドニゾロン初期投与量は十分量（30 mg/日以上）とし、血清トランスアミナーゼ値の改善を効果の指標に漸減する。維持量は血清トランスアミナーゼ値の正常化をみて決定する。
3．C 型肝炎ウイルス血症を伴う自己免疫性肝炎の治療にあたっては
　　a．国際診断基準（scoring system）でのスコアが高い症例ではステロイド治療が望ましい。
　　b．国際診断基準でのスコアが低い症例ではインターフェロンも考慮される。しかし、その実施にあたっては投与前のウイルス学的検索を参考に適応を決定する。投与開始後血中ウイルス量、肝機能を評価し、明らかな改善がみられない場合には、速やかに投与を中止し免疫抑制薬の使用を考慮する。

（文献 11）より引用）

liver antigen（SLA）抗体が陽性となる。これらの間には若干の病態の相違が確認されている。現在では自己免疫性肝炎の細胞障害機序としては、CD 8 または CD 4 陽性の T リンパ球による細胞障害と、肝細胞表面抗原に対する抗体を介した non-T リンパ球による細胞破壊（antibody-dependent cell-mediated cytotoxicity；ADCC）の 2 種類の機序が考えられている。

　診断方法は診断基準に基づいて診断する。現在は 1996 年に旧厚生省の研究班（班長：小俣政男）が作成した診断基準（表 5）が用いられている[11]。血清γグロブリン値または IgG 値は 2 g/dl 以上を基準に入れているが、一時期 2.5 g/dl を基準としてい

た時期もあった。国際診断基準は、1993年に international autoimmune hepatitis group の scoring system が発表されたが[12]、項目数が多く複雑なため、1999年に改訂版が発表されている（**表6**に日本語訳を掲載）[13]。

3．臨床症状

急性発症型では、急性ウイルス肝炎様の症状を呈する。重症例では、劇症肝炎のように黄疸、腹水、肝性脳症をみる。潜行性発症型では慢性肝炎、肝硬変の症状を呈する。

4．経過・予後

慢性に経過する。早期に診断し治療を開始すれば、経過は良好である。予後に関しては、1991年の調査で10年生存率は85％であった[14]。1997年の過去3年間の新規症例に関する全国調査でも7例の死亡が報告された。死因は2例がステロイドの副作用による感染症であり、2例がステロイドの治療の開始時期を逸したための肝不全死であった。

5．治療法

治療の方針は肝炎ウイルス陰性の自己免疫性肝炎と HCV（C型肝炎ウイルス）抗体陽性の自己免疫性肝炎で分けて考える必要がある。

a．肝炎ウイルス陰性の自己免疫性肝炎

治療薬としては、古くから免疫抑制効果のあるステロイドが、第一選択薬として使用されてきた。初期治療としては、プレドニゾロン30～40 mg/日を経口投与する。本症では治療後速やかに、AST、ALT、IgG、γグロブリンなどの指標となる検査項目の改善を認めることが多い。治療開始後2週間しても改善がみられないときは、プレドニゾロン60 mg/日の増量を行う。アミノトランスフェラーゼ値が低下し、ピーク時の1/2となった時点で、2週間に5 mg/日を目安にステロイドの減量を進める。プレドニゾロンで5 mg/日以下に減量できれば、副作用も少なく理想的である。肝炎の活動性の消退には、2年以上のステロイドでの治療が必要とされている。しかし治療中止後の再燃率が高率なため、維持療法は重篤な合併症がみられない限り、継続すべきとの考えが一般的である[15]。

b．HCV抗体陽性の自己免疫性肝炎

感染症であるC型肝炎と自己免疫性肝炎とは当然相矛盾する治療法となる。しかしII型の自己免疫性肝炎では両者の合併が多いのも事実である。難治性肝疾患調査研究班の自己免疫性肝炎治療指針では、1993年の国際診断基準の scoring system で16点以上の症例はステロイドを、10点以下ではインターフェロン療法を行うことを推奨している[15]。しかし11～15点の症例では治療の選択に困惑してしまう。中村らは、

表 6／自己免疫性肝炎の診断基準(改訂 scoring system)

項目/特徴		点数	注
性：女性		+2	
ALP：AST(あるいは ALT)比	<1.5	+2	1
	1.5〜3.0	0	
	<3.0	-2	
血清グロブリンあるいは IgG	>2.0	+3	
(正常上限値との比)	1.5〜2.0	+2	
	1.0〜1.5	+1	
	<1.0	0	
ANA、SMA あるいは LKM-1 の力価	>1：80	+3	2
	1：80	+2	
	1：40	+1	
	<1：40	0	
AMA 陽性		-4	
肝炎ウイルスマーカー	陽性	-3	3
	陰性	+3	
服薬歴	あり	-4	4
	なし	+1	
平均飲酒量	<25 g/日	+2	
	>60 g/日	-2	
肝組織所見	Interface 肝炎	+3	
	リンパ球形質細胞優位な浸潤	+1	
	肝細胞ロゼット形成	+1	
	上記をすべて欠く	-5	
	胆管病変	-3	5
	他の病変	-3	6
他の自己免疫疾患の合併		+2	7
付加的項目	他の限定された自己抗体陽性	+2	
	HLA-DR 3 あるいは DR 4	+1	8〜10
	治療に対する反応　著効	+2	
	再燃	+3	11
総合点数の評価			
治療前　AIH 確診	>15		
AIH 疑診	10〜15		
治療後　AIH 確診	>17		12
AIH 疑診	12〜17		

注 1：ALP：AST(or ALT)比はこれらの測定値をそれぞれの正常上限値(unl)で除した値とする。
　　　例：(IU/l ALP÷unl ALP)÷(IU/l AST÷unl AST)
　 2：抗体力価はげっ歯目動物組織片を用いた間接蛍光抗体法(ANA はあるいは HEp-2 細胞)で測定する。小児では低力価のことが多く(特に LKM-1)、小児の低力価陽性は最低+1 とする。
　 3：A 型、B 型および C 型肝炎ウイルスマーカーを意味する(例：IgM HA 抗体、HBs 抗原、IgM HBc 抗体、HCV 抗体および HCV RNA)。これら肝炎ウイルスマーカーが陰性でも病因にウイルスが疑われれば、サイトメガロウイルス、EB ウイルスなどの肝炎に関連したウイルスマーカーを測定する。
　 4：肝障害性が知られているあるいは疑われる薬剤の、最近の、あるいは経過中の服薬歴。
　 5：胆管病変は PBC や PSC に典型的な胆管病変(すなわち、十分な生検肝組織に認められる肉芽腫性胆管炎、胆管減少を伴う高度の胆管周囲線維化)および銅/銅結合蛋白の集合を伴う門脈周囲肝実質の胆管反応(いわゆる細胆管炎を伴う門脈周囲の胆管増生)。
　 6：他の病因を示唆する重要な所見およびその共存。
　 7：患者あるいは 1 親等の親戚の、他の自己免疫疾患の合併。
　 8：他の限定された自己抗体および HLA DR 3 あるいは DR 4 (測定可能な場合のみ算定)の点数の加算は血清 ANA、SMA および LKM-1 が陰性の患者にのみ割り当てられる。
　 9：他の限定された自己抗体は測定方法および AIH との関連に関する成績が報告されたものである。p-ANCA 抗体、LC 1 抗体、SLA 抗体、ASGPR 抗体、LP 抗体、スルファチド抗体などが含まれる。
　10：HLA DR 3 と DR 4 は主に北ヨーロッパ白色人種および日本人に関連する。他の HLA クラス II 抗原でもその人種において AIH との関連を示す証拠が報告されれば 1 点を割りあててよい。
　11：治療効果判定はどの時期に評価してもよい(評価法については別に定める)。治療効果の点数は初診時の算定に加算する。
　12：著効と再燃の定義は別に定める。
ALP：alkaline phosphatase、AST：aspartate aminotransferase、ALT：alanine aminotransferase、ANA：antinuclear antibodies、SMA：smooth muscle antibodies、LKM-1：type 1 liver-kidney microsomal antibodies

(文献 13)より引用)

表 7／自己免疫性肝炎の治療方針

Ⅰ．肝炎ウイルス陰性の自己免疫性肝炎
　1．肝細胞障害が高度の症例(T.Bil＞2.0 mg/dl、ALT＞400 IU/l、PT＜40％)
　　PSL 40 or 30 mg/日から開始し、ALT の改善をみながら 4 週間後から 5 mg ずつ 2 週ごとに減量
　2．肝細胞障害が軽度の症例
　　UDCA 600 mg/日単独ないし PSL 5 mg/日との併用

Ⅱ．HCV 抗体陽性の自己免疫性肝炎
　1．IFN の効果が期待される症例(HCV RNA＜1.0 Meq/ml 以下ないしは genotype Ⅱa または Ⅱb)
　　副作用、免疫マーカーをチェックしながら IFN 療法を行う
　2．上記以外の症例
　　UDCA 600 mg/日をファーストチョイスとし、無効であれば PSL を投与

(文献 15)より引用)

11 点以上の症例ではステロイド療法を投与する前に、まずウルソデオキシコール酸(UDCA)療法を試みるべきであると推奨している(**表 7**)[15]。戸田らはトランスアミナーゼの正常化率は、600 mg/日の投与で 64％、300 mg/日の投与で 18％と報告しており[16]、投与量は 600 mg/日を推奨している。

▶ **処方例**　〈肝炎ウイルス陰性の自己免疫性肝炎の場合〉
　　プレドニン®　40 mg 3×ndE（朝 20 mg、昼 15 mg、夜 5 mg）
〈無効例〉
　　プレドニン®　60 mg 3×ndE（朝 30 mg、昼 20 mg、夜 10 mg）

図 4 に当院で経験した 56 歳男性の自己免疫性肝炎の血液検査結果と経過を示した。

■**ワンポイント・アドバイス**：プレドニゾロンが奏功しない場合は、診断に誤りがないか再検討してみる。通常は 0.5～1.0 mg/kg のプレドニン® で改善が得られる。20 mg 以下に減量すると再燃しやすいため、その後の減量は十分に時間をかけて行う。再燃した場合、免疫抑制薬のアザチオプリン 50 mg を 1 日 2 回併用投与する方法もある。

2　劇症肝炎

1．疾患の概念

わが国では、劇症肝炎は急性肝不全と同義に用いられることが多い。急性肝不全とは、先行肝疾患がない肝臓が、短期間に破壊され、機能不全に陥ることをいう。劇症肝炎という用語は、1946 年に Lucké と Mallory が第二次世界大戦中にアメリカ軍の兵士の間で流行した致死性肝炎に対して初めて用いられた[17]。日本では 1971 年に日本消化器病学会で疾患の定義が決められ、1981 年には第 12 回犬山シンポジウムで詳細な定義づけがなされた。

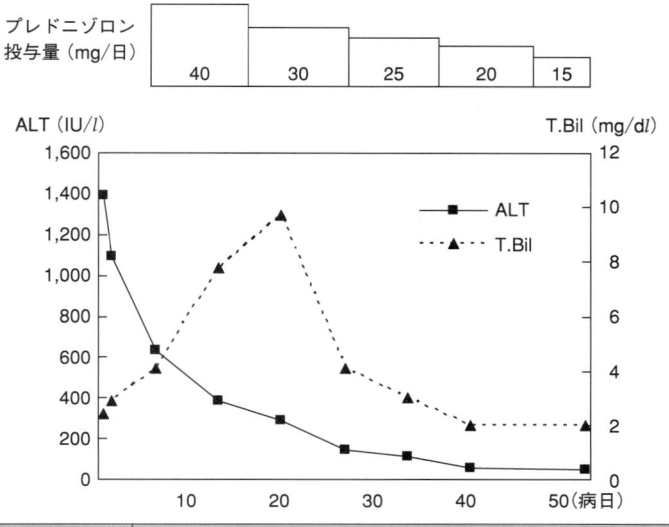

図 4／自己免疫性肝炎の症例

血液生化学		その他	
TP	8.6 g/dl	HBs Ag	(−)
Alb	3.8 g/dl	HCV Ab	(−)
γglob	3.3 g/dl	IgM HA Ab	(−)
T.Bil	2.4 mg/dl	抗核抗体	1,280 倍以上　homogeneous pattern
D.Bil	1.5 mg/dl	抗ミトコンドリア抗体	判定保留
AST	1,200 IU/l	抗ミトコンドリア M₂抗体	5.0 以下
ALT	1,387 IU/l	IgM	119 mg/dl
AlP	365 IU/l	IgG	4620 mg/dl
LDH	520 IU/l	抗平滑筋抗体	陰性
γ-GTP	561 mU/ml	LE test	陰性
TTT	62.3 U	サイトメガロウイルス抗体	IgM 0.12　陰性
ZTT	56.2 U	EB ウイルス抗体	IgM 10 倍　陰性

2. 病因

　劇症肝炎は症候群であり、その原因は多岐にわたる。わが国では肝炎ウイルス感染後の劇症肝炎の報告が多いが、肝炎ウイルスそのものには肝細胞障害性はないとの考え方が一般的である。ウイルスを排除しようとする細胞障害性 T リンパ球の攻撃を受け、肝細胞壊死がもたらされるのであるが、リンパ球の誘導時間と肝細胞が死滅する時間を考えると、急性劇症肝炎のような短期間で病態が完成されることが説明できない。現在は広汎な肝壊死の機序として微小循環障害やマクロファージの活性化が関与していると考えられている。

　診断は診断基準に基づいて診断する（**表 8**）[18]。

3. 臨床症状

　黄疸、腹水、肝性脳症、出血傾向などがみられる。

表 8／劇症肝炎の診断基準

劇症肝炎とは、肝炎のうち症状発現後8週以内に高度の肝機能障害に基づいて肝性昏睡Ⅱ度以上の脳症をきたし、プロトロンビン時間40％以下を示すものとする。そのうちには発病後10日以内に脳症が出現する急性型と、それ以降に出現する亜急性型がある。

注：急性型には fulminant hepatitis(Lucké, Mallory, 1946)が含まれ、亜急性型には亜急性肝炎(日本消化器病学会, 1969)の一部が含まれる。
　　欧米では FHF fulminant hepatic failure、Acute hepatic failure が用いられる(肝炎に限らない)。

(文献18)より引用)

4. 経過・予後

急性のウイルス肝炎や中毒性の肝障害では、強力な肝補助療法にて改善し得る場合もある。原因が除去されない場合などでは、内科的な治療にも限界があり、肝移植が行われることがある。2001年の劇症肝炎全国調査集計結果(担当：藤原研司)では全国463施設の調査で、急性型の救命率は52.5％(肝移植例を除くと48.0％)、亜急性型の救命率は42.9％(肝移植例を除くと21.4％)であった[19]。

5. 治療法

劇症肝炎の治療は、肝の合成能と解毒代謝機能が急激に失われることによる出血傾向と肝性昏睡に対する治療と、ウイルス感染などによって惹起される肝炎に対する治療が2つの基本となる。前者に対しては血漿交換と持続血液濾過透析が行われる。後者に対してはインターフェロン療法や、抗炎症作用や利胆作用を期待してステロイド療法が行われる。

ステロイドはメチルプレドニゾロンで1,000 mg/日のパルス療法を3日間行い、その後4日目よりプレドニゾロン1 mg/kg とシクロスポリンAの併用を行う。シクロスポリンAは trouph 濃度を測定し、100〜150 ng/ml 以下を目安に投与する。

しかし、これらの治療にもかかわらず病状が悪化する場合は、条件が満たされれば肝移植を考慮する。

▶ **処方例**
〈発症から3日間〉
　ソル・メドロール® 1 g 1×朝静注
〈4日目から〉
　水溶性プレドニン® 60 mg 3×20 mg を1日3回8時間ごとに静注

■ **ワンポイント・アドバイス**：劇症肝炎時には、出血傾向がみられるので、必ず H_2 ブロッカーなどの強力な抗潰瘍薬を併用する。

3 慢性 B 型肝炎

1. 疾患の概念
1964 年にオーストラリア抗原として発見された B 型肝炎ウイルスによる感染症で、水平感染による一過性の急性肝炎と、垂直感染による持続性の慢性肝炎の 2 つの発症形態をとる。両者はまったく異なった病態を呈する。

2. 病因
B 型肝炎ウイルスの感染による。

3. 臨床症状
a. 急性肝炎
黄疸、発熱、食思不振、全身倦怠感、悪心、嘔吐、腹痛などがみられる。
b. 慢性肝炎
自覚症状はほとんどない。急性増悪期には、急性肝炎様の症状がみられる。

4. 経過・予後
a. 急性肝炎
一般的には予後は良好で、平均 5〜7 週でアミノトランスフェラーゼは正常化する。稀に 0.4％程度に劇症化がみられ、予後不良な症例もみられる。
b. 慢性肝炎
多くは、30 歳代にセロコンバージョンといわれる急性増悪期を経て、炎症が沈静化する。矢野は 10 年間の観察で、肝硬変移行例は 17.3％、肝細胞癌発症例は 4.6％と述べている[20]。

5. 治療
ウイルス性疾患に対して、免疫抑制作用のあるステロイドを単独投与することは、医学常識に反する治療法であると考えられるが、この治療法はかなりの脚光を浴びた治療法であった。1980 年代までは、単独でステロイド離脱療法として、またインターフェロンと併用し、ステロイド離脱・インターフェロン併用療法として、盛んに行われた。現在もステロイド単独離脱療法は、インターフェロン療法に比べて安価な点から、東南アジア諸国などでは主たる治療法となっている。

本治療法は 1979 年に虎ノ門病院の熊田らによって始められた治療法で、ステロイドを短期投与した後、急激に中止し、強い免疫賦活作用を惹起させ HBe 抗原の消失を図るものである[21]。本治療に関しては賛否両論があり、治療によりウイルス量が増加することや重症化の報告があり、ラミブジンの市販後は以前ほど行われなくなって

いる。熊田らの報告では、1年後のHBe抗原の陰性化率は、ステロイドの単独離脱療法、ステロイド離脱・インターフェロン併用療法ともに約60%であった。

虎ノ門病院でのステロイド離脱療法の適応を表9に示した。また避けるべき症例を表10に示した[22]。具体的には、ステロイドはALTの上昇傾向の時期、つまりALT値が200〜400 IU/l の範囲にある時期にプレドニゾロン40 mg/日で経口投与を開始する。通常この時期にトランスアミナーゼの低下がみられる。

表 9／慢性B型肝炎ステロイド離脱療法の適応

1．e抗原陽性例
2．ALT異常を繰り返す例
3．腹腔鏡・肝生検で慢性活動性肝炎と診断された例
4．HBV-DNAが高値でない(1,000 Meq/ml 以下)
5．治療の開始時期
　①ALTが200 IU/l 以上で上昇傾向
　②e抗原が上昇傾向

(文献22)より引用)

表 10／慢性B型肝炎ステロイド離脱療法の禁忌

1．肝硬変例
2．AST＞ALTの症例
3．AFP高値例(＞20 ng/ml)
4．過去、現在に黄疸のある例
5．HBV-DNA、HBV-DNA polimeraseの異常高値例
　(DNA polymeraseで10,000 cpm 以上)

(文献22)より引用)

低下を確認後、30 mg/日を1週間、20 mg/日を1週間投与し投薬を中断する。以上が標準的な治療法であるが、30 mg/日の投与でトランスアミナーゼの低下がみられない場合は、30 mg/日を減量しないで3週間続ける方法がある。ステロイド離脱療法後に肝炎の急性増悪がみられた場合には、ビリルビン値が3 mg/dl を超えるようなら、プレドニゾロン60 mg/日の再投与を行う。

▶ 処方例

〈ALTが上昇傾向にあり、200〜400 IU/l の範囲にある時期に〉
　プレドニン® 40 mg 3×ndE(朝20 mg、昼15 mg、夜5 mg)
〈ALTの低下がみられたら〉
　プレドニン® 30 mg 3×ndE(朝15 mg、昼10 mg、夜5 mg)を1週間
　プレドニン® 20 mg 3×ndE(朝15 mg、昼5 mg)を1週間投与し中止

■ ワンポイント・アドバイス：この治療の成功のポイントは投薬のタイミングである。いつでも入院可能な状態で待機していなければならず、患者側の協力も必要な治療である。

4　原発性胆汁性肝硬変

1. 疾患の概念

1950年にAhrensらは92例の肝硬変の解析を行い、女性に多く、皮膚瘙痒感を初発症状とし、経過とともに黄疸が出現する疾患を原発性胆汁性肝硬変(primary

表 11／原発性胆汁性肝硬変の診断基準

〈概念〉
　中年以後の女性に好発し、皮膚瘙痒感で初発することが多い。黄疸は出現後消退することなく漸増することが多く、門脈圧亢進症状が高頻度に出現する。なお、皮膚瘙痒感、黄疸など肝障害に基づく自覚症状を欠く場合があり、無症候性(asymptomatic)PBC と呼び、無症候性のまま数年以上経過する場合がある。

　1．検査所見
　　黄疸の有無にかかわらず、赤沈の促進、血清中の胆道系酵素(ALP など)、総コレステロール、IgM の上昇を認める。抗糸粒体抗体(AMA)または抗 pyruvate dehydrogenase(PDH)抗体が高頻度に陽性で、高力価を示す。
　2．組織学的所見
　　肝組織では中等大小葉間胆管ないし隔壁胆管に慢性非化膿性破壊性胆管炎(chronic nonsuppurative destructive cholangitis；CNSDC)あるいは胆管消失を認める。連続切片による検索で診断率は向上する。
　3．合併症
　　高脂血症が持続する場合に皮膚黄色腫を伴う。シェーグレン症候群、慢性関節リウマチ、慢性甲状腺炎などの自己免疫性疾患を合併することがある。
　4．鑑別
　　慢性薬剤起因性肝内胆汁うっ滞、肝内型原発性硬化性胆管炎、成人性肝内胆管減少症など。

〈診断〉
　次のいずれか 1 つに該当するものを PBC と診断する。
　1．組織学的に CNSDC を認め、検査所見が PBC として矛盾しないもの。AMA または抗 PDH 抗体が陰性例も稀に存在する。
　2．AMA または抗 PDH 抗体が陽性で、組織学的には CNSDC の所見を認めないが、PBC に矛盾しない(compatible)組織像を示すもの。
　3．組織学的検索の機会はないが、AMA または抗 PDH 抗体が陽性で、しかも臨床像および経過から PBC と考えられるもの。

(厚生省「難治性の肝炎」調査研究班，1992)

biliary cirrhosis；PBC)と命名した[23]。現在の PBC の概念は、Ahrens の概念をほぼ踏襲したものとなっている。

2．病因

　自己免疫的機序が推定されているが、成因は明らかにされていない。ピルビン酸脱水素酵素複合体(PDC)E_2 成分が抗ミトコンドリア抗体の標的抗原の 1 つとして注目され、PDC をもつ大腸菌などの感染が成因と考えられている。ほかに、遺伝的要因や移植片対宿主反応の関与が推定されている。
　診断は診断基準に基づいて診断される(表11)。特に抗ミトコンドリア抗体は、大曲らは IgG、IgM、IgA クラスの抗体の検討で、sensitivity 99％、specificity 98％と報告し[24]、診断の中心的役割を果たしている。特にそのサブタイプの中でも、抗ミトコンドリア M_2 抗体の特異性が高く診断の決め手となる。

3．臨床症状

　大部分は無症候性であるが、初発症状は皮膚瘙痒感や黄疸が多い。

4．経過・予後

　慢性に経過する。Roll らによると症候性の PBC の平均生存期間は 11.9 年で、無

症候性は正常人と差異はないとされた[25]。

5．治療

　PBCの治療において、有用性が確立されているのは、ウルソデオキシコール酸（UDCA）と肝移植のみである。ステロイドの投与は、PBCの骨病変を増悪するためむしろ禁忌とされてきた。しかしMitchisonらの報告[26]のように、プレドニゾロンを初期量30 mg/日、維持量10 mg/日で3年間投与し、血液検査所見や肝臓の組織所見が改善したという報告もある。しかし、実際は副作用を上回る効果が得られるかどうかは疑問である。但し、Kloppelらの報告したCAH-PBC mixed formでは、ステロイドが有効である[27]。この疾患は、慢性活動性肝炎の亜型で、抗ミトコンドリア抗体が陽性で胆汁鬱滞型の肝障害を引き起こす。組織学的にも異型細胆管の増生、piecemeal necrosis、bridge formationなどPBCと共通する点が多い。この亜型は抗M_4抗体が陽性となる点が診断の決め手になる。

　PBCでは一般にはステロイドは使用されない。CAH-PBC mixed formでは、菊池らは30 mg/日の投与量で軽快した症例を報告している[28]。

▶処方例　プレドニン® 30 mg 3×ndE（朝15 mg、昼10 mg、夜5 mg）

5　自己免疫性膵炎

1．疾患の概念

　1995年日本膵臓学会は慢性膵炎臨床診断基準を公表した[29]。その中に臨症診断基準を満足しないが、膵に慢性の炎症が存在する特殊型膵炎の項が設けられ、慢性閉塞性膵炎、慢性狭細型膵炎、腫瘤形成性膵炎が分類された。1995年に吉田らは慢性狭細型膵炎を、①γグロブリンもしくはIgGの上昇、②自己抗体の存在、③ステロイドが有効、などの点から自己免疫が関与した膵炎として報告している[30]。慢性狭細型膵炎はその後注目され、症例が蓄積されていくうちに、自己免疫性膵炎として独立した疾患としてとらえられるようになり、2002年には日本膵臓学会から診断基準が発表された（表12）[31]。

2．病因

　自己免疫機序が推定されている。

3．臨床症状

　特徴的な症状はない。中高年の男性に多い。黄疸、上腹部不快感、糖尿病を認める

表 12／自己免疫性膵炎の診断基準

　自己免疫性膵炎とはその発症に自己免疫機序の関与が疑われる膵炎である．現状では，びまん性の膵腫大や膵管狭細像を示す症例が中心であり，高γグロブリン血症，高 IgG 血症や自己抗体の存在，ステロイド治療が有効など，自己免疫機序の関与を示唆する所見を伴う膵炎である．シェーグレン症候群などの自己免疫疾患を合併している症例もみられる．
　臨床的特徴としては，下部胆管狭窄に伴う閉塞性黄疸，上腹部不快感，糖尿病を認めることが多い．中高年の男性に多く，予後は比較的良好である．
　本症の診断においては膵癌や胆管癌などの腫瘍性病変との鑑別が極めて重要であり，ステロイド投与による安易な治療的鑑別診断は避ける．

I．診断基準
　1．膵画像検査によって得られた膵管像で特徴的な主膵管狭細像を膵全体の1/3以上の範囲で認め，さらに膵腫大を認める．
　2．血液検査で高γグロブリン血症，高 IgG 血症，自己抗体のいずれかを認める．
　3．病理組織学的所見として膵にリンパ球，形質細胞を主とする著明な細胞浸潤と線維化を認める．
　上記の1を含んで2項目以上満たす症例を自己免疫性膵炎と診断する．
〈解説〉
　A．血液検査
　　1．血清γグロブリンまたは IgG の正常上限を超える上昇を認めることが多い．また IgG のサブクラス IgG 4 の高値を本症に特異的に認めるとの報告がある．
　　　今後検討を要するが高γグロブリン血症（2.0 g/dl 以上），高 IgG 血症（1,800 mg/dl 以上）が1つの基準である．
　　2．自己抗体では抗核抗体，リウマチ因子が陽性になることがある．
　B．膵の病理組織学的所見
　　1．リンパ球，形質細胞を主とする細胞浸潤と線維化が著明である．またリンパ濾胞の形成がみられることがある．
　　2．細胞浸潤は小葉内より膵管周囲に高度であり，小葉間線維化部分にもみられる．
　　3．膵管狭細像は膵管周囲の細胞浸潤による．また小葉は萎縮性である．
　C．画像診断
　　1．膵の腫大
　　　腹部 US 検査，腹部 X 線 CT 検査，腹部 MRI 検査などで膵のびまん性あるいは限局性の腫大を認める．
　　　①US：腫大部は，低エコー像を示し，高エコースポットが散在する場合もある．
　　　②CT：造影 CT では正常膵とほぼ同程度の造影効果を示すことが多い．
　　　③MRI：びまん性あるいは限局性の膵腫大を示す．
　　2．膵管の狭細像
　　　主膵管にびまん性，あるいは少なくとも主膵管長の約1/3以上の範囲に狭細像を認める．
　　　①狭細像は，膵管径が通常より細くかつ不整像を伴っている像が少なくとも全膵管長の約1/3以上のものとする．
　　　②膵管像は基本的には ERCP，そのほかに術中造影や標本造影などの直接膵管造影による膵管像が必要である．MRCP による膵管像を診断に用いるのは現状では困難である．
　D．膵内外分泌機能
　　自己免疫性膵炎では膵外分泌機能の低下および糖尿病を認めることがある．ステロイド投与により膵内外分泌機能障害は改善することがある．

II．治療指針
　自己免疫性膵炎ではステロイド治療が有用なことが多い．ステロイドの投与法に定まったものはない．ステロイドの初期投与量はプレドニゾロン 30〜40 mg/日から開始し，2〜4週間投与し，1〜2週間ごとに5 mg で減量し，維持量（2.5〜10 mg/日）にする方法が行われている．この際に血清γグロブリン値・IgG 値，腹部画像所見，黄疸，腹部不快感などの臨床症状の経過が参考になる．経過より膵腫瘍が否定されないときはステロイドを早期に減量し，膵臓癌を念頭において再度，鑑別診断を行う必要がある．

III．他の自己免疫疾患との関係
　本症にシェーグレン症候群が合併することがある．原発性硬化性胆管炎（primary sclerosing cholangitis）と本症にみられる肝外胆管狭窄ではステロイドに対する反応・予後が異なり，別の病態の可能性がある．自己免疫性膵炎における自己免疫機序の解明は今後の課題である．

（文献31）より引用）

こともある。

4. 経過・予後

ステロイドに対する反応はよく、比較的良好である。合併するほかの自己免疫性疾患や糖尿病により予後が左右される。

5. 治療

治療についても日本膵臓学会から指針が発表された(表12)[31]。

▶ 処方例　プレドニン® 40 mg 3×ndE(朝20 mg、昼15 mg、夜5 mg)

■ ワンポイント・アドバイス：膵臓癌と類似した症状を呈するため、ステロイドが奏功しない場合は、膵臓癌を念頭におき診断を再考することが重要である。

(古要俊也、宮田達也、渡辺　守)

◆文献

1) 稲田竜吉：重症大腸炎について．日消誌 27：625, 1928.
2) 棟方昭博：潰瘍性大腸炎診断指針改訂案．厚生省特定疾患難治性炎症性腸管障害調査研究班(班長：下山　孝)，平成9年度研究報告書, pp 96-99, 1998.
3) 棟方昭博，下山　孝：潰瘍性大腸炎治療指針改訂案．厚生科学研究費補助金特定疾患対策研究事業「難治性炎症性腸管障害に関する調査研究」班(班長：下山　孝)，平成13年度研究報告書, pp 53-54, 2002.
4) 樋渡信夫，棟方昭博，宇都宮譲二：潰瘍性大腸炎治療指針改訂案．厚生省特定疾患難治性炎症性腸管障害調査研究班，平成6年度研究報告書, pp 76-78, 1995.
5) Crohn BB, Ginzburg L, Oppenheimer GD, et al：Regional ileitis-a pathologic and clinical entity. JAMA 99：1323-1329, 1932.
6) 八尾恒良：Crohn病診断基準(改定案)．厚生省特定疾患「難治性炎症性腸管障害調査研究」班，平成6年度研究報告書, pp 63-66, 1995.
7) 守田則一：クローン病；難病の記述疫学，既存資料による比較を中心に．稲葉　裕，大野良之(編)，特定疾患に関する疫学研究班, pp 99-103, 1997.
8) 樋渡信夫：クローン病治療指針改訂案．厚生科学研究費補助金特定疾患対策研究事業「難治性炎症性腸管障害に関する調査研究」班，平成13年度研究報告書, pp 78-80, 2002.
9) Waldenström J：Leber Blutprotein und Nahrungseiweiss. Dtsch Ges Verdau Stoffwechselker 15：113-119, 1950.
10) Cowling DC, Mackay IR, Taft LI, et al：Lupoid hepatitis. Lancet 29：1323-1326, 1956.
11) 戸田剛太郎：Meeting report 自己免疫性肝炎診断指針 1996．肝臓 37：298-300, 1996.
12) Johnson PJ, McFarlane IG：Meeting report；International autoimmune hepatitis group. Hepatology 18：998-1005, 1993.
13) Alvarez F, Berg PA, Bianchi FB, et al：International autoimmune hapatitis group report；review of criteria for diagnosis of autoimmune hepatitis. J Hepatol 31：929-938, 1999.
14) 太田康幸，恩地森一，堀池典生，ほか：自己免疫性肝炎全国集計．厚生省難治性の肝炎調査研究班，平成3年度研究報告, pp 16-17, 1992.
15) 中村公英，牧野　勲：自己免疫性肝炎；治療の進歩．日本内科学会雑誌 88(4)：591-

596, 1999.
16) Toda G, Zeniya M, Watanabe F, et al : Present status of autoimmune hepatitis in Japan-correlating the characteristics with international criteria in an area with a high rate of HCV infection. J Hepatol 26 : 1207-1212, 1997.
17) Lucké B, Mallory T : The fulminant form of epidemic hepatitis. Am J Pathol 22(5) : 867-945, 1946.
18) 犬山シンポジウム記録刊行会：第12回犬山シンポジウム；A型肝炎，劇症肝炎．pp 110-112，中外医学社，東京，1982．
19) 藤原研司：劇症肝炎全国調査集計結果．厚生労働省特定疾患対策研究事業「難治性の肝疾患に関する研究」班，平成12年度研究報告書，pp 1-10，2001．
20) 矢野右人：B型肝炎・D型肝炎．肝臓病学 Clinical science, 戸田剛太郎，ほか(編)，pp 306-316，医学書院，東京，1998．
21) 熊田博光，小宅映士，竹内和夫，ほか：e抗原；e抗体のseroconversionに関する研究．肝臓 20：734, 1979.
22) 荒瀬康司，熊田博光：ステロイド離脱療法；過去と現在．肝胆膵 41：95-100, 2000.
23) Ahrens EH Jr, Payne MA, Kunkel HG, et al : Primary biliary cirrhosis. Medicine 29 : 299-364, 1950.
24) Omagari K, Rowley MJ, Jios JA, et al : Immunoreactivity of antimitochondrial antibodies in Japanese patients with primary biliary cirrhosis. J Gastroenterol 31 : 61-68, 1996.
25) Roll J, Boyer JL, Barry D, et al : The prognostic importance of clinical and histological features in asymptomatic and symptomatic primary biliary cirrhosis. N Engl J Med 308 : 1-7, 1983.
26) Mitchison HC, Palmer JM, Bassendine MF, et al : A controlled trial of predonisolone treatment in primary biliary cirrhosis. J Hepatol 15 : 336-344, 1992.
27) Kloppel G, Sciferet G, Lindner H, et al : Histopathological features in mixed type of chronic aggressive hepatitis and primary biliary cirrhosis. Virchow Arch(A) 373 : 143-160, 1977.
28) 菊池健太郎，宮川 浩：自己免疫性肝炎の薬物療法．臨牀消化器内科6月増刊号，肝疾患診療のチェックポイント 17(7)，小池和彦(監修)，pp 222-228，日本メディカルセンター，東京，2002．
29) 日本膵臓学会慢性膵炎臨床診断基準検討委員会：慢性膵炎臨床診断基準(日本膵臓学会，1995年)．膵臓 10(4)：xxiii-xxvi, 1995.
30) Yoshida K, Toki F, Takeuchi T, et al : Chronic pancreatitis caused by an autoimmune abnormality ; proposal of the concept of autoimmune pancreatitis. Dig Dis Sci 40 : 1561-1568, 1995.
31) 日本膵臓学会自己免疫性膵炎検討委員会：日本膵臓学会自己免疫性膵炎診断基準2002年．膵臓 17：585-587, 2002.

7 神経疾患とステロイド

●●●はじめに

　ステロイドが適応となる神経疾患を表1に示した。神経疾患の中でも免疫性神経疾患がその主な対象となる。ステロイドは、抗炎症作用、抗免疫作用、抗浮腫作用を期待して用いられる。ステロイド療法の適応と治療法は、診断、疾患活動性、病型、合併症の有無などにより決定する。

　ステロイドの初期治療法は、①一般的な経口投与治療(プレドニゾロン換算30 mg/日)、②大量経口投与治療(60～100 mg/日)、③パルス点滴療法(メチルプレドニゾロン点滴静注1,000 mg/日、3日間)、④少量経口投与療法(5 mg/日)、に分けられる。一般的に、ステロイド療法の初期治療量としてプレドニゾロン換算30 mg/日(0.5 mg/kg/日)が用いられるが、免疫性神経疾患では疾患活動性、炎症所見、血管炎の合併などからステロイド大量経口投与療法60～100 mg/日(1～1.5 mg/kg/日)が用いられる。最近では、神経疾患の活動期にステロイド経口投与に先行して、パルス療法、短期大量点滴静注が行われる。パルス療法は今日汎用される傾向にあるが、決してむやみに使用すべきではない。明確な適応判断と十分なインフォームド・コンセントを得ることが必要である。

　初期治療後のステロイドの減量療法は、初期の臨床症候の改善度、検査成績、画像所見など総合して判断する。早急な減量は再発を誘発するため緩徐に行う。

　ここでは主な免疫性神経疾患のステロイド治療について述べる。

表1／ステロイドが適応となる主な神経疾患

Ⅰ．免疫異常を主体とする神経疾患
　　①多発性硬化症
　　②急性散在性脳脊髄炎
　　③重症筋無力症
　　④慢性炎症性脱髄性多発ニューロパチー
　　⑤多発性筋炎・皮膚筋炎
　　⑥HTLV-I 関連脊髄症
Ⅱ．炎症を伴う神経疾患
　　a．血管炎
　　　①中枢神経ループス
　　　②Sjögren 症候群
　　　③Churg-Strauss 症候群、結節性動脈周囲炎
　　　④リウマチ性多発筋痛症
　　　⑤側頭動脈炎
　　b．非特異的炎症
　　　①Tolosa-Hunt 症候群
　　　②神経サルコイドーシス
　　　③神経ベーチェット病
　　　④慢性肥厚性硬膜炎
　　c．感染症
　　　①結核性髄膜炎
Ⅲ．神経組織浮腫・その他の神経疾患
　　①脳浮腫
　　②Bell 麻痺

1 免疫異常を主体とする神経疾患

1 多発性硬化症

　多発性硬化症(Multiple sclerosis；MS)は、中枢神経内に時間的空間的に多発する炎症性脱髄病変を生ずる疾患である。脳、脊髄、視神経などの中枢神経組織に多巣性の脱髄病変が生ずるため、多彩な神経症候の再発、寛解を繰り返すのが特徴である。病因はいまだ不明であるが、自己免疫機序を介していることは明らかである。

　MSはその臨床的特徴から、再発寛解型MSと慢性進行型MSに分けられる。再発寛解型MSでは、急性または突発性の発症を示し、慢性進行型MSでは徐々に発病する。初発症状としては、視力障害、しびれ、運動麻痺、歩行障害、複視、排尿障害などがある。経過中にはさまざまな神経症候を呈する。本邦では欧米に比較し視力障害、脊髄障害の頻度が高く、小脳失調、企図振戦は少ない。MSの診断は、従来、厚生省特定疾患の多発性硬化症の診断基準、Poserらの診断基準[1]が用いられてきたが、近年、McDonaldらの診断基準[2]が提唱されている。脳脊髄液検査のIgG index、Oligoclonal band(OB)、脳・脊髄MRI、大脳誘発電位などの検査が行われる。MSの平均年間再発は0.4～0.6回で、再発と寛解を示しながらも、全体としては進行性に悪化することが多い。再発寛解型MS症例のうち一部は二次性進行型に移行する症例もある。慢性進行型はMS全体の約10%である。

1. MSの治療

　MSの治療には、急性増悪時における神経症候の軽減、長期予後の改善、再発予防、さらに神経後遺症に対する治療がある。ここでは主に急性増悪時の神経症候の治療について述べる[3,4]。

a．急性増悪時の治療(図1)

　急性増悪時の治療として、ステロイド治療と血漿浄化療法がある。一般に、急性増悪の早期よりパルス療法を行うが、パルス療法に反応がよくない症例においては血漿浄化療法を施行する。パルス療法は、ソル・メドロール® 1,000 mg/日、点滴静注3～4時間、3～5日間投与する。治療効果が得られないときは、数日の休みの後に2回目のパルス療法を施行する。パルス療法後にプレドニゾロン1 mg/kg/日、経口投与を1～2週間投与する。反応がよい場合では10 mg/週ごとの減量を行う。パルス療法後に経口ステロイド投与の効果に対しての評価は行われていない。症例によっては減量中に再発をみることがあり、その場合では再度増量し、ステロイドの減量を試みる。ステロイド減量に伴い再発を認める症例では20 mg/日以下の少量長期投与が行われるが、このような場合ではステロイドの副作用に対する十分な配慮が必要である。

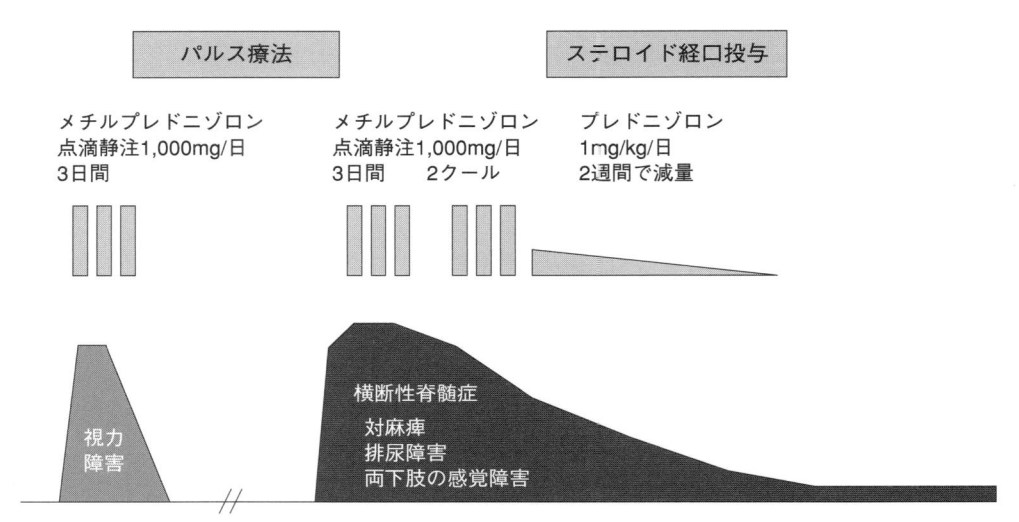

図1／多発性硬化症の急性増悪期におけるステロイド治療

b．再発に対する治療

現在、MSの再発抑制効果を認め、保険適応を受けた治療はインターフェロン療法のみである。長期的ステロイド治療によるMSの再発予防効果は認められていない。

2．視神経炎の治療

MSでは、初発症状あるいは経過中の症状として、視神経炎（球後視神経炎）をしばしば認める。視神経炎では、原則的にパルス療法を行う。パルス療法3日間、その後プレドニゾロンの内服を行う[5]。

2 急性散在性脳脊髄炎

急性散在性脳脊髄炎（Acute disseminated encephalomyelitis；ADEM）は、急性に発症する炎症性脱髄疾患で、脳、脊髄を散在性に障害し、単相性の経過を示す疾患である。原因として、ワクチン接種後、感染後、特発性があり、いずれも自己免疫アレルギーの関与が想定されている。

ウイルス感染、ワクチン接種後1〜2週に急性に発症する。発熱、頭痛、悪心・嘔吐、全身倦怠感などの症状が出現し、項部硬直などの髄膜刺激徴候、痙攣、意識障害をきたし、大脳（片麻痺、失語）、脳幹（眼振、眼球運動障害、異常眼球運動）、小脳（運動失調、構語障害）、脊髄（四肢麻痺、対麻痺、膀胱直腸障害）、時に末梢神経障害をも呈する。MRI、脳脊髄液検査は診断に有用である。髄液圧は亢進し、リンパ球を主体とする著明な細胞増加、蛋白増加を認める。

1. ADEM の治療

病初期にパルス療法を行う。ソル・メドロール® 1,000 mg/日、点滴静注3～4時間、5～10日間投与する。通常のパルス療法で施行される期間より長期間使用する[6]。

3 重症筋無力症

重症筋無力症（Myasthenia gravis；MG）は、骨格筋の易疲労性、脱力を主要な症候とし、日内変動や寛解・増悪を繰り返すことを特徴とする神経筋接合部の疾患である。神経終末から遊離されるアセチルコリンの刺激を感受する筋肉側のレセプターの免疫学的障害が原因である。

男女比は女性、発症年齢は20～30歳代に多い。運動を繰り返すことにより外眼筋、顔面筋、咬筋、球筋、または四肢筋の筋力が低下し、休息により一時的に回復する。症状の日内変動を認める。症状として、眼瞼下垂、複視、眼球運動障害、咀嚼障害、構音障害、嚥下障害、四肢筋の易疲労性を認める。診断はテンシロンテスト、電気生理学的検査、血中抗アセチルコリンレセプター抗体の測定を行い、胸腺腫の有無、甲状腺機能を検査する。

MG の臨床分類では、成人型は、Ⅰ型(眼筋型)、Ⅱ型(全身型、ⅡA 型：軽症全身型、ⅡB 型：中等症全身型)、Ⅲ型(急性劇症型)、Ⅳ型(晩期重症型)、Ⅴ型(筋萎縮型)に、小児型は、新生児型、若年型に分けられる。

1. MG の治療

胸腺摘出術、抗コリンエステラーゼ薬、ステロイド療法、免疫抑制療法、血漿浄化療法、大量免疫グロブリン静注(IVIg)療法などがあり、病型に合わせて単独またはこれらを組み合わせて治療する[7][8]（図2）。

　a．全身型 MG の治療

全身型では、原則的に胸腺摘出術を行うが、胸腺摘出術が第一選択とできない場合では薬物療法を行う。抗コリンエステラーゼ薬とステロイドを用いる。ステロイドは、一般に初期増悪を抑えるために低用量から導入する方が安全である。プレドニゾロン 10～20 mg 隔日投与から開始し、3週間に 10 mg ずつ増量後、最大量 60～80 mg 隔日投与を少なくとも3ヵ月継続、治療効果を確認後、1ヵ月ごとに前投与量の10～20％ほど減量する。減量途中に再悪化があれば減量ペースを遅くするか、減量を中止する。減量時に再発をみるのは 0.5 mg/kg/隔日あたりが多い。隔日投与で改善がみられない場合では最大投与量 60～100 mg 連日投与を行う。この投与量を1～3週間続けた後、週 10 mg の減量、50 mg 連日投与の後に隔日投与法に移行する。

　b．胸腺摘出術後の治療

胸腺摘出術後に症状が改善するまで数ヵ月～数年を要することが多い。この間

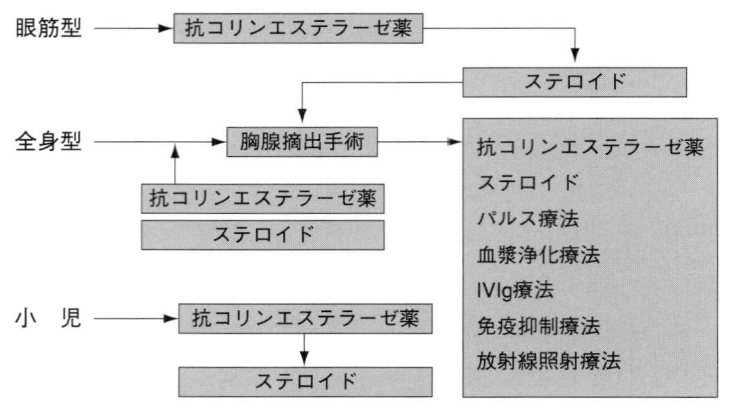

図 2／重症筋無力症の基本的治療方針
（高守正治：後天性自己免疫性重症筋無力症，骨格筋症候群．領域別症候群 36，日本臨床(別冊)：323-335，2001 より改変して引用）

ADL を改善するために抗コリンエステラーゼ薬、ステロイド療法、血漿浄化療法、IVIg 療法、免疫抑制療法、放射線療法がある。ステロイドは 1 mg/kg/日、または 2 mg/kg/隔日で 2～3ヵ月の治療量を維持した後、再燃を防ぐために月に 5 mg 以下の割合で漸減する。

c．眼筋型 MG の治療

眼筋型は自然寛解もあるが、一般に抗コリンエステラーゼ薬が用いられる。抗コリンエステラーゼ薬で十分な治療効果が得られない場合ではステロイド治療を考慮する。ステロイドの最小有効量は 10～50 mg/隔日で、全身型にみられるステロイドによる初期増悪は少ない。眼筋型では、一般に胸腺摘出術を病初期には行わない。

d．難治、緊急事態の治療

血漿浄化療法、IVIg 療法、パルス療法が試みうれる。これらの治療を単独または併用して治療する。パルス療法は、メチルプレドニゾロン 1 g/日、点滴静注、3 日間を 1 クールとして、1～3 クールを行う。

4 慢性炎症性脱髄性多発ニューロパチー

慢性炎症性脱髄性多発ニューロパチー(Chronic inflammatory demyelinating polyradiculoneuropathy；CIDP)は、慢性進行性あるいは再発性に末梢神経の散在性脱髄が生じ、筋力低下あるいは感覚障害を示す免疫性末梢神経疾患である。治療として、ステロイド療法、血漿浄化療法、IVIg 療法がある。

CIDP は、2ヵ月以上にわたる慢性の進行性経過を示す。通常は徐々に進行するが、中には数年にわたって進行するものもある。あるいは病初期から急速に進行するものもあり Guillain-Barré 症候群と鑑別を要することもある。幼児から高齢までの幅広い年齢で発症し、男女比はやや男性に多くみられる。若年では亜急性進行型、運動障

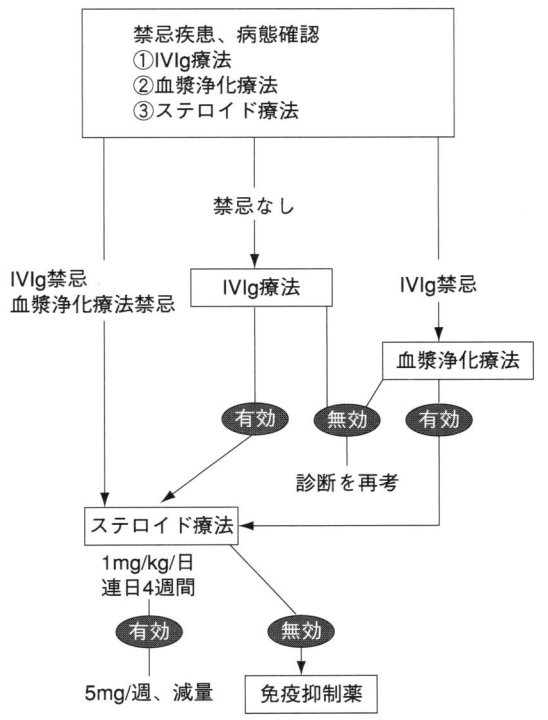

図 3／慢性炎症性脱髄性多発ニューロパチーの治療
(小鷹昌明, ほか：慢性炎症性脱髄性多発ニューロパチーの治療指針. 神経治療 18(1)：23-33, 2001 より引用)

害優位が多く、高齢では緩徐進行性型、感覚障害の目立つ症例が増加する。脳神経障害は 5〜10％、稀に呼吸筋障害を呈する。感覚障害は表在、深部感覚ともに認めるが、錯感覚、異常感覚は少ない。自律神経障害の合併はほとんどない。末梢神経伝導検査は CIDP を診断するうえで最も重要である。

1. CIDP の治療

　CIDP の治療として、IVIg 療法、血漿浄化療法、ステロイド療法がある。最近では、IVIg 療法を最初に行い、その後、ステロイド治療を施行することが多い。IVIg 療法が無効な症例では血漿浄化療法を施行する。ステロイド療法には、経口ステロイド治療、パルス療法がある[9)10)]（図 3）。

　a．ステロイド経口投与

　大量経口ステロイド治療として、プレドニゾロン 1 mg/kg/日（60〜100 mg/日）、連日投与、効果発現まで 1〜4 週続け、その後 2 週間ごとに 5〜10 mg ずつ減量する。再発を防ぐために 10〜20 mg/日の隔日投与を継続する必要を認める症例がある。大量経口ステロイド投与で反応が不良の場合はパルス療法を行う。

b．パルス療法

ソル・メドロール® 1,000 mg/日、点滴静注、3〜5日間投与し、その後、後療法としてプレドニゾロン経口療法を行う。

5 HTLV-1 関連脊髄症

HTLV-1 関連脊髄症（HTLV-1 associated with myelopathy）とは、ヒトTリンパ球向性ウイルスⅠ型（HTLV-Ⅰ）の感染者に生ずる慢性の経過の脊髄症（HAM）を呈する疾患である。発症様式は通常緩徐な発症であるが、時に急激な発症のこともある。初発症状は、歩行障害、次いで排尿障害、下肢の異常感覚などである。経過中の主な神経症候は、痙性対麻痺、両下肢の筋力低下、膀胱障害、下肢の異常感覚、上下肢の腱反射亢進などである。高齢発症ほど経過の進行が早いことが知られている。HAMでは白質脳症、胸部X線異常、Sjögren症候群、白内障、関節症状、耐糖能低下、ぶどう膜炎、甲状腺機能異常など合併を認める。検査成績では、血清ならびに脳脊髄液中にHTLV-Ⅰ抗体または抗原を認める。

1. HAMの治療

HAMの治療として、ステロイド療法（経口、大量点滴）、血漿浄化療法、インターフェロンα、免疫抑制薬などがある。

経口ステロイド治療として、プレドニゾロン0.5〜1.0 mg/kg/日（40〜80 mg/日）を4〜12週間、経口投与を施行する。ステロイド治療により多くの症例で症状の改善を認める。症状改善後、2週間ごとに隔日に10 mgずつ減量、少量の継続投与が必要である[11]。

2 炎症を伴う神経疾患

1 中枢神経ループス

全身性エリテマトーデス（SLE）ではしばしば多彩な神経症候を伴う。精神症状、意識障害、片麻痺、痙攣などの中枢神経症候、四肢のしびれ、運動麻痺などの末梢神経障害を認める。

SLEに伴う痙攣、意識障害、脳血管障害類似の病態ではパルス療法が行われる。パルス療法を3日間施行する。その後、プレドニゾロン1 mg/kg/日を経口投与、2〜4週間以上継続し症状が改善された後、2週間ごとに5〜10 mgずつ減量する。反応がよくない場合では再度パルス療法を施行する。

2 Sjögren症候群に伴う神経症状

乾燥性角結膜炎、口腔内乾燥を主徴とする全身性自己免疫性疾患で、高率に多彩な

神経症候を合併する。中枢神経症候として精神症状、痴呆、痙攣、頭痛、意識障害、髄膜炎、運動感覚麻痺、失調、脊髄症などがある。末梢神経症候として多発単神経炎、後根神経節炎による感覚性失調型神経炎、三叉神経炎、自律神経障害などさまざまな障害を認める。神経症状が重篤な場合では、パルス療法を3～5日間施行する。その後、プレドニゾロン 0.5～1 mg/kg/日を経口投与、4週間以上継続し、症状が改善された後、2週間ごとに5～10 mg ずつ減量する。

3 Churg-Strauss 症候群、結節性動脈周囲炎

Churg-Strauss 症候群(CSS)、結節性動脈周囲炎(PN)、特に顕微鏡型 PN などの血管炎症候群では多発単神経炎を生ずる。血管炎の活動性が高い症例では末梢神経障害が比較的急速に進行し、感覚・運動障害を認める。

活動期にステロイド治療を開始する。一般にステロイドに対する反応性は良好で、比較的速やかに自他覚症状は改善し、好酸球増加なども正常化する。プレドニゾロン 1 mg/kg/日、経口投与を4週間以上継続し、症状が改善された後、2週間ごとに5～10 mg ずつ減量する。経口ステロイド療法に抵抗性の症例ではパルス療法を3～5日間施行する[12]。

4 リウマチ性多発筋痛症

リウマチ性多発筋痛症(Polymyalgia rheumatica；PMR)は、高齢者に好発し、体幹筋、四肢近位筋の疼痛、こわばりを主徴とする全身症状を伴う炎症性疾患である。少量のステロイドで臨床症候、炎症所見ともに著効するが、しばしば再発する。PMR ではしばしば側頭動脈炎(Temporal arteritis；TA)を合併する。TA の合併がない症例では、プレドニゾロン 10～20 mg/日の経口投与で良好な反応が得られる。投与後2、3日で軽快し、1週間ほどで症状は消失する。TA を合併した症例では、視力障害、失明する可能性もあるためプレドニゾロン 30～50 mg/日の経口投与、2～3週後から10日～2週ごとに5 mg ずつ減量し、長期にわたり 2.5～5 mg/日の量を継続する[13]。

5 側頭動脈炎

側頭動脈炎(TA)は、側頭動脈の動脈炎であり、側頭動脈の閉塞により頭痛、顎関節障害、失明などの症状を呈する疾患で、高齢者に多く生ずる。ステロイド治療は極めて効果的で、プレドニゾロン 40～60 mg/日の経口投与、3～4週間後からゆっくりと減量する[14]。

6 Tolosa-Hunt 症候群

Tolosa-Hunt 症候群は、海綿静脈洞およびその周辺の非特異的肉芽腫によって片

側の眼部痛を伴う眼筋麻痺を示す疾患である。治療は、プレドニゾロン 0.5～1 mg/kg/日（30～60 mg/日）の経口投与、2～4 週間継続する。多くはステロイドに著効するが、再発もみられる[15]。

7 神経サルコイドーシス（Neuro-Sarcoidosis）

サルコイドーシスは、類上皮細胞肉芽腫（サルコイド結節）形成を特徴とする全身性疾患で、神経系、筋にも障害を生ずる。髄膜脳炎、多発脳神経障害、特に顔面神経麻痺、末梢神経障害、筋障害などを呈する。

ステロイド治療として、プレドニゾロン 1 mg/kg/日（60 mg/日）の経口投与、4 週間継続する。反応がよい場合では 2 週ごとに 5 mg ずつ減量する。長期にわたり 2.5～5 mg/日の量を継続する。重篤な症例ではパルス療法を先行させる。

8 神経ベーチェット症候群（Neuro-Behçet 症候群）

ベーチェット病は、口腔粘膜の再発性アフタ、外陰部潰瘍、皮膚症状、眼症状を主症状とし、慢性の経過をとる原因不明の全身性疾患である。神経症候として、髄膜刺激症候、運動麻痺、人格障害、痴呆などがみられ、再発と寛解を繰り返し、慢性の経過を示す。

ステロイド治療として、プレドニゾロン 0.5～1 mg/kg/日（30～60 mg/日）の経口投与を開始し、4 週間継続、その後ゆっくりと減量する。重篤な症例ではパルス療法を施行する。

急速発症の神経症候に対してステロイドは有効であるが、慢性進行性のものに対しては有効性に乏しい。

9 慢性肥厚性硬膜炎

慢性肥厚性硬膜炎（Chronic hypertrophic cranial pachymenigitis）は、脳硬膜が肥厚し、頭痛、多発脳神経障害、失調などを呈する疾患である。慢性の経過をとり原因としてさまざまなものがあるが、不明なものが多い。原因が明らかなものはその原因に応じた治療を行う。原因不明の慢性肥厚性硬膜炎では、パルス療法を 3～5 日間施行し、その後、プレドニゾロン 1 mg/kg/日、経口投与を 4 週間以上継続、症状が改善された後、2 週間ごとに 5～10 mg ずつ減量する。ステロイドに反応しても、減量、中止により再発を繰り返し、慢性の経過をとることもある[16]。

10 結核性髄膜炎

結核性髄膜炎（Tuberculous meningitis）では、血管炎に伴う脳実質障害、滲出性炎症による脳神経障害、さらに、脊髄ブロックによる水頭症を合併することがある。これらの神経症候を防止するためにステロイドを併用することがある。

十分な抗結核療法のもとに、プレドニゾロン30～60 mg/日の経口投与を開始する。2～3週間継続、その後ゆっくりと減量し4週間ほどで中止する。経口投与が困難な症例では、1～3週間デキサメタゾン12～16 mg静注または筋注し、その後1ヵ月間で減量する[17]。リファンピシンはステロイドの分解酵素を誘導するため、リファンピシン使用中にはステロイドは増量する必要がある。

（野村恭一、島津邦男）

◆文献

1) Poser CM, Paty DW, Scheinberg L, et al：New diagnostic criteria for multiple sclerosis；Guidelines for research protocols. Ann Neurol 13(3)：227-231, 1983.
2) McDonald WI, Compston A, Edan G, et al：Recommended diagnostic criteria for multiple sclerosis；guidelines from the International Panel on the diagnosis of multiple sclerosis. Ann Neurol 50(1)：121-127. 2001.
3) 日本神経治療学会治療ガイドライン：多発性硬化症．神経治療 20(5)：595-620, 2003.
4) 大石知瑞子，作田　学：ステロイド療法；多発性硬化症；最新の基礎・臨床研究．日本臨床 61(8)：1361-1366, 2003.
5) Hogancamp WE, Noseworthy JH：Optic neuritis. Current Therapy in Neurologic Disease, 5 th ed, Johnson RT, Griffin JW (eds), pp 170-175, Mosby-Year Book Inc, St Louis, 1997.
6) Kalman B, Lublin FD：Postinfectious encephalomyelitis and transverse myelitis. Current Therapy in Neurologic Disease, 5 th ed, Johnson RT, Griffin JW (eds), pp 175-178, Mosby-Year Book Inc, St Louis, 1997.
7) 日本神経治療学会治療ガイドライン：重症筋無力症．神経治療 20(4)：486-501, 2003.
8) 高守正治：後天性自己免疫性重症筋無力症；骨格筋症候群．領域別症候群 36，日本臨床（別冊）：323-339, 2001.
9) 日本神経治療学会治療ガイドライン：ギランバレー症候群；慢性炎症性脱髄性多発ニューロパチー．神経治療 20(2)：193-210, 2003.
10) 小鷹昌明，結城伸泰，伊藤雅史，ほか：慢性炎症性脱髄性多発ニューロパチーの治療指針．神経治療 18(1)：23-33, 2001.
11) Nakagawa M, Nakahara K, Maruyama Y, et al：Therapeutic trials in 200 patients with HTLV-I associated with myelopathy；tropical spastic paraparesis. J Neurol Virol 2(5)：345-355, 1996.
12) Lanham JG, Elkon KB, Pusey CD, et al：Systemic vasculitis with asthma and eosinophilia；a clinical approach to the Churg-Strauss syndrome. Medicine (Baltimore) 63：65-81, 1984.
13) 長澤浩平：リウマチ性多発筋痛症．臨床医のためのステロイド薬；効果的な選び方・使い方，橋本博史，西崎　統（編著），pp 56-58，総合医学社，2002.
14) 宮崎　弘：側頭動脈炎；炎症性脳血管障害．神経内科 45(6)：483-489, 1996.
15) Smith JL, Taxdal DSR：Painful ophtalmoplegia；The Tolosa-Hunt syndrome. Ann J Ophtalmol 61：1466-1472, 1996.
16) Mamelak AN, Kelly WM, Davis RL, et al：Idiopathic hypertrophic cranial pachymeningitis；Report of three cases. J Neruosurg 79：270-276, 1993.
17) 貴田秀樹，石川和彦，綾部光芳，ほか：結核性髄膜炎の薬物治療．神経内科 48(5)：425-430, 1998.

皮膚科疾患とステロイド

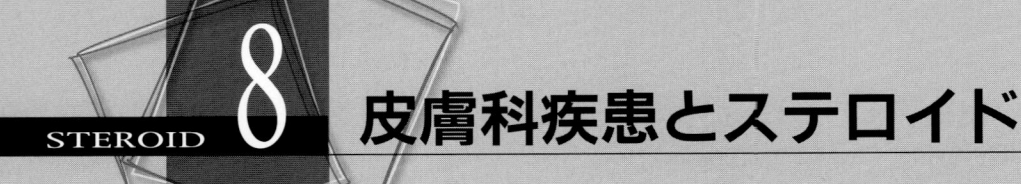

●●● はじめに

　皮膚科領域では、ごく日常的にいわゆる「湿疹・皮膚炎群」に対してステロイド外用剤が使用されるが、皮膚症状が主体であるものの重篤な内臓合併症を伴う疾患や、自己免疫性の皮膚疾患などではステロイドの全身投与も必要となる。

　原則的には、皮膚のみをターゲットとする疾患に対しては、より安全性が高く薬剤の効果を病変部に集中させるステロイド外用剤を選択し、皮膚以外の臓器をもターゲットとしたり広汎な皮膚病変を有し外用のみではコントロール不能な疾患についてはステロイドの全身投与を選択するが、以下の各論で述べるように、個々の疾患、その病態、重症度、患者のQOLなどを考慮して慎重に、全身投与、局所投与のいずれを選択するかを決定しなければならない。ステロイド内服剤の方が、切れ味がよく、外用という面倒な方法を省略できるからといって、安易にステロイド内服剤を使用すべきではない。逆にいうと、後述の「ステロイド（外用剤）・バッシング」のために、安易にステロイド内服剤が使用されているケースが少なくないことを警告したい。

1 ステロイド全身投与を原則とする疾患

1 自己免疫性水疱症

　皮膚の構成成分に対する血中自己抗体の出現による疾患群である。

1．尋常性天疱瘡

　尋常性天疱瘡は、表皮細胞間を結合する抗デスモグレインⅠおよびⅢに対する抗体によって表皮内水疱を形成し、粘膜を含む全身の皮膚に弛緩性水疱がみられる（図1）。直接蛍光抗体法では表皮細胞間に免疫グロブリン（Ig）の沈着がみられ（図2）、最近では保険適応で抗デスモグレインⅠおよびⅢに対する抗体が測定可能となった。

　軽症～中等症では中等量のステロイド（20～30 mg/日のプレドニゾロン）を経口投与し、重症例では大量のステロイド（50～60 mg/日のプレドニゾロン）の経口投与ないし、メチルプレドニゾロンによるパルス療法を行う。さらに治療抵抗性の例では、アザチオプリン、シクロスポリンなどの免疫抑制薬の併用、血漿交換療法などを施行する。

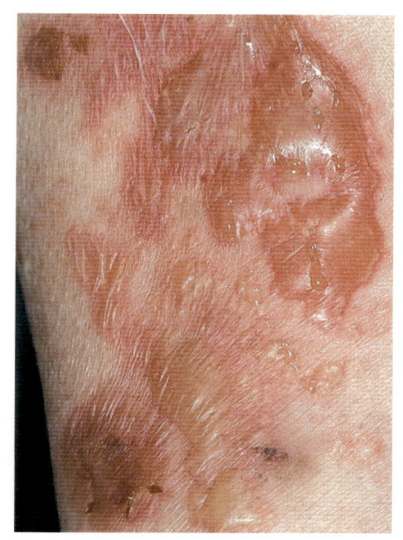

図1／尋常性天疱瘡の臨床

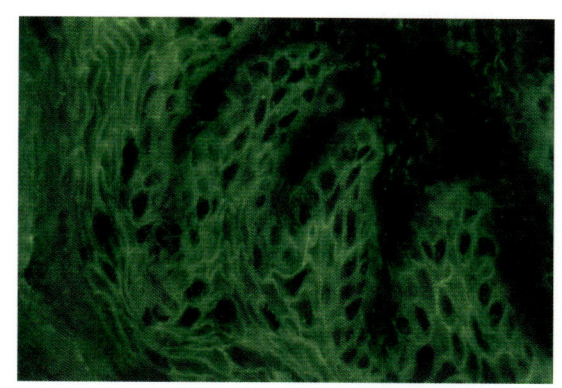

図2／尋常性天疱瘡の蛍光抗体直接法

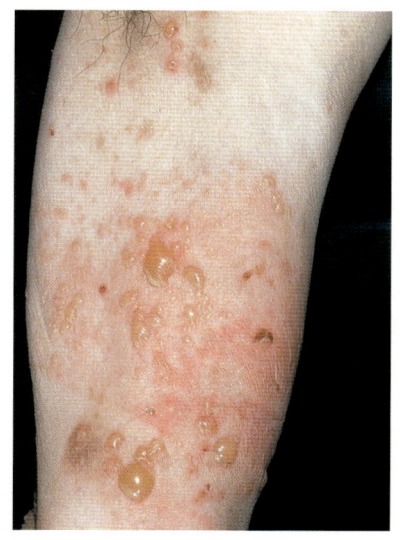

図3／水疱性類天疱瘡の臨床

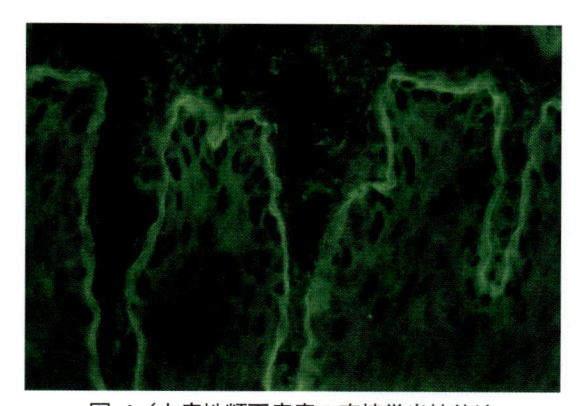

図4／水疱性類天疱瘡の直接蛍光抗体法

　ステロイドの減量に際しては、ゆっくりと減量しつつ、臨床的にわずかでも水疱の新生を認める場合は減量のペースを遅らせることがポイントである。

2．水疱性類天疱瘡

　表皮基底膜を構成するBP 180抗原およびBP 230抗原に対する抗体により表皮下水疱を形成し、臨床的には緊満性水疱がみられる(図3)。直接蛍光抗体法では、表皮基底膜部にIgGおよびC3の沈着がみられる(図4)。病因的なBP 180抗原エピトープに対するELISAキットも市販されている(保険適応なし)。

皮疹がごく狭い範囲にみられる場合はステロイド外用のみでコントロール可能な場合もあるが、一般に中等量のステロイド（20～40 mg/日のプレドニゾロン）の投与が必要である。70歳以上の高齢者に好発するので、骨粗鬆症、ステロイド糖尿病などの合併症に留意する。

近年、ミノマイシン®またはテトラサイクリンとニコチン酸アミドの併用療法の有用性が強調され、この療法をファースト・チョイスとする考えもあるが、効果発現に数週間を要するため、急性期はステロイド内服を行い、徐々に本療法へ移行するケースも多い。高齢者を対象とするため、ミノマイシン®による間質性肺炎の出現に留意する。

2 重症薬疹

1. 中毒性表皮壊死融解型（TEN型）および粘膜・皮膚・眼型（スティーヴンス-ジョンソン型）

いずれも最終的には広範な皮膚および粘膜の壊死およびそれに続く水疱形成をみ（図5）、薬疹の中で死亡率の高い最も重症な臨床型である。

全身に水疱形成がみられた段階では、感染症のリスクを考えステロイドの全身投与は行わずに、重症熱傷に準じた治療を行うが、初期の紅斑主体の時期でパルス療法など大量のステロイドの全身投与を躊躇なく行うのがポイントである。当然のことながら疑わしい薬剤は中止する。

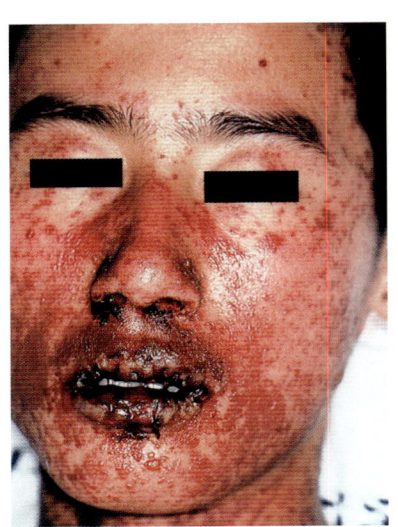

図5／スティーヴンス-ジョンソン型薬疹

2. 薬剤誘発性過敏性症候群（Drug-induced hypersensitivity syndrome）

近年、認知されるようになった薬疹の一型で、HHV-6（最近ではサイトメガロウイルスの報告もある）の再活性化により、重症化、遷延化する重症薬疹の一型であるが、一般に致死的ではない。

本症の臨床的特徴は、皮疹とともに発熱などの全身症状を伴うこと、肝機能異常などの内臓障害を伴うことなどであるが、いったんは中等量のステロイド（20～40 mg/日のプレドニゾロン）内服で沈静化した皮疹が減量とともに繰り返し再燃し、全経過が数週～数ヵ月に及ぶ点である。この再燃時にHHV-6（時にサイトメガロウイルス）の再活性化を伴っているのが特徴で、特定の薬剤（カルバマゼピン、フェニトイン、フェノバルビタール、ゾニサミド、アロプリノール、塩酸メキシチレン、DDS；ジアフェニルスルホン、サラゾスルファピリジン、塩酸ミノサイクリン）によって誘発

される。当然のことながら、これらの薬剤は中止する。
　特に有効な治療はなく、皮疹の状態に合わせてステロイドの増減を繰り返し、自然に沈静化するのを待つのがよい。

3 好酸球性筋膜炎

　四肢のびまん性皮下および真皮の硬化を主徴とする疾患で（図6）しばしば全身性強皮症（SSc）との鑑別が問題となるが、レイノー現象、手指硬化、内臓病変を欠く。組織学的には筋膜の著明な肥厚および皮下の線維化がみられるが、進行例では真皮にも線維化が及ぶため、生検の深さが不十分であると、しばしばSScと誤診される。病名に「好酸球性」とあるが、血中好酸球増多や病変部の好酸球浸潤がみられるのは病初期で、好酸球の増加、浸潤は診断上必須ではない。

　生命予後は良好であるが、治療時期を逸すると手指の屈曲拘縮が残るため、患者のQOLを考え、早期にステロイドの全身投与を行う。SScと比較してステロイドの全身投与による反応は極めて良好であり、中等量（20〜30 mg/日のプレドニゾロン）で開始し、皮膚および皮下の硬化の改善を触診しつつ、臨床的硬化判定を基準とし、1〜数年で漸減、中止とする。

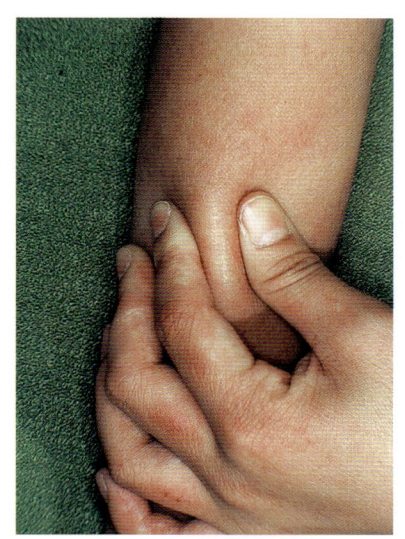

図 6／好酸球性筋膜炎

4 皮疹の高度な膠原病関連疾患

　以下の特殊な状況においてはステロイド全身投与の適応となる。
　①内臓病変を欠く全身性エリテマトーデス（SLE）：皮疹が高度で患者のQOLが著しく低下している場合、血管炎型皮疹、ムチン沈着を伴う皮疹など、皮疹より将来重症型のSLEへの移行が考えられる場合、中等量のステロイド内服が望ましい。
　②筋症状を欠く皮膚筋炎：皮膚症状が汚穢な多形萎縮（図7）を呈する場合には、皮疹の改善を目的として中等量のステロイド内服を考慮する。
　③機能障害を伴うあるいは進行により機能障害が懸念される限局性強皮症：限局性強皮症は、全身性強皮症（SSc）と異なり内臓病変を伴わないことより原則としてステロイド外用のみで経過をみるが、皮膚硬化が著しく機能障害を伴う例（図8）、進行が急速で機能障害が懸念される例では、中等量のステロイド内服を行う。

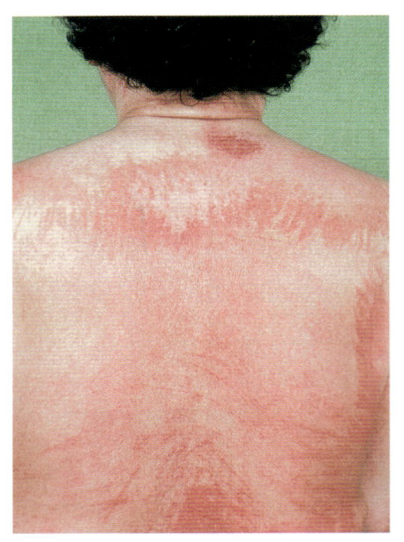

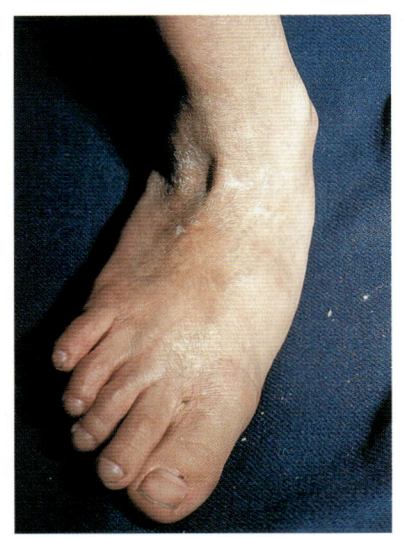

図7／皮膚筋炎　　　　　　　　図8／限局性強皮症

2　重症度に応じてステロイド全身投与を考慮すべき疾患

1　急性蕁麻疹

通常の急性蕁麻疹に対しては、抗ヒスタミン薬、抗アレルギー薬の経口投与で十分であるが、咽頭浮腫を伴い呼吸困難を訴える例に対しては、ステロイドの点滴投与（メチルプレドニゾロンなど）が必要となる。

2　自家感作性皮膚炎

原発巣の湿疹病変（貨幣状湿疹や接触皮膚炎など）の悪化に伴い、全身に急激に強い瘙痒を伴う漿泡性丘疹が散布性にみられる（図9）。原発巣の湿疹病変に対しては very strong ランクのステロイド外用剤を使用するが、散布性にみられる皮疹の瘙痒が著しく強い場合や、散布疹の増加が急激な場合は短期間ステロイド内服剤を使用する。具体的にはプレドニゾロン中等量（20 mg/日程度）より開始し、1〜2週間で漸減、中止とする。

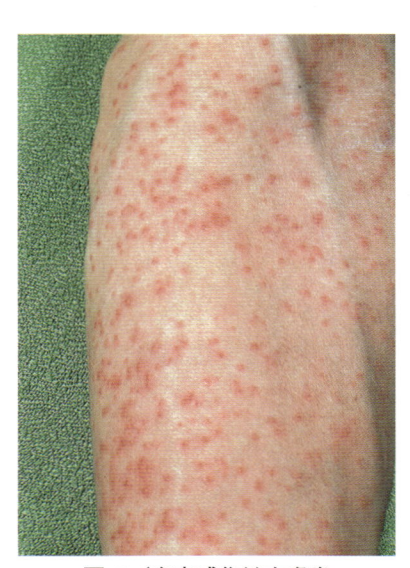

図9／自家感作性皮膚炎

3 薬疹（中毒疹型や紅皮症型など）

前述の TEN 型、スティーヴンス-ジョンソン型、薬剤誘発性過敏性症候群以外でも、皮疹が全身に及ぶ場合、瘙痒が極めて強く患者の QOL が著しく低下している場合、上記の重症型への移行が懸念される場合などは、疑わしい薬剤を中止のうえ、ステロイド内服剤中等量（プレドニゾロン 20～30 mg/日）より開始し、皮疹の改善を確認しながら 1～2 週間で漸減、中止とする。

4 アナフィラクトイド紫斑病

点状紫斑（主として下腿にみられ、点状丘疹として触知されるが、ガラス圧で消退しない）（図10）、腹痛（時に消化器出血）、関節炎を三主徴とする。原則として入院のうえ、安静で経過観察とするが、蛋白尿、血尿が持続する場合は IgA 免疫複合体の沈着を伴う紫斑性腎炎の頻度が高く、放置すると慢性腎不全に移行することもあり得るので、積極的に腎生検を行い、中等量～大量のステロイド内服が必要となる。

また、腎病変を伴わない場合でも、腹部症状や関節症状を伴う場合、安静時にも皮疹の新生をみる場合には、中等量のステロイド（プレドニゾロンで 20～30 mg/日）を経口投与し、臨床症状に応じて漸減する。

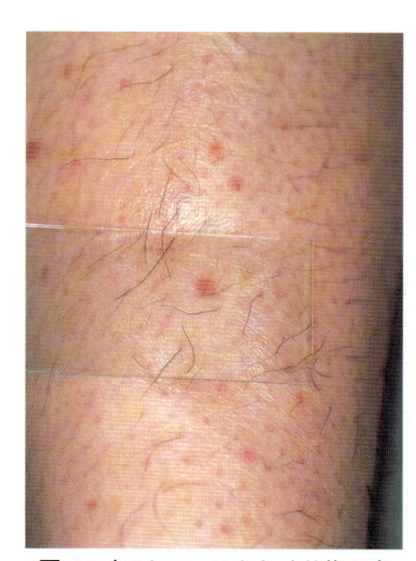

図 10／アナフィラクトイド紫斑病

5 スウィート病およびベーチェット病

いずれも、好中球の機能異常を基盤とする疾患と考えられており、軽症例には非ステロイド性抗炎症薬（NSAIDs）、ヨードカリ製剤、DDS などが使用されるが、重症例に対しては中等量のステロイド経口投与が必要となる。

3 基本的にステロイド外用剤のみを使用し、内服・注射などの全身投与を行うべきでない疾患

1 アトピー性皮膚炎

　非常に複雑な社会的背景を有する疾患であるので、詳細については後述する。一般医を対象とした厚生科学研究の治療ガイドラインにおいては、入院を必要とする超重症例に対してのみ短期間投与してもよいとされているが、日本皮膚科学会の治療ガイドラインでは外用剤の使用のみが記載され、内服については一切推奨されていない。

　後述の理由においては、筆者は本症に対して日本皮膚科学会の治療ガイドラインに従って、外用のみでコントロールすべきと考えている。さらに過去数百例の入院において、1例もステロイドの全身投与を行っていないし、さらにその必要性を感じたこともない。

2 尋常性乾癬

　表皮・真皮における炎症と表皮角化細胞の増殖亢進による角化異常症で、原発疹は銀白色の鱗屑を伴った紅斑丘疹である（図11）。重症例においては、著明な落屑を伴うことより、外見も含めて本症患者のQOLは著しく低下する。

　軽症例においては、ステロイド外用剤およびビタミンD_3外用剤で十分コントロール可能である。この際、ステロイド外用剤による皮膚萎縮を抑制するために、ビタミンD_3外用剤と交互に外用する治療法が勧められている。

　本症では中等症～重症例に対しては、ステロイドの内服ではなく、エトレチナート内服、シクロスポリン内服、メトトレキサート内服、PUVA療法（紫外線療法）などの全身療法を行う。本症ではステロイドの内服は一過性には有効であるが、膿疱性乾癬を誘発するので禁忌である。

3 湿疹・皮膚炎群

　接触皮膚炎、脂漏性皮膚炎、手湿疹、貨幣状湿疹、皮脂欠乏性皮膚炎、種々の慢性湿疹、うっ滞性皮膚炎、虫刺症、痒疹（図12）など、すべてステロイド外用剤の適応となる。上記の疾患には、一般にステロイド全身投与の適応とはならない。

4 その他の皮膚疾患

　薬疹、多形滲出性紅斑、円板状エリテマトーデス、限局性強皮症、皮膚サルコイドーシス、慢性光線過敏性皮膚炎、軽度の熱傷（Ⅰ度）、掌蹠膿疱症、扁平苔癬などの皮膚疾患もステロイド外用剤の適応となる。

図 11／尋常性乾癬　　　　　　　図 12／痒疹

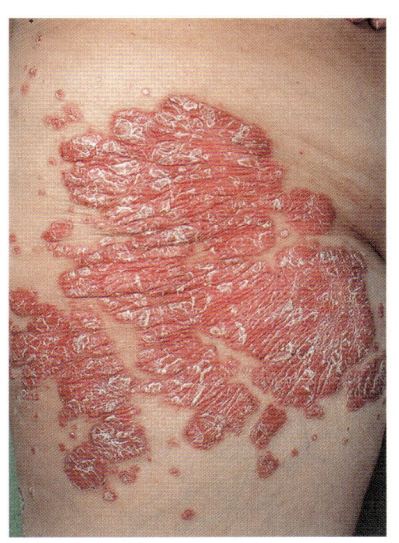

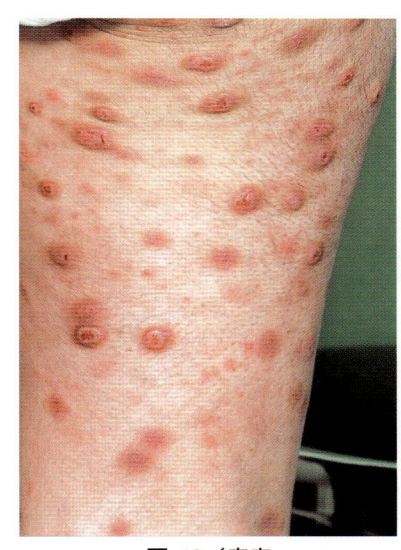

4　ステロイド外用剤使用のポイント

　ステロイド外用剤の使用原則として、皮疹の評価を正しく下せ、その使用法に精通した皮膚科医に限定されるべきであるが、現実には一般医によっても使用されているので、アトピー性皮膚炎を例にしてごく原則的なポイントを以下に述べる。
　①成人、小児の体幹・四肢の重症皮疹では very strong ないし strong ランクのものより使用する。
　②顔面では、mild ランクのものを原則とする。
　③老齢者、乳幼児では、成人、小児より1ランク弱いものより開始するが、十分な効果がみられない場合は、もとのランクのものとする。
　④1週間外用して効果がみられない場合は十分量外用されているかどうかを確認し、正しく外用されていても効果がみられないことが確認された場合は1ランク上のものを処方する。
　⑤手足の皮疹、痒疹などの難治性皮疹に対しては very strong ないし strongest の適応もあり得る。
　⑥中途半端な中止をさせないように完全に皮疹が消失するまで中止させない。中途半端な中止による原疾患の悪化をリバウンドと称し、ステロイド外用剤の副作用であるかのように表現するのは正しくない。
　⑦薬のみ投与をしない。患者に対しては予防的に外用しないように繰り返し注意する。
　⑧皮疹の変化がみられた場合は、ステロイド皮膚萎縮、ステロイド痤瘡、体部白癬

など原疾患とは異なる状態となっている可能性があるので、皮膚科専門医へ紹介する。
　⑨接触皮膚炎を誘発するリスクのある抗生物質加ステロイド外用剤は使用しない。
　⑩他剤（保湿剤、NSAIDs、消毒剤など）との混合は安易に行わない。

5 ステロイド（外用剤）・バッシング

　皮膚科領域におけるステロイド（外用剤）・バッシングおよび患者サイドにおけるステロイド外用剤拒否の風潮について紹介したい。適正使用さえ心がければ極めて有効性に優れ、安全性も高い薬剤が、メディアの風潮によって「悪魔の薬」とされていった医学上の歴史は二度と繰り返してはならないものである。
　ステロイド外用剤の使用を拒否する患者は主としてアトピー性皮膚炎患者であったが、最近では、ほかの疾患でも使用を拒否するケースが増加しつつある。
　過去数年間、新聞、テレビなどのマスコミによって、ステロイド外用剤の副作用が著しく誇張されて報道されるようになり、ステロイド外用剤の副作用についての誤った理解が一般に定着しつつあるように感じられる[1)-5)]。実際、われわれの外来を受診するアトピー性皮膚炎患者のうち重症例の多くは、ステロイド外用剤に対する不安よりそれまでの治療を中止したり、民間療法や特殊療法に依存した結果増悪をみたものであり、ステロイド外用剤によって大きな副作用を起こして来院する例は稀である。
　ステロイド外用剤の副作用の主たるものは、前述の如く外用部位に限定した皮膚萎縮や血管拡張あるいは感染症の誘発であるが、これらの副作用の発生はアトピー性皮膚炎患者に限った問題ではなく、これらの大部分は誤用によるものである。しかしながら、最近ではステロイド外用剤は大変副作用の強い薬剤であるから、アトピー性皮膚炎の治療に使用すること自体が誤りとする極端な主張もみられるようになった。
　ステロイド外用剤に関する副作用に対する誤った理解について以下に整理した。
　①ステロイド外用剤の経皮吸収により、全身的副作用（骨粗鬆症、糖尿病、免疫抑制など）や副腎の抑制が起こる──通常の使用量のステロイド外用剤では経皮吸収は微量であり、全身性副作用は起こり得ない。
　②妊婦に対しては胎児に対して影響が起こるのでステロイド外用剤は使用できない──①と同様に微量の吸収であることより胎児、乳児への影響はほぼ無視し得る。
　③小児に対するステロイド外用剤の使用によって成長障害が起こる──①と同様に微量の吸収であることより小児への成長障害は起こり得ない。
　④ステロイド外用剤をいったん使用すると中止できなくなり、さらに徐々に強いものにランクを上げざるを得なくなり、最終的にはステロイド外用剤に対しては反応しなくなる──症状に比して弱いランクのものを漫然と使用している際、なんらかの悪化因子が加わって症状が増悪した場合に"今まで効いていたものが効かなくなった"

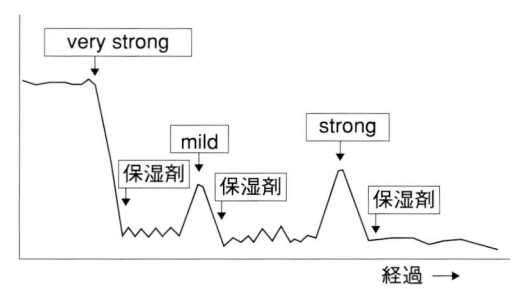

図 13-a／正しいステロイド外用剤の使用法
増悪時には、症状を短期間に改善し得る程度の強いステロイド外用剤を使用し、十分な改善がみられた後に中止または保湿剤に切り替える。またその後の増悪時には早期に適切なランクのステロイド外用剤を開始し、コントロールすることが大切である。

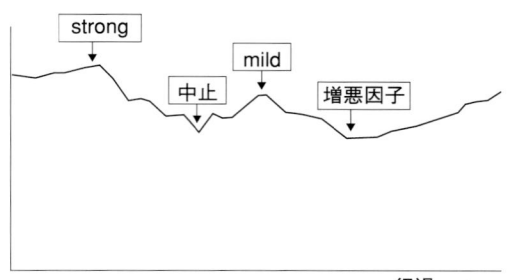

図 13-b／誤ったステロイド外用剤の使用法
増悪時においても不十分な強さのステロイド外用剤を選択し、十分な改善が得られない状態で中止すると中止直後より悪化がみられる。これはリバウンド現象ではない。また弱いステロイド外用剤をだらだらと使用している際になんらかの増悪因子が加わると悪化した際に、"これまで効いていたステロイド外用剤が効かなくなった"との印象を患者に与えることがある。

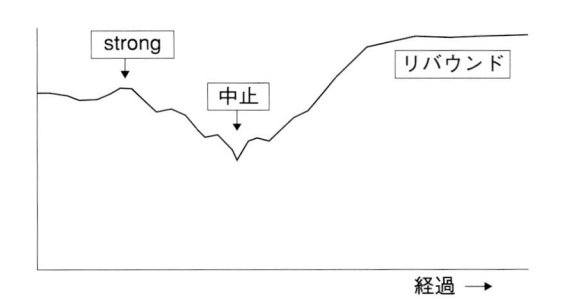

図 13-c／リバウンド現象の本態
コントロール不良時において、治療を中止するといかなる疾患においても増悪するのが通常であるが、アトピー性皮膚炎においてはこの現象が治療薬そのものの欠陥と誤解され、リバウンド現象と呼称されている。

と患者が錯覚するケースが多い(図 13-b)。

⑤ステロイド外用中止により、リバウンド現象が起こる──→リバウンド現象は本来ステロイド内服剤の急激かつ不適切な中止による増悪で、その多くは、十分に炎症がコントロールされていない時点での治療の中断による原疾患の悪化であり、治療薬そのものの欠点ではない(図 13-c)。

⑥ステロイド外用剤使用により色素沈着が残る──→ステロイド外用剤使用前の炎症が強い場合、ステロイド外用後の"炎症後色素沈着"を副作用と誤解しているものである。

⑦ステロイド外用剤使用により白内障、網膜剥離が起こる──→上記の眼合併症は、顔面の皮疹のコントロールが不十分な例に多く、瘙痒のため顔面を擦ったり、叩いたりするための外傷性のものである。したがってステロイド外用剤使用者ではなく、中止によって顔面の皮疹を悪化させた例がほとんどである。

6 アトピー性皮膚炎におけるステロイド外用剤の使用上の問題点

　アトピー性皮膚炎に対してステロイド外用剤を適切に選択して使用すれば、無効な結果に終わることは極めて稀である。それにもかかわらず、ステロイド外用剤が使用されていながら、無効であるという訴え、相談が、患者サイドあるいは他科あるいはほかの医療機関よりもたらされることが多い。その際に、これまでステロイド外用剤を使用していてもよくならなかったのだから、ステロイド外用剤を今後使用することは好ましくないとの飛躍した結果に至っていることが多いが、このような場合多くは使用されたステロイド外用剤の選択と使用法に問題がある（図13-a、c）。

　それでは、どのような点に問題があるのであろうか。これらについてまとめると以下のような点になる。

　①実際に十分な外用がなされていない：要するに塗らない薬が効くはずがないということであるが、その使用頻度、使用量について十分問診する必要がある。週に2～3回しか外用されていない場合や、毎日全身に塗布しているはずなのに5gチューブが1週間経っても終了しない場合などの状況が判明することが稀ではない。

　②症状を十分にコントロールできるだけの薬効をもったランクのステロイド外用剤が使われていない：弱いステロイド外用剤を処方しておけば、少なくとも副作用の心配はしなくてもよいという考えで、安易にmildクラスのステロイド外用剤が選択されていることがあるが、痒疹化した皮疹や著明な苔癬化局面に対してはvery strongクラス以上のステロイド外用剤を一定期間使用しない限りは、その皮疹のコントロールは難しい（表1）。

表 1／皮疹の重症度と外用剤の選択

	皮疹の重症度	外用剤の選択
重症	高度の腫脹/浮腫/浸潤ないし苔癬化を伴う紅斑、丘疹の多発、高度の鱗屑、痂皮の付着、小水疱、びらん、多数の掻破痕、痒疹結節などを主体とする。	必要かつ十分な効果のベリーストロングないしストロングクラスのステロイド外用剤を第一選択とする。痒疹結節でベリーストロングクラスでも十分な効果が得られない場合は、その部位に限定してストロンゲストクラスの使用もある。
中等症	中等症までの紅斑、鱗屑、少数の丘疹、掻破痕などを主体とする。	ストロングないしミディアムクラスのステロイド外用薬を第一選択とする。顔面や頸部の皮疹に対してはタクロリムス外用剤が極めて有効である。
軽症	乾燥および軽度の紅斑、鱗屑などを主体とする。	ミディアム以下のステロイド外用剤を第一選択とする。
軽微	炎症症状に乏しい乾燥症状を主体とする。	ステロイドを含まない外用剤を選択する。

（日本皮膚科学会アトピー性皮膚炎治療ガイドラインより作成）

③中止の時期が適切ではない：アトピー性皮膚炎の重症部に、正しく選択されたステロイド外用剤を一定期間使用すると、症状は改善し中等症部となる。この時点で"痒みが楽になったから""かなりよくなったが、このままステロイド外用剤を使用し続けるのは恐かったから"などの理由で中止された結果、再び悪化し"一時的にはよくなるが結果的には効果のない薬剤だった"と評価されることがある。この場合、症状が改善した場合でも定期的に通院させ、その都度症状に見合ったステロイド外用剤に変更し、患者サイドの自己判断で中止させないようにすることが大切である。

ステロイド外用剤を処方する際に"強い薬だからあまり使わないように"とか"痒みのひどいときだけ使いなさい"というように薬剤の使用に関して否定的なニュアンスで指示を下している医師が多いが、患者自身に中止の時期の判断を委ねることは本症のコントロールを不良にする一因となっている。

④常に、あるいは全身に同一ランクのステロイド外用剤が処方されている：アトピー性皮膚炎の個々の皮疹の重症度は、部位や時期によって異なり、それぞれに対して最も適切なランクのステロイド外用剤が選択される必要がある。また同一部位であっても、症状の改善や悪化に伴ってそのランクが変更されるべきであるが、それが行われていないことがある。このような場合、なんらかの悪化因子が加わって症状が増悪した際、"これまでの薬が効かなくなった"として、それがステロイド外用剤のもつ根本的欠陥と解釈されている場合がある。また、症状の増悪時に際しても多少は抑制的に働いているはずのステロイド外用剤を中止すればさらに症状が悪化するのは当然の結果であるが、民間療法の指導者や一部の医療関係者によりこの現象までが"リバウンド現象""ステロイドの毒が体内から噴き出している"として、同様にステロイド外用剤のもつ根本的欠陥として宣伝されていることもしばしば経験されている。

われわれはアトピー性皮膚炎におけるステロイド外用療法を、①重症例、増悪時における寛解導入療法、②軽快時における維持療法、に大別し、メリハリある治療を心がけている。また患者に対して①については"体中が大火事になっているからそれを消し止める治療法"、②については"ボヤが起こっても火事になる前に消し止める治療法"とし説明している。実際、全身広汎に苔癬化局面を呈している重症例においても2週間程度の入院により、very strongクラスのステロイド外用剤を使用することによって、ほぼ略治させ維持療法に移行することができる。その際には、徐々にステロイド外用剤のランクを落とす必要はなく、外用中止、保湿剤使用あるいはmildクラスのステロイド外用剤の使用で良好な状態を維持できる。但し、症例によって増悪時にはより速やかに積極的にstrongクラスのステロイド外用剤を短期間使用する必要がある。

●●● おわりに

　皮膚科領域の疾患は、皮疹を主徴とする全身疾患より、皮膚のみを病変部とする局所的な疾患まで多岐にわたり、ステロイドの使用に際しては、疾患の重症度、患者のQOL、薬剤のリスクなどを考慮しつつ、慎重に適応を選び、さらに治療法のメリットやリスクについて患者に十分に説明したうえで治療を開始することが重要である。

（竹原和彦、稲沖　真）

◆文　献

1) 竹原和彦：アトピービジネス論．皮膚臨床 40：125-132, 1998.
2) 蕪城裕子, 竹原和彦：アトピービジネス被害の実態とアトピービジネス訴訟．アレルギー・免疫 8：1266-1273, 2001.
3) 竹原和彦：アトピービジネス私論；皮膚科医による検証．先端医学社, 東京, 1998.
4) 竹原和彦：続アトピービジネス私論；その後の検証．先端医学社, 東京, 2000.
5) 竹原和彦：アトピービジネス．文藝春秋社, 東京, 2000.

# 耳鼻咽喉科疾患とステロイド

●●● はじめに

　耳鼻咽喉科は、頭部から頸部までの、いわゆる頭頸部と呼ばれる部位を守備範囲としている。この頭頸部領域には数多くの感覚受容器が存在する。耳の深部、鼓膜のさらに奥の方に存在する内耳には、音を感受して脳に伝える蝸牛と、身体のバランス（体平衡）を司っている前庭系という2種類の感覚受容器が存在する。鼻には、匂いの感覚受容器である嗅上皮と呼ばれる特殊な上皮が存在する。また舌および咽頭、喉頭には味覚の感覚受容器である味蕾が存在する。つまり、耳鼻咽喉科の外来には、これらの感覚器の障害を訴える患者が多数来院し、診断および治療を受けている。

　本稿では、耳鼻咽喉科領域に生じるさまざまな疾患の中で、ステロイドの使用が適応となる代表的な疾患を、耳科領域、鼻科領域、咽喉頭領域に分けて、疾患の概要、ステロイドの実際の使用法について述べる。

1 耳科領域

　耳科領域の疾患で、ステロイドが比較的高頻度に使用される代表的な疾患には、突発性難聴、メニエール病、顔面神経麻痺などがある。

1 突発性難聴

　急性感音難聴の代表的疾患である突発性難聴は、ある日突然に発病する感音難聴である。表1に厚生省突発性難聴調査研究班により作成された診断基準を示す。また突発性難聴の重症度分類を表2に示す。初診時、Gradeが高い症例、あるいはめまいを随伴する症例では聴力固定時に、重症度がより高いことが全国集計により明らかにされている。聴力の変動やめまい発作を反復せず第8脳神経以外に、顕著な脳神経症状を示さない。一側性がほとんどで、両側性は極めて稀である。CTなどの画像診断、血液検査などに本疾患の原因になると思われる顕著な異常を認めない。

　突発性難聴の原因は不明であるが、ウイルス感染説、血流障害説の2つの仮説が提唱されている。ウイルス感染説は、ウイルスによる内耳炎により急性感音難聴が発症するとする説である。ムンブスウイルス、麻疹ウイルス、風疹ウイルス、水痘帯状疱疹ウイルス、サイトメガロウイルスなど、多くのウイルスが難聴を引き起こすことが知られている。突発性難聴患者におけるこれらのウイルス抗体価が上昇していたとの

表 1／突発性難聴診断の手引き

1. 主症状
    ①突然の難聴
      文字どおり即時的な難聴、または朝、目が覚めて気づくような難聴
    ②高度な感音難聴
      必ずしも"高度である必要はないが、実際問題として"高度でないと突然難聴になったことに気づかないことが多い
    ③原因が不明、または不確実
      つまり、原因が明白でないこと
2. 副症状
    ①耳鳴
      難聴の発生と前後して耳鳴を生ずることがある
    ②めまい、および吐気、嘔吐
      難聴の発生と前後してめまいや、吐気、嘔吐を伴うことがあるが、めまい発作を繰り返すことはない

<診断の基準>
  確実例：1. 主症状、2. 副症状の全項目を満たすもの
  疑い例：1. 主症状の①、②の事項を満たすもの

<参考>
  ① recruitment 現象の有無は一定せず
  ②聴力の改善、悪化の繰り返しはない
  ③一側性の場合が多いが、両側性に同時罹患する例もある
  ④第8脳神経以外に顕著な神経症状を伴うことはない

(1973年厚生省突発性難聴調査研究班の診断基準より)

表 2／突発性難聴の重症度分類

聴力		
	Grade 1	40 dB 未満
	Grade 2	40 dB 以上 60 dB 未満
	Grade 3	60 dB 以上 90 dB 未満
	Grade 4	90 dB 以上

標準純音聴力検査5周波数の算術平均値について4段階に分類、さらにめまいの有無と発症から初診日までの日数で亜分類している。
注1：聴力は 250 Hz, 500 Hz, 1,000 Hz, 2,000 Hz, 4,000 Hz の聴力レベルの平均とする。
  2：この分類は発症後2週間までの症例に適用する。
  3：初診時めまいのあるものではaを、ないものではbを、2週間を過ぎたものでは'をつけて区分する。

(1998年厚生省突発性難聴調査研究班より)

報告もある[1]。また、ウイルス性内耳炎のヒト側頭骨病理組織学的研究では、コルチ器の有毛細胞の障害に加え、風疹ウイルスの感染でよく認められるような蓋膜の変性が観察されることが多く、また、血管条も萎縮することが知られている。既往に突発性難聴を有す側頭骨病理標本においては、有毛細胞の消失や血管条の萎縮に加え蓋膜の変性が認められることより、突発性難聴の大部分はウイルス性内耳炎によるものとする報告もある[2]。

一方、突発性難聴の血流障害説は、難聴の突然の発症を、内耳動脈の血栓、出血、れん縮などによる内耳の循環障害に求める説である。側頭骨病理組織学的研究からは、血流障害によって生じる線推化や化骨病変がほとんど認められないこと、突発性難聴が再発することは極めて稀なことより、循環障害については疑問視する向きもある。しかし、ウイルス感染に伴う炎症が契機となって内耳の循環不全をきたす可能性も残されており、今後さらなる病態の解明が俟たれる。

1. 治療の実際

　発病から2週間以内の早期治療が重要である。本症発症における心身のストレスの強い関与が示唆されているので、入院によるストレスの回避と薬物療法の併用療法が行われている。ステロイドとして、点滴ではヒドロコルチゾン（コルチゾール、200〜500 mg/日より漸減）、内服ではプレドニゾロン（30〜60 mg/日より漸減）などが用いられている。ステロイドとともに、突発性難聴に対しては内耳循環の改善を目的としてATP（60 mg/日）、プロスタグランジンE_1（40〜60 μg/日）などが用いられる。そのほかビタミンB_{12}を主体としたビタミンB群、代謝改善薬が一般的には用いられている。これら以外にアミドトリゾアール、アシクロビルなども用いられている。

　インターフェロンが本症に対して有効との報告もあるが、インターフェロン自体が耳毒性を有するため、その使用には注意を要する。バトロキソビンは突発性難聴に対して唯一、健康保険適応のある薬であるが、副作用として死亡例が報告されているので、その使用にあたっては注意を要する。発症からの期間、重症度、聴力型、めまいの有無、年齢などが予後を左右する[3),4)]。治療開始時期が早期（発症から14日以内）かつ聴力低下の程度が軽度のものほど予後良好である。聴力は高音部よりも低音部の方が改善傾向を示すことが多い。低音障害型、谷型、水平型の順に予後不良となる。聾型は予後不良例が多い。めまいを伴うものはこれを伴わないものより予後はやや不良である。年齢については、10〜30歳の例については予後良好、61歳以上になると予後不良の傾向を示す。

2　メニエール病

　めまい、難聴、耳鳴を三主徴とする発作を反復する。発作間隔は数日から数年とさまざまである。その間は無症状であることが多い。めまいの性状は回転性であることが多い。めまいは数分から数時間持続することが多い。難聴、耳鳴などの蝸牛症状は、めまい発作に連動して悪化することが多い。病初期の聴力像は図1に示すように、低音障害型でかつ病期に応じて変動する感音難聴であるのが特徴的である。前庭自律神経反射による悪心、嘔吐、顔面蒼白、冷汗などを伴うことがある。めまい、難聴などの第8神経症状以外の脳神経症状や意識消失を伴わない。表3に厚生省特定疾患調査班により作成された診断基準を示す。

　メニエール病の病態は、内耳膜迷路の内リンパ水腫が病因と考えられている（図2）。蝸牛血管条からの内リンパ液の産生過剰あるいは内リンパ嚢での吸収障害がその原因と考えられている。原因として自律神経異常、アレルギー、水代謝異常などの関与が示唆されているが、その詳細は不明である。

1. 治療の実際

　原則として急性期（発作期）は心身の安静を第一とする。患者に楽な体位をとらせ

表 3／メニエール病診断の手引き

1. 回転性めまい発作を反復すること
   ①めまいは一般に特別の誘因なく発来し、嘔気、嘔吐を伴い、数分ないし数時間持続する。
   ②発作の中には、「回転性」めまいでない場合もある。
   ③発作中は水平、回旋混合性の自発眼振をみることが多い。
   ④反復性の確認されぬ初回発作ではめまいを伴う突発性難聴と十分鑑別されなければならない。
2. 耳鳴、難聴などの蝸牛症状が反復、消長すること
   ①耳鳴、難聴の両方またはいずれかの変動に伴いめまい発作をきたすことが多い。
   ②耳閉塞感や強い音に対する過敏性を訴える例も多い。
   ③聴力検査では、著明な中・低音部域値変動や音の大きさの補充現象陽性を呈することが多い。
   ④一耳罹患を原則とするが両耳の場合もみられる。
3. 1、2の症状をきたす中枢神経疾患、ならびに原因既知のめまい、難聴を主訴とする疾患を除外できる。
   これらの疾患を除外するためには、問診、一般神経学的検査、平衡機能検査、聴力検査などを含む専門的な略床検査を行い、時には経過観察が必要な場合もある。

<診断の基準>
   I. 確実例：1、2、3の全条件を満たすもの
   II. 疑い例：1と3または2と3の条件を満たすもの
注：1、2の症候の原疾患として、十分に中耳炎、中毒性内耳障害、梅毒などの原因既知の疾患を除外できなかったときは、これらの疾患名を併記することとする。

(1974年厚生省特定疾患調査班診断基準より)

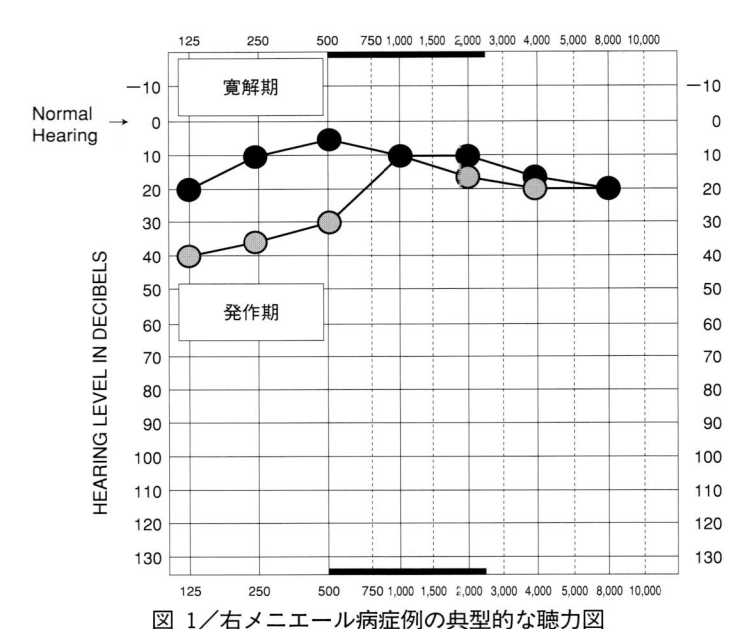

図 1／右メニエール病症例の典型的な聴力図
125 Hz、250 Hz、500 Hzと低音部に難聴が認められ、これがめまい発作とともに変動する。

る。急性期は前庭器を含む内耳全体の異常興奮が存在し、前庭自律神経反射による嘔気および嘔吐が強い場合が多い。制吐薬、鎮暈薬、鎮静薬の投与、7％重曹水の注射などによる対症療法を行う。メニエール病に特異な治療法として、内リンパ水腫の軽減を目的にイソソルビド内服などの脱水療法が行われる。ステロイドの使用について

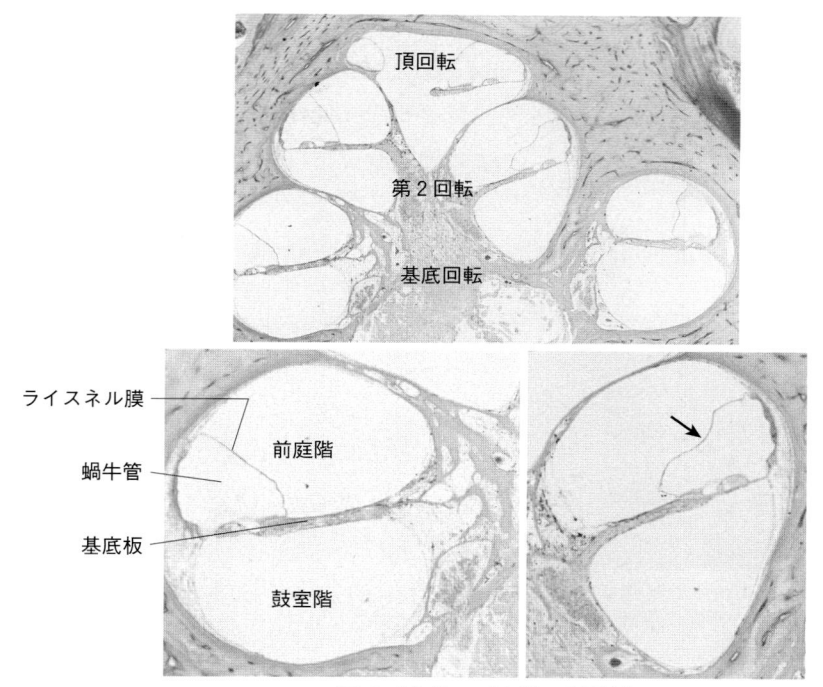

図2／内リンパ水腫の剖検例
ライスネル膜の膨隆（→）が認められる。（1938年、山川強四郎報告例）

は、厚生省特定疾患前庭機能異常調査研究班より、「メニエール病に対するステロイド薬使用のための参考資料」が報告されている[5]。それによれば、使用の対象はメニエール病のうち、①免疫異常を伴ったり、副腎機能低下の疑われる症例、②急速に難聴の進行する症例、③聴力変動の極めて著しい症例、ならびに、④難聴が両側性かつ高度で他薬が無効な場合、とされている。ステロイドの具体的な使用方法については、突発性難聴に準じて行われることが多い。メニエール病に対するステロイドの特異的な使用法としては、メニエール病に対する外科的治療法である内リンパ嚢開放術の際、開放した内リンパ嚢よりステロイドを内耳に投与するという方法が近年報告されている[6]。

3 顔面神経麻痺

顔面神経麻痺には末梢性と中枢性があるが、耳鼻咽喉科で扱うのは主に末梢性顔面神経麻痺である。末梢性顔面神経麻痺をきたす代表的疾患にはBell麻痺、Ramsey Hunt症候群がある。

1. Bell麻痺、Ramsey Hunt症候群

Bell麻痺はこれまで原因不明とされてきたが、最近の分子生物学的手法により、

単純ヘルペスウイルス1型(herpes simplex virus-1；HSV-1)の再活性化により生じる可能性が示唆されている[7]。Ramsey Hunt症候群は、顔面神経麻痺に耳介の帯状疱疹(図3)と難聴・めまいなどの第8脳神経症状を合併する疾患である。水痘-帯状疱疹ウイルス(varicella-zoster virus；VZV)の再活性化により生じることが知られている。いずれの疾患も、顔面神経膝神経節に潜伏感染していたウイルスが、寒冷への曝露や抜歯など、なんらかのストレスや刺激を契機として再活性化され、ウイルス性神経炎による麻痺が発症、さらに神経炎に伴う浮腫によって、顔面神経自身が骨性の神経管内で圧迫されて、麻痺がさらに悪化することが推測されている(絞扼麻痺)[8]。

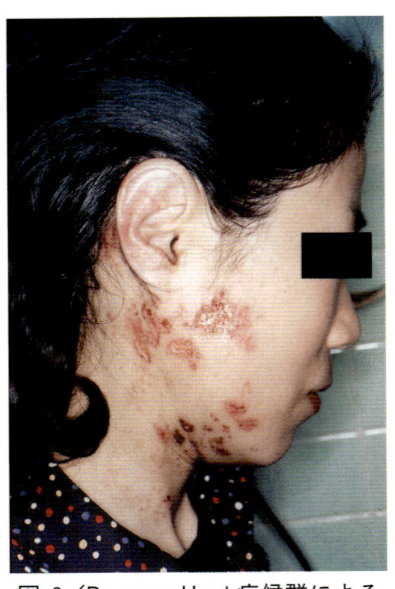

図3／Ramsey Hunt症候群による帯状疱疹、顔面に形成した例

2. 治療の実際

　薬物治療の最大の目的は神経変性の防止にあることから、治療開始は早いほど効果的である。Bell麻痺やRamsey Hunt症候群では麻痺が発症したときには既にウイルスは増殖していることから、抗ウイルス薬はできるだけ早期に、遅くとも発症3日以内に開始しなければ効果は期待できない[9]。抗ウイルス薬としてはBell麻痺に対してはアシクロビル1,000 mg(200 mg×5/日)を1週間、経口投与する。Ramsey Hunt症候群には同じくアシクロビル4,000 mg(800 mg×5/日)を1週間、経口投与する。重症例にはバラシクロビル3,000 mg(1,000 mg×3/日)を1週間、経口投与あるいはアシクロビル(250 mg×3/日)を1週間、点滴静注する[10]。

　入院による安静と薬物療法の併用療法、高度麻痺例に対しては顔面神経の浮腫により生じる絞扼麻痺を軽減することを目的に、手術的に顔面神経管を開放する減荷手術が行われる場合もある。抗ウイルス薬に加え、神経浮腫により生じる絞扼麻痺を軽減させる目的でステロイドが使用される。神経浮腫は1週間前後でピークに達し2週間で終息するので、ステロイドも浮腫がピークに達する以前の麻痺発症1週間以内に投与しなければ十分な効果は期待できない。Bell麻痺の約70％、Ramsey Hunt症候群の約30％は自然治癒する[11]ことを念頭におき、麻痺と神経障害の程度、あるいは糖尿病、腎障害などの合併症の有無に応じて、薬剤の量を加減することが大切である。ステロイドの具体的な使用法、使用量については、突発性難聴に準じて行われることが多い。循環改善を目的としてATP(60 mg/日)、プロスタグランジンE_1(40〜60 μg/日)、ビタミンB_{12}を主体としたビタミンB群、代謝改善薬などが用いられてい

る。

　保存治療の進歩によりBell麻痺の治癒率は95%程度まで向上しており、特に発症3日以内に適切な治療を施行すれば100%に近い治癒率が得られている[12]。これに対してRamsey Hunt症候群の予後は不良で、発症3日以内に適切な治療を開始しても完全治癒率は70%前後である[7,13]。麻痺の予後は発症1〜2週間に生じる神経変性の程度で決定される。神経変性が髄鞘(脱髄)にとどまるか、軸索にまで及ぶかで予後が大きく左右される。脱髄にとどまれば1〜2ヵ月、遅くとも3ヵ月以内に完治する。完全に軸索変性に陥ったものでは1年以上経過しても完全治癒は期待できず後遺症を残す。脱髄と軸索変性が混在したもの(部分脱神経)では、6ヵ月〜1年で完治する症例と軽い後遺症を残す症例がある。

2　鼻科領域

　鼻科領域の疾患で、ステロイドが比較的高頻度に使用される代表的な疾患は、鼻アレルギー(アレルギー性鼻炎)である。

1　鼻アレルギー

　鼻アレルギーは鼻粘膜におけるⅠ型アレルギー性疾患で、通常はくしゃみ発作、水様性鼻漏、鼻閉を3主徴とする。アレルギー素因(アレルギーの既往歴、合併症、家族歴)をしばしばもち、血清特異的IgE抗体レベルの上昇、局所肥満細胞、および局所と血液の好酸球の増加、粘膜の非特異的過敏性亢進などの特徴をもつ。アレルギー性鼻炎は、通年性アレルギー性鼻炎と季節性アレルギー性鼻炎に分けられる。通年性アレルギー性鼻炎は、1年を通して症状があるもので、その多くは室内塵、ダニが原因抗原である。季節性アレルギー性鼻炎のほとんどは、花粉抗原による花粉症である。臨床上、抗原によって起こるものを鼻アレルギーと診断し、アレルギー検査でアレルギーが証明されないものを血管運動性鼻炎としている。鼻粘膜の自律神経異常が原因と考えられている。

　アレルギー性鼻炎は1965年後半から増加し始め、1970年に入り数倍に急増し、なお増加し続けている。特に近年はスギ花粉症の増加が著明である[14]。

1．治療の実際[15]

　アレルギーの治療には抗原の除去と回避、薬物療法、特異的免疫療法、手術療法などがある。近年、重症度に応じた治療ガイドラインが鼻アレルギー診療ガイドライン作成委員会により示された[15]。重症度は、くしゃみ発作または鼻漏、鼻閉の程度により決定される(表4、5)。通年性アレルギー性鼻炎に対する治療法を表6に示す。季節性アレルギー性鼻炎の代表格である花粉症は花粉飛散開始によって症状が発現し、

表 4／アレルギー性鼻炎症状の重症度分類

程度および重症度		くしゃみ発作または鼻漏*				
		┼┼┼┼	┼┼┼	┼┼	＋	−
鼻閉	┼┼┼┼	最重症	最重症	最重症	最重症	最重症
	┼┼┼	最重症	重症	重症	重症	重症
	┼┼	最重症	重症	中等症	中等症	中等症
	＋	最重症	重症	中等症	軽症	軽症
	−	最重症	重症	中等症	軽症	無症状

*くしゃみか鼻漏の強い方をとる。　□ くしゃみ・鼻漏型　■ 鼻閉型　▨ 充全型
従来の分類では、重、中、軽症である。スギ花粉飛散の多いときは重症で律しきれない症状でも起こるので、最重症を入れてある。

(文献15)より引用)

表 5／アレルギー性鼻炎各症状の程度

種類 ＼ 程度	┼┼┼┼	┼┼┼	┼┼	＋	−
くしゃみ発作 (1日の平均発作回数)	21回以上	20〜11回	10〜6回	5〜1回	0
鼻漏 (1日の平均擤鼻回数)	21回以上	20〜11回	10〜6回	5〜1回	0
鼻閉	1日中完全に詰まっている	鼻閉が非常に強く、口呼吸が1日のうち、かなりの時間あり	鼻閉が強く、口呼吸が1日のうち、時々あり	口呼吸はまったくないが鼻閉あり	なし
日常生活の支障度*	まったくできない	手につかないほど苦しい	(┼┼┼)と(＋)の中間	あまり差し支えない	支障なし

*日常生活の支障度：仕事、勉学、家事、睡眠、外出などへの支障

(文献15)より引用)

表 6／通年性アレルギー性鼻炎の治療

重症度	軽症	中等症		重症	
病型		くしゃみ・鼻漏型	鼻閉型	くしゃみ・鼻漏型	鼻閉型
治療	①第2世代抗ヒスタミン薬 ②遊離抑制薬 ①、②のいずれか1つ	①第2世代抗ヒスタミン薬 ②遊離抑制薬 ③局所ステロイド ①、②、③のいずれか1つ 必要に応じて①または②に③を併用する	①LTs拮抗薬 ②TXA₂拮抗薬 ③局所ステロイド	局所ステロイド ＋ 第2世代抗ヒスタミン薬	局所ステロイド ＋ LTs拮抗薬または TXA₂拮抗薬 必要に応じて点鼻用血管収縮薬を治療開始時の5〜7日間に限って用いる
				鼻閉型で鼻腔形態異常を伴う症例では手術	
		特異的免疫療法			
		抗原除去・回避			

症状が改善してもすぐには投薬を中止せず、数ヵ月の安定を確かめて、ステップダウンしていく。

(文献15)より改変して引用)

花粉飛散数の増加によって症状も重症化するので無症状の時期からケミカルメディエーター遊離抑制薬や第2世代抗ヒスタミン薬の投与を開始する方法がガイドラインにより推奨されている。症状発現後は病型、重症度によって通年性アレルギー性鼻炎

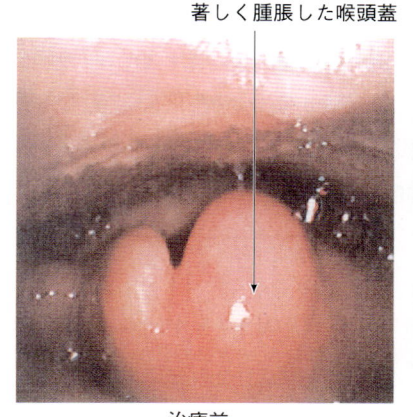

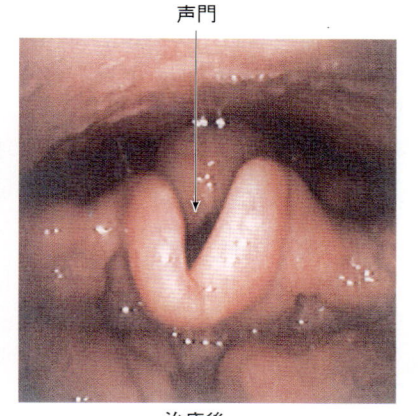

治療前　著しく腫脹した喉頭蓋　　治療後　声門

図 4／急性喉頭蓋炎症例の喉頭所見
治療前は喉頭蓋の著しい腫脹のため、声門の確認が不可である。

に準じて治療法を選択する。アレルギー性鼻炎に対してはステロイドの全身投与は原則的には行われず、局所投与が主体となる。局所投与に用いられるステロイドにはプロピオン酸ベクロメタゾン、フルニソリド、プロピオン酸フルチカゾンなどがある。いずれも微量で局所効果が強く吸収されにくく、吸収されてもすぐに分解されるため1年以上の連用でも全身的副作用は少なくかつ効果が確実であるという優れた特徴を有す。但しスギ花粉症の重症、最重症に対しては局所ステロイドでは抑制できない症例もあり、この場合はd-マレイン酸クロルフェニラミン・ベタメタゾン配合剤の内服投与が、1～2週間を限度に行われることもある。

3 咽喉頭領域

　咽喉頭領域では、急性喉頭蓋炎、急性声門下喉頭炎、急性喉頭気管気管支炎などがステロイド使用の適応となる。この中で特に急性喉頭蓋炎（図4）は、喉頭蓋の急激な腫脹により上気道の狭窄をきたし、これが高度な場合は窒息により不幸な転機を生じ得るため注意を要する。

1 急性喉頭蓋炎

　急性喉頭蓋炎は欧米では小児例が多いとされるが、わが国においては成人例が一般的である[16]。小児例ではインフルエンザ菌(type B)が原因であることが多いとされるが成人例ではそれ以外に、肺炎球菌、ブドウ球菌、連鎖球菌などが起因菌となることが知られている。しかし咽頭常在菌のみの場合や、起因菌が検出されない場合もある。

1. 治療の実際

　抗菌薬の強力な使用が必須となる。喉頭蓋の腫脹が高度で、呼吸困難の増悪が予想される場合は、気管切開術を行う。また浮腫が強い場合は、急激な腫脹による気道狭窄を防ぐことを目的にステロイドの投与が行われる。コルチゾール200 mgを朝夕2回、3〜4日間点滴静注する。炎症が軽快すれば、ステロイドの投与を中止する。

（肥塚　泉）

◆文献

1) Wilson WR, Veltri RW, Laird N, et al：Viral and epidemiologic studies of idiopathic sudden hearing loss. Otolaryngol Head Neck Surg 91：653-658, 1983.
2) Schuknecht HF, Donovan ED：The pathology of idiopathic sudden sensorineural hearing loss. Arch Otorhinolaryngol 243：1-15, 1986.
3) 三沢逸人，中島　務：突発性難聴．新図説耳鼻咽喉科・頭頸部外科講座 I；内耳，八木聰明，森山　寛，夜陣紘治，ほか（編），p 54，メジカルビュー社，東京，2000.
4) 小川　郁：急性感音難聴．JOHNS 16：1346-1349, 2000.
5) 北原正章：メニエール病の診断・検査・治療に関する資料．Equilibrium Res Suppl 7：147-149, 1991.
6) 北原　糺，武田憲昭，三代康雄，ほか：内リンパ嚢開放高濃度ステロイド挿入術；メニエール病に対する新しい治療の試み．耳鼻咽喉科臨床 92：607-611, 1999.
7) Murakami S, Mizobuchi M, Nakashiro Y, et al：Bell palsy and herpes simplex virus；identification of viral DNA in endoneurial fluid and muscle. Ann Intern Med 124：27-30, 1996.
8) Kettel K：Bell's palsy；Pathology and surgery；A report concerning fifty patients who were operated on after the method of Balance and Duel. Arch Otolaryngol 46：427-472, 1947.
9) De Diego JI, Prim MP, De Sarria MJ, et al：Idiopathic facial paralysis；a randomized, prospective, and controlled study using single-dose prednisone versus acyclovir three times daily. Laryngoscope 108：573-575, 1998.
10) 村上信五，渡邊暢浩：特集・耳鼻咽喉科における抗ウイルス剤とステロイド剤の使い方；顔面神経麻痺．MB ENT 3：14-18, 2001.
11) Peitersen E：The natural history of Bell's palsy. Am J Otol 4：107-111, 1982.
12) 羽藤直人，本多伸光，暁　清文，ほか：ベル麻痺に対するアシクロビル-プレドニゾロン併用内服療法．日耳鼻 103：133-138, 2000.
13) Inamura H, Aoyagi M, Tojima H, et al：Recent treatment of Ramsay Hunt syndrome. Eur Arch Otorhinolaryngol（Suppl）：491-492, 1994.
14) 鼻アレルギー診療ガイドライン作成委員会：疫学．鼻アレルギー診療ガイドライン；通年性鼻炎と花粉症，2002年版，pp 8-11，ライフ・サイエンス，東京，2002.
15) 鼻アレルギー診療ガイドライン作成委員会：検査・診断法．鼻アレルギー診療ガイドライン；通年性鼻炎と花粉症，2002年版，pp 24-27，ライフ・サイエンス，東京，2002.
16) 岡本充史，中村　学，信清重典，ほか：急性喉頭蓋炎127例の臨床的観察．聖マリアンナ医科大学雑誌 31：227-232, 2003.

10 眼科疾患とステロイド

●●● はじめに

　他科の医師と話をすると、眼科でステロイドを使用する疾患があるとは思っていないようだが、実は治療が必要な眼科疾患のほとんどがステロイドをさまざまな方法で使用している。また眼科の治療は点眼だけと思うようだが、眼科でもステロイドの全身投与をすることがある。極端なことをいえば、明らかな感染（それも病原体そのものが直接の障害を及ぼしている場合のみ）とわかっているもの以外にはステロイドが使われるといってしまってよいかも知れない。

1 投与方法

　他科の医師にはなじみのない投与方法もあると思われるので、製剤の特色と同時に解説したいと思う。投与場所は図1を参照してほしい。

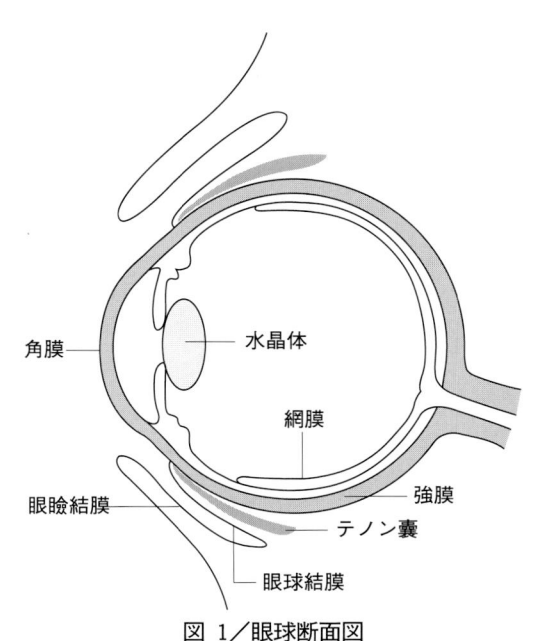

図 1／眼球断面図
強膜は眼球の一番外側にあり、眼球を形づくっているもので、その外側にテノン嚢がある。結膜は半透明の組織で、眼球と眼瞼を被っている。

1 点眼

1. 種類

　水溶性のデキサメタゾン系(デカドロン®、サンテゾーン® など)、ベタメタゾン系(リンデロン® など)、懸濁性のフルオロメトロン系(フルメトロン® など)があり、前二者は抗炎症作用が強く、術後に主に処方され、後者は結膜嚢内での停留時間が長く、かつ眼内への移行が少ないとされているため、アレルギー性結膜炎などの眼表面疾患に使用されることが多い。

2. 方法

　点眼の方法もしばしば聞かれることだが、結膜嚢に1滴入れば十分である。点眼瓶の1滴は結膜嚢に入るより多く出るため、溢れ出てしまっても問題はない。溢れた分はティッシュなどで拭き取るようにする。数種類の点眼をする場合は、結膜嚢の点眼液が吸収される時間が5分かかるため、点眼と点眼の間を5分空けるようにする。また懸濁性の点眼は最後に、軟膏がある場合は一番最後に使用するようにする。

　点眼後、目頭の部分を押さえるようにすると、涙点から鼻へ流れる部分が減るため全身吸収が少なくなるので、全身への影響が抑制される。

　乳幼児で点眼が困難な場合、就寝時に目頭のところに滴下し、そっと下眼瞼を引けば目の中に入っていく。

3. 効果の相加性

　内服の場合量が増えれば、効果・副作用も出やすくなることは当たりまえであるが、点眼の場合も同じである。重症の場合、抗生剤やステロイドを1時間おきに頻回点眼してもらうことがある。但し、副作用が出やすくなるということは、なかなか患者には伝わりにくい情報であるので、回数を守るように伝える工夫が必要である。アレルギー性結膜炎で痒みが強いときに回数を多く使用しがちなので、注意が必要である。

2 軟膏

　眼科で最も多く出るステロイドの軟膏はネオ・メドロールEE® 軟膏で、これはメチルプレドニゾロンに硫酸フラジオマイシンを含む軟膏で、アレルギー性、湿疹性の眼瞼炎に用いられる。眼科で処方される軟膏は目の中に入っても問題のないものである。

3 結膜下注射

　前眼部炎症に対し用いる投与方法。術後に消炎目的で行ったり、重症の眼瞼型春季カタルに瞼結膜下注射として行ったりする。持続する効果を期待して使用する懸濁液

にはトリアムシノロン(ケナコルト-A®)、メチルプレドニゾロン(デポ・メドロール®)などがあり、術後の消炎などに使われる水溶性のものには、ベタメタゾン(リンデロン®)、デキサメタゾン(デカドロン®)などがある。

4 テノン囊下注射

前眼部、眼底病変に対し用いる方法。強膜炎、ぶどう膜炎などに行う。製剤は結膜下注射に準じる。

5 球後注射

眼窩、球後病変に対し行う方法で、眼球後部の眼筋漏斗と呼ばれる部分に薬剤を注入する。製剤は結膜下注射に準じる。

6 全身投与

眼科でステロイドの全身投与をする代表的な疾患といえばぶどう膜炎があり、これは後で詳しく述べる。また術後、角膜移植についても後述。そのほかステロイドの全身投与を行うこともある眼科疾患について簡単に述べる。

1. 視神経炎

炎症性病変、脱髄性病変、血管性病変、変性などさまざまな原因により起こる、視力低下と視野欠損が特徴的な疾患群。病因に対応した治療が基本であるが、原因不明のことも多く、その場合急性期において炎症反応を抑制し、浮腫を軽減するためにステロイドの大量投与を行うことがある。他科でも遭遇するものとしては多発性硬化症によるものや副鼻腔炎や囊腫による鼻性視神経炎がある。

2. 外傷性視神経損傷

頭部、頸部の外傷により視神経に障害が加わるために起こる。眉弓部外側を打撲したときに起こりやすい視神経管骨折は一見軽微な外傷で神経に障害が生じる。骨折していなくても、反応性の浮腫や出血のために同等の症状が起こることがある。治療は視神経管開放術やステロイド治療による。他覚所見として、瞳孔の対光反応遅延、消失がみられる。

3. 内分泌性眼球突出

甲状腺機能亢進によって起こるものが代表的で、原疾患の治療のほか、ステロイド投与、また手術による眼窩減圧手術が行われる。

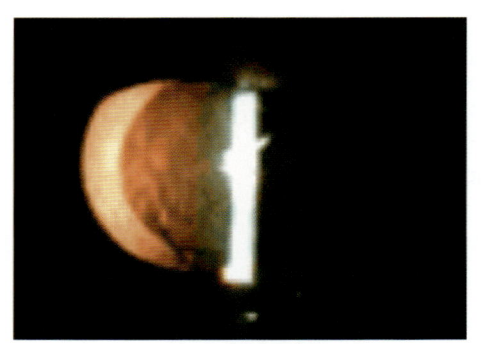

図 2／白内障術後
水晶体のあったところに人工レンズの丸い形が見えている。

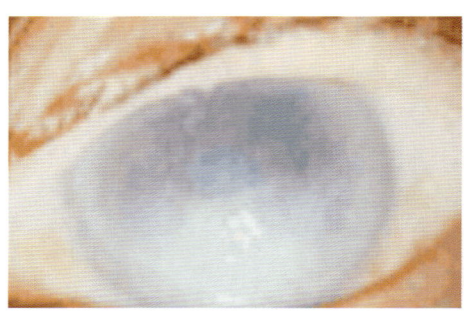

図 3-a／角膜移植術前　　　図 3-b／角膜移植術後

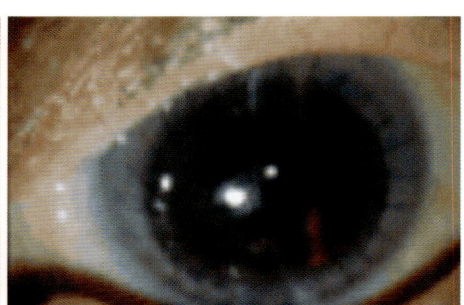

2 対象疾患

1 術後

　ほとんどの眼科の術後には消炎のためステロイド点眼が処方される。デキサメタゾン系(デカドロン®、サンテゾーン® など)、ベタメタゾン系(リンデロン® など)を5回処方する。白内障などの手術の場合には(図2)術後消炎が主体のため、ある一定の期間が過ぎればステロイド点眼中止となるが、角膜移植の場合は(図3)拒絶反応のパーセンテージがほかの臓器移植に比べれば少ないとはいえ、免疫抑制状態を局所的につくり出した方がよいので、長期にわたりステロイド点眼をすることが多い。

　手術時(直後)のステロイドの全身投与は、強い炎症が出た場合には内服を処方することもある。プレドニゾロン(プレドニン®)で30 mg/日くらいよりの処方が多い。また角膜移植の場合、術後に拒絶反応が起きやすいと考えられるハイリスクグループに対しては、ステロイドの全身投与や免疫抑制薬であるシクロスポリンの内服を行うことが多い。ステロイドの量や使用方法に関しては意見の分かれるところもある[1]。

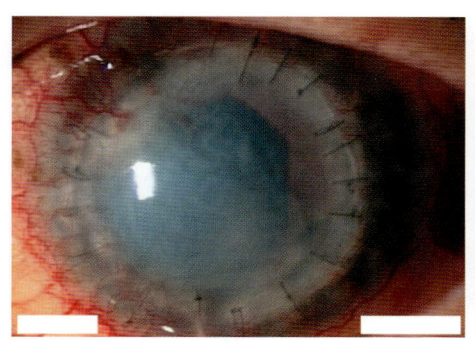

図 4／水疱性角膜症
透明であるべき角膜が、内皮の機能が低下したため、浮腫状となり、透明性を失っている。

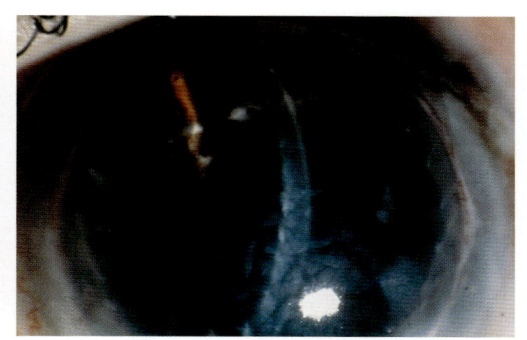

図 5／角膜移植後拒絶反応
移植片下 2/3 に浮腫、デスメ膜にしわがよっているのが見える。

2 角膜移植後の拒絶反応

　角膜移植片の術後 1 年の生存率は 90％と高いが、10 年後までの長い経過をみると 60％程度、ハイリスクグループでは 35％以下とかなり低くなる。この移植片の生存率の低下の最大の原因は拒絶反応である[2]。全層角膜移植後に角膜内皮に対して起こる拒絶反応は、症状が重症な場合内皮への障害が強く、水疱性角膜症となり角膜が透明性を失うこともあるので(図 4)、早期に治療が必要となる。視力低下、充血などの症状が現れる(図 5)。拒絶反応が起きた場合の治療は、ステロイドの頻回点眼(水溶性ステロイドを 1 時間おきより、症状に応じて回数は減らしていく)が基本で、これに加えて全身投与も行うことが多い。全身投与の方法、量に関してもこれは意見が分かれるところがあり[1]、また効果がないという報告もある[3]。

3 アレルギー性疾患

1. アレルギー性結膜炎

　スギ花粉症のような季節性のもの、ハウスダストなどによる通年性のものなどがある。季節性がはっきりしている場合には、抗原が飛散する前(スギであれば 1 月末)から mast cell stabilizer である抗アレルギー点眼剤による治療を始めていた方が症状が軽減することがわかっているが、いったん症状が出てしまえばステロイド点眼も一緒に使用することが多い。

2. アトピー性角結膜炎

　アレルギー性結膜炎のうち、アトピー性皮膚炎に合併するもの。重症例では角膜病変を伴い、視力低下にもつながるため、ステロイドの治療が必要となる。

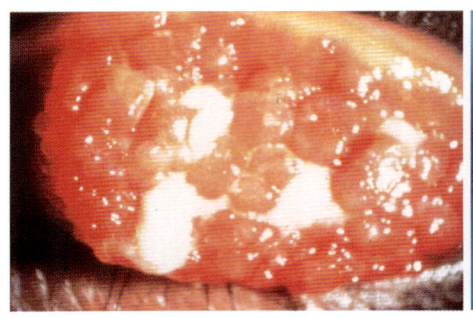

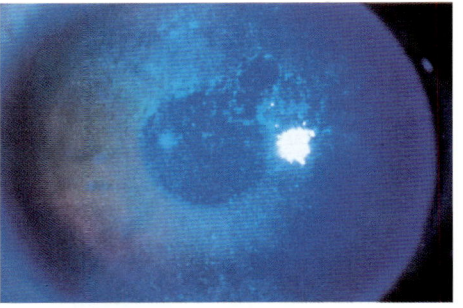

図 6／春季カタル
眼瞼結膜に巨大乳頭、角膜にびらんを認める。(眼アレルギーフォーラム 21 より)

3. 春季カタル(図6)

慢性アレルギー性結膜炎の重症型。結膜に増殖性所見がみられ、高度な角膜上皮障害を起こす。そのため視力障害を生じることが多く、患者の多くが若年者であるため問題となることが多い。治療は通常のアレルギー性結膜炎に準じるが、ステロイドの使用は欠かせず、重症例では眼瞼結膜下へのステロイド懸濁液の注射も行う。

4. 巨大乳頭性結膜炎

コンタクトレンズ、手術用縫合糸、義眼などの刺激により引き起こされる増殖性変化を伴う結膜炎。まずは原因の除去を行う。コンタクトレンズが原因の場合には、素材やデザイン、種類の変更を行う。

▶ **処方例**

〈抗アレルギー点眼〉
　mast cell stabilizer であるクロモグリク酸ナトリウム(インタール®)、ペミロラストカリウム(アレギサール®)、トラニラスト(リザベン®)などや、抗ヒスタミン薬である塩酸レボカバスチン(リボスチン®)、フマル酸ケトチフェン(ザジテン®)などがあり、1日4回(アレギサール®は2回)使用する。mast cell stabilizer と抗ヒスタミン薬は併用可能である。

〈中等症〉
　フルオロメトロン(0.1%フルメトロン®)点眼、1日4回を上記の処方に追加。

〈重症例〉
　ベタメタゾン(0.1%リンデロン®)点眼と二次感染予防に抗生剤点眼を併用し、トリアムシノロンアセトニド(ケナコルト-A®)やデキサメタゾン(デカドロンA®)の眼瞼結膜下注射、プレドニゾロン(プレドニン®)10〜20 mg/日内服を処方することもある。

若年の重症アレルギー疾患ではステロイドに反応して眼圧が上がることが最も懸念される副作用であり、最近では免疫抑制薬の点眼（シクロスポリン、FK 506）の効果も報告されている。

4 フリクテン

結核菌やブドウ球菌などに対する遅延型アレルギー反応によるものとされていて、球結膜に限局性の充血と隆起性病変を起こす結膜フリクテンと、角膜周辺部に血管侵入と浸潤病巣がみられる角膜フリクテンがある。どちらもステロイド点眼が治療の第一選択である。

▶ 処方例　　リンデロン® 点眼1日4回処方

角膜フリクテンの場合、病巣が菲薄化し、穿孔する場合もあるので、重症例（再発や難治例）ではシクロスポリン点眼を行うこともある。

5 上強膜炎（図7）

眼球の一番表面にあるのは角膜、結膜（結膜は眼瞼の表面も被う）だが、その下にあるのが強膜であり、白い色が結膜から透けて見えるので、俗に「白目」といわれる。強膜の表面は血管に富むおおまかな結合組織に被われているが、その層は上強膜と呼ばれ、炎症が起こることがある。関節リウマチに合併することが多いが原因不明のことも多く、球結膜下に充血、羞明（眩しさの訴え）、流涙、眼痛を訴える。ステロイド点眼が有効である。

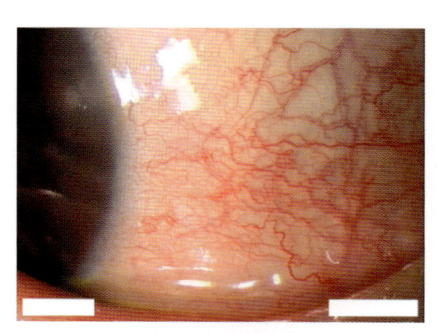

図 7／上強膜炎
球結膜下に充血を認める。

▶ 処方例　　リンデロン® などの水溶性ステロイド点眼を4、5回使用

6 流行性角結膜炎（図8）

他科でアレルギー性結膜炎以外で最も遭遇する機会が多い眼科疾患で、また問題となるのはこの疾患であると思われる。いわゆる「はやり目」と呼ばれているアデノウイルスによる結膜炎で、眼脂、結膜充血、流涙、異物感などの症状がある。ウイルス

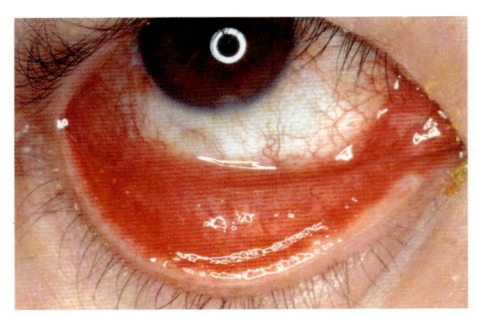

図 8／流行性角結膜炎
眼球、眼瞼結膜の充血を認める。
（徳島診療所眼科　中川　尚先生より提供）

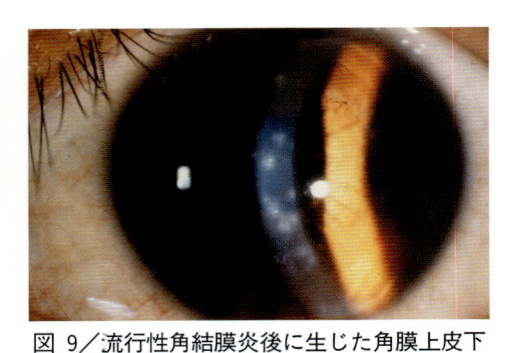

図 9／流行性角結膜炎後に生じた角膜上皮下混濁
スリット光で濁りが見えている。
（徳島診療所眼科　中川　尚先生より提供）

自体の抵抗性が強く、ウイルス液を自然乾燥させた場合でも 10 日以上はもとの感染力を維持するとされているため、病棟で発症すると病棟閉鎖になりかねない勢いで拡がる。眼科の疾患だから関係ないと思っていても、入院中の患者の眼科への併診あるいは眼科の病棟を借りての入院患者がいる場合、院内感染が起こる可能性があるので、注意が必要である。滅菌、消毒、手洗いなどの対策が必要であるので、詳しくは文献 4) を参照されたい。

但し、眼の充血はすべてこの結膜炎ではなく、きちんと診察をしないと、緑内障の発作、眼の異物などの場合もあるので、眼科の診察が必要である。ウイルスが原因であるため特効薬はなく、約 2 週間症状が続く。炎症が強いため角膜上皮下に混濁を残すことがあり（図 9）、その予防のためにステロイド点眼フルオロメトロン（0.1％フルメトロン®）、また混合感染を防ぐ意味もあって抗生剤の点眼を処方する。

7　角膜炎

　角膜感染症により起こる角膜炎の病態は、感染症による直接の障害と、感染微生物に対する免疫反応を主な病態とする疾患に分類され、前者の治療は病原体に対する薬剤の治療が主体で、後者はそれにステロイドを追加する。さまざまな角膜炎があるが、代表的なものとしてヘルペスによるものを挙げておく。

　ヘルペスによる樹枝状角膜炎（図 10）はウイルスそのものが角膜上皮で増殖しているため、ステロイド点眼は禁忌である［抗ウイルス薬であるアシクロビル（ゾビラックス®）眼軟膏 1 日 5 回を処方］が、実質型角膜ヘルペス、角膜内皮炎（図 11）はウイルス抗原に対する免疫反応であるため、抗ウイルス薬とステロイド点眼を行う。炎症の強さに応じてフルオロメトロン（0.1％フルメトロン®）、ベタメタゾン（0.1％リンデロン®）、混合感染予防に抗生剤点眼を使用する。実質炎が強い場合にはステロイドの内服（プレドニゾロン 20〜40 mg/日より漸減）を加えることがある。

　角膜ヘルペスは角膜移植後にステロイドの点眼をしているときに生じると、典型的

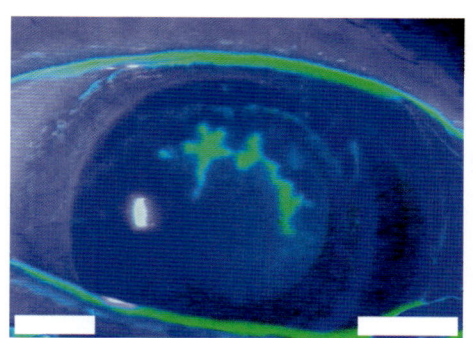

図 10／ヘルペスによる樹枝状角膜炎
潰瘍部分がフルオレセイン色素に染まっている。

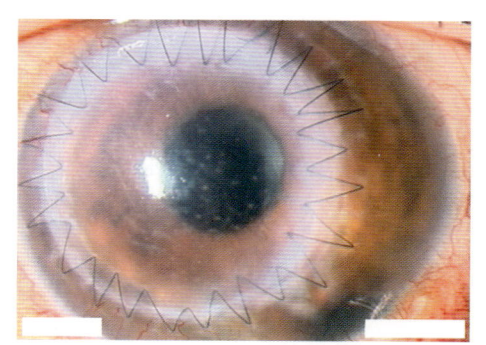

図 11／ヘルペスによる角膜内皮炎
もともとヘルペス後の角膜混濁に対して角膜移植を施行後に再発した例。炎症性の角膜後面沈着物が細かい点となって見えている。

な病像を呈しないこともあり、またもともと移植の原因が角膜ヘルペスであると、移植後に再発することも多く、診断、治療に苦慮することが多い疾患である。

8　角膜周辺部浸潤、潰瘍

　眼瞼や結膜に存在するブドウ球菌を抗原として、その抗原抗体複合物に対して、好中球が集積した結果、浸潤病巣、上皮欠損が生じる。眼瞼結膜と接触する2、4、8、10時の方向に後発する。フルオロメトロン(0.1%フルメトロン®)点眼が効果があるが、感染性病変と鑑別しにくい場合は注意が必要である。同じ機序の3型アレルギーに起因する関節リウマチによる周辺部角膜潰瘍は症状が似ていることもあるが、強膜炎が強く、また潰瘍が穿孔することもあり、ベタメタゾン(リンデロン®)点眼、ステロイド内服(リンデロン®は2錠くらいより、プレドニン®は20～30 mgより漸減)、プレドニゾロン(プレドニン®)の結膜注射を併用することがある。リウマチによる潰瘍に似ているもので、原因不明のMooren潰瘍は周辺部の角膜が実質深部へえぐれるように潰瘍が深厚し、穿孔することもある。治療はリウマチ性の潰瘍に準じるが、シクロスポリンの点眼や内服、また外科的治療も行うことがある。

9　ドライアイ(詳しくは成書参照)[5]

　ドライアイの中で重症であるSjögren症候群は、結膜上にHLA Class IIが発現していることからも、なんらかの炎症機序が疾患にかかわっていると考えられ、ステロイド点眼を使用することがある。眼表面の炎症と考え、フルオロメトロン(0.1%フルメトロン®)点眼を処方する。ドライアイ自体の基本的な治療はヒアルロン酸点眼(0.1%ヒアレイン®、防腐剤の入っていない0.1%、0.3%ヒアレインミニ®)と人工涙液、を使用し、涙を眼の表面に溜めるためにシリコン製の涙点プラグを使用する。

10 ぶどう膜炎(詳しくは成書参照)[6]

　ぶどう膜炎とは病原体が眼内に直接侵入し、炎症を起こす外因性ぶどう膜炎と、病原微生物が眼内に血行性に伝播し、眼内に感染して発生する炎症と眼内組織のアレルギー性ないし免疫性反応によって起こる炎症の内因性ぶどう膜炎がある。内因性ぶどう膜炎の治療の際に、病原体に応じた抗微生物薬とステロイドの組み合わせの投与が行われると考えてよいが、ぶどう膜炎のほとんどは原因不明のことが多い。虹彩炎のみで、炎症が前眼部に限局しているときはステロイドの点眼治療のみで十分だが、眼底病変まである場合は内服治療を行う。
　原因不明の自己免疫性疾患だが、病態から病名がつくものがその半数で、日本ではサルコイドーシス、原田病、ベーチェット病でぶどう膜炎の半数を占める。

1. サルコイドーシス

　全身のリンパ節を中心として諸臓器に肉芽腫をつくる全身疾患で、眼症状が高頻度にみられる。中高年の女性が多い。眼所見としては、虹彩炎のほか、網膜血管炎、硝子体混濁、硝子体出血を認めることがある。虹彩炎のように前眼部にのみ炎症がある場合はステロイド点眼、炎症が強い場合は結膜下注射を行う。ベタメタゾン(リンデロン®)点眼を症状に応じて1日5回から1時間おきに頻回使用。中高年には視力予後が悪いことがあるため、ステロイドの内服(プレドニン® 60 mg より)を行うことがある。硝子体出血が起こった場合にも内服を処方する。

2. 原田病

　東洋人に多く、メラノサイト特異的自己免疫疾患と考えられている疾患である。前駆症状として、髄膜炎症状があり診断がつかず、眼科を受診することが遅れることがある。眼病期には急性両眼性汎ぶどう膜炎を呈し、脈絡膜の炎症による散在性の限局性網膜剝離(図12)と虹彩毛様体炎がみられる。同じ頃に感音難聴などの内耳症状も現れる。回復期には脈絡膜の色素脱出によりこの病気に特徴的な夕焼け状眼底となる。色素脱出は皮膚や毛髪にも起こる。
　治療はステロイドの全身投与と点眼。ステロイドの全身投与をしないと遷延型へ移行するといわれている。方法としては以下の2通りがある。

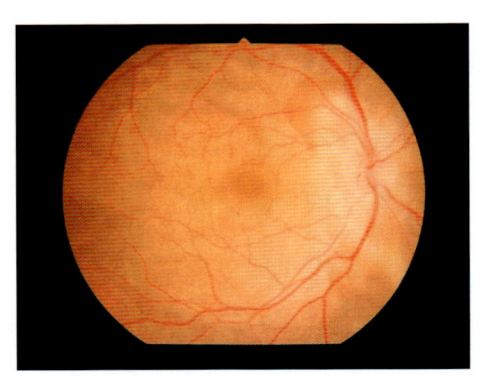

図12／原田病にみられた浸出性網膜剝離
(横浜市立大学医学部眼科 西田朋美先生より提供)

▶処方例

〈大量漸減療法〉
　ベタメタゾンをプレドニゾロン換算で200〜240 mg 点滴静注し、続いてプレドニゾロンを内服漸減していく。
〈パルス療法〉
　メチルプレドニゾロン1,000 mg を3日間点滴した後、40 mg の内服漸減に切り換える。

3．ベーチェット病

　口腔粘膜のアフタ、外陰部潰瘍、再発性前房蓄膿性ぶどう膜炎を三主徴とする20〜40歳にみられるぶどう膜炎。男性に眼底病変を伴う重症例が多く、失明することも多い。眼の発作時に水溶性のステロイド点眼が主体となるが(硝子体混濁が強い場合には結膜下、テノン嚢下注射も)、発作を減らすために、コルヒチン(コルヒチン®錠)、シクロスポリンといった免疫抑制薬を長期にわたり内服することがある。

　この疾患にはステロイドの全身投与は禁忌とする教科書が多いが、長期にわたって漫然と使用すると視力予後が悪くなるとされているので、炎症症状が強い場合には短期の内服を行うこともある。

3 副作用

1 眼圧上昇

　最も注意すべき副作用といってよいだろう。ステロイドの点眼で起きやすいが、全身投与、眼の周りへのステロイド軟膏の塗布、また鼻へのスプレーでもこの副作用が起こるとされている。ステロイド点眼をした場合、2/3 はなんの反応も示さない non-responder だが、1/3 は眼圧が 6〜15 mmHg 上昇する moderate responder、全体の 4〜6％は眼圧が 15 mmHg 以上上昇する high responder といわれている[7]。

　眼圧が上がっても自覚症状がないため、ステロイド使用中はどのような投与方法であれ、副作用チェックのための眼科受診が必要となる。

　また若年者においてステロイドに反応して眼圧の上がりやすいいわゆるステロイド responder が多いため、小児への投与は注意が必要である。

　アレルギー性結膜炎は他科受診の際に点眼処方を受けることもあるが、ステロイド点眼は副作用が出やすいことを考えると、眼科での処方、受診を勧めるべきである。眼圧が上がると視神経に障害が出て、これが緑内障になるわけだが、いったん障害を受けた神経はもとに戻らないため、注意が必要である。

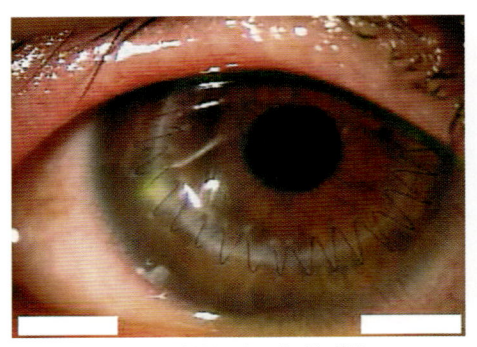

図 13／移植後の細菌感染
8時方向の白い病巣がある部分は糸の緩みがあり、そこより感染したと思われる。

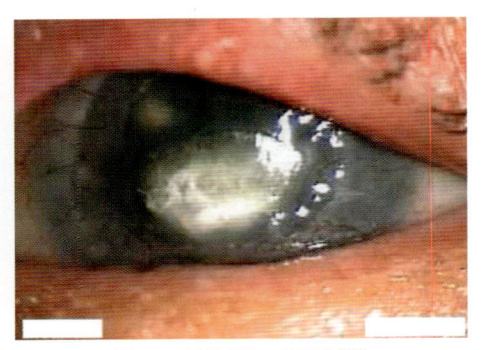

図 14／移植後の真菌感染
患者の自己判断でステロイド点眼を頻回使用し、移植片の潰瘍部分より感染。

2　ヘルペス

角膜移植後などで長期にわたりステロイド点眼をしていると、角膜ヘルペスを誘発することがある。

3　細菌・真菌感染

長期にわたりステロイド点眼をしていることによる日和見感染が多い。特に角膜移植後に長期に点眼をしていると、局所的な免疫抑制状態になり、縫合糸の緩んだ部分から感染したりすることがある(図 13、14)。

4　白内障

長期にわたる投与により起こるとされているが、純粋にステロイド点眼のみで生じることは比較的少ないのでは、という意見もある。

ぶどう膜炎では炎症そのもののために白内障になるし、アトピー性皮膚炎の患者では網膜剥離の合併も多く、ステロイドだけではなく、強い痒みのために眼を叩くことにより起こる外傷性の機序の方が考えられている。

5　上皮障害

術後にステロイド点眼をしているときに上皮障害が生じた場合、ステロイドの影響と考えられていたが、点眼剤に含まれている防腐剤の影響も大きく[8]、最近では防腐剤を含まないステロイド点眼剤もある(リン酸ベタメタゾンナトリウム、リンベタPF® 液 0.1％)。

(石岡みさき)

◆文 献

1) Rinne JR, Stulting RD : Current practices in the preventing and treatment of corneal graft rejection. Cornea 11 : 326-328, 1992.
2) Waldock A, Cook SD : Corneal transplantation ; how successful are we? Br J Ophthalmol 84 : 813-815, 2000.
3) Hudde T, Minassian DC, Larkin DFP : Randomised controlled trial of corticosteroid regimens in endothelial corneal allograft rejection. Br J Ophahlmol 83 : 1348-1352, 1999.
4) 薄井紀夫：アデノウイルス結膜炎の院内感染とその対策．日本の眼科 71：1331-1334, 2000.
5) 渡辺 仁, ほか(編)：ドライアイのすべて．月刊眼科診療プラクティス 41, 文光堂, 東京, 1998.
6) 臼井正彦(編)：ぶどう膜炎診療のしかた．月刊眼科診療プラクティス 8, 文光堂, 東京, 1993.
7) McGhee CNJ, Dean S, Danesh-Meyer H : Locally administered ocular corticosteroids. Drug Safety 25 : 33-55, 2002.
8) Burnstein NL : Corneal cytotoxicity of topically applied drugs, vehicles and preservatives. Survey of Ophthalmology 25 : 15-30, 1980.

III 特殊な使用法・注意点

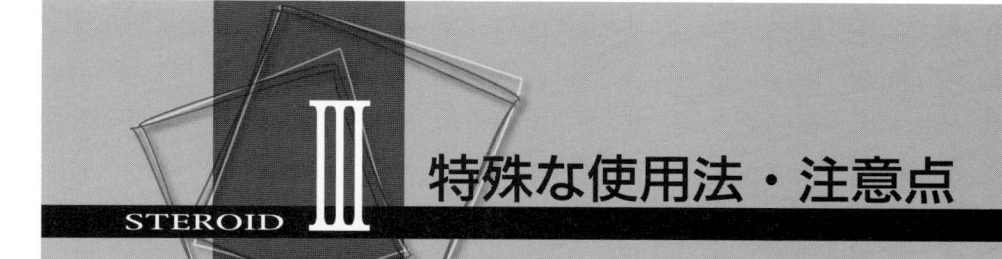

STEROID

小児科領域のステロイド療法

●●●はじめに

　小児期にステロイドが適用となる疾患は多く、血液疾患・悪性腫瘍(小児白血病、特発性血小板減少症、再生不良性貧血、固形腫瘍など)、リウマチ性疾患[欧米ではこの語(rheumatic disease)が一般的に用いられ、「膠原病(collagen disease)」は用いられない]、腎疾患(特発性ネフローゼ症候群、IgA腎症、慢性腎炎など)などのほかにも、小児気管支喘息を中心とする呼吸器疾患、アトピー性皮膚炎やリウマチ性疾患に伴う皮疹などの皮膚疾患、神経疾患、消化器・肝疾患など多岐にわたる。

　難病と呼ばれるこれらの疾患では、疾患あるいは病態の特徴により使用するステロイドの種類・量・剤型は異なり、また短期的・長期的な投与方法にも大きな違いがあることを、まず認識する必要がある。例えば、ループス腎炎は腎を場とした炎症ではあるが、全身性エリテマトーデス(SLE)という全身性病態の一部として腎炎を生じたものであり、リウマチ医が全身所見とほかの臓器病変を複合的に配慮しつつステロイドの使用方法を含む治療戦略を樹立するのが適切であり、腎疾患専門医がループス腎炎のみを取りあげてステロイド療法を中心とする治療戦術を云々しても効果的な治療は行えない。

　さらに小児例においては、成人にはみられないステロイドの副作用をしばしば認める。同じ病名の疾患であるからといって、成人と同様のステロイド療法が適切であるとは一概にはいえない。要は、ステロイドの特徴と利点を十分に活用し、不利益をいかに避けるかを熟慮して、総合的な治療戦略の中でステロイドを上手に使う方法を習得することが肝要である。

　この稿では小児例に対するステロイドの用い方を、リウマチ性疾患、特に若年性特発性関節炎(juvenile idiopathic arthritis；JIA)、全身性エリテマトーデス、若年性皮膚筋炎を対象にまとめる。

1 小児例に対するステロイドの効果と副作用

1 ステロイドの生理的作用と効果

　1950～60年代に、リウマチ熱、若年性特発性関節炎、SLEなどの小児リウマチ性疾患にも抗炎症効果に優れた薬剤としてステロイドが導入されて以来、さまざまな疾

患で死亡率が劇的に改善された。

　ステロイドの抗リウマチ薬としてのユニークさは、合成された薬剤ではあるが、生体自体が産生するホルモン物質（グルココルチコイド）であるという点にあり、したがって「薬理学的意義」と同時に「生理学的意義」を考慮する必要がある。

　グルココルチコイドは受動的移送により細胞内へ入り、ミネラルコルチコイドレセプター（Ⅰ型）とグルココルチコイドレセプター（Ⅱ型）に結合する。この複合体は核へ移行し、DNAのコルチコイド反応性エレメントに結合し、炎症や免疫応答に重要な蛋白、例えばホスホリパーゼA_2抑制蛋白などをコードしている遺伝子の転写を促す。この効果は間接的にプロスタグランジン産生を抑制することになる。生理的濃度では、グルココルチコイドは正常な血管の定常状態と反応性を制御しており、このことにより白血球の血管外遊出と免疫応答にかかわっている。また蛋白質、炭水化物、脂質、プリン代謝にも重要な役割を果たし、電解質、水代謝など、心血管系、神経系、腎機能にも、また骨、筋肉の恒常性の維持にも関与している。

　究極のリウマチ性疾患治療薬として登場したステロイドであるが、その薬理作用については大きく2つ、①免疫抑制作用、②抗炎症作用、が期待され用いられている。

1. 免疫抑制作用

　ステロイドの免疫系への効果は、基本的にはT細胞を介した機能抑制にある。ヒドロコルチゾン（コルチゾール）を投与すると末梢リンパ球は急速に約70％減少する。T細胞はB細胞より多く減少し、CD4（+）細胞の方がCD8（+）細胞より感受性は高い。リンパ球減少はアポトーシスによる細胞死も観察されるが、多くは骨髄中のリンパ球の分裂抑制による。またリンパ節や胸腺も縮小する。活性化した単球、マクロファージによるIL-1の産生も抑制される。ステロイド投与により、抗原特異的な、またマイトジェンによるT細胞幼若化反応は抑制される。またT細胞の増殖因子であるIL-2の産生も抑制される。血管内皮細胞から産生されている補体系のC3やB因子も抑制される。

2. 抗炎症作用

　ステロイドの抗炎症作用は、マクロファージなどにリポコルチン（lipocortin：macrocortin, lipomodulin, renocortinなど）の合成を誘導することから始まると考えられている。リポコルチンは、ホスホリパーゼA_2がその基質と結合することを阻止することによりアラキドン酸の産生を抑制する。アラキドン酸は、cyclooxygenaseを介してプロスタグランジンやロイコトルエンになる基質である。

　またステロイドの投与により、マージナル・プールから好中球が動員され末梢好中球数が増加し、半減期が長くなり、炎症部位への好中球遊走を抑制する。好中球表面の接着因子の発現も抑制する。またホスホリパーゼA_2への影響が減じることにより、

炎症巣への好中球遊走が減少する。マクロファージに関しては、ステロイドにより殺菌能、貪食能の減退が報告されているが、好中球の貪食能や細菌に対する殺菌能が減少するとの直接の事実はない。好酸球、好塩基球などに対する効果も、間接的に抗炎症作用にかかわっている。サイトカインに関しては、インターフェロン γ の産生抑制により抗炎症効果を発揮している。

　ステロイドは、外傷、感染症などによる組織の炎症反応を抑制する。また線維芽細胞の活動を抑制し、局所の浮腫を減少させ、細菌感染の場合その毒素の全身的な作用も阻止する。これらの抗炎症作用の少なくとも一部は、ホスホリパーゼ A_2 の抑制と、それに引き続く組織のリン脂質からのアラキドン酸遊離量の減少をもたらすことにより生じる。したがってこの場合も、ロイコトルエン類、プロスタグランジン類、プロスタサイクリン類の生成が減少する。

　これらの炎症惹起物質のうちロイコトルエン類は最も強力な炎症発現介在物質であり、例として関節リウマチの滑液中には高濃度のロイコトルエン B_4 が検出される。またステロイドはリソソームの膜を安定化することにより、炎症組織に起こるリソソームの崩壊を抑制する。また炎症性サイトカインである IL-1 を抑制することにより抗炎症作用を発現している。

3. 小児のベッドサイドからみたステロイドの作用

　ステロイドには、上記のように免疫抑制作用と抗炎症作用があり、私たちはこの両者の薬理作用を期待して自己免疫現象による慢性炎症性疾患である小児リウマチ性疾患の治療にあたっている。しかし臨床的には、免疫抑制作用を十分に得るためにはステロイドの長期大量投与が必要である。私たちが通常用いている量のステロイドは抗炎症作用が主たるものであると理解すべきであり、実際ステロイドの臨床効果はこの抗炎症効果が主たるものである。

　またこの抗炎症効果は、短期的なものであり、また用量依存性である。例えば、ステロイドパルス療法では超大量メチルプレドニゾロンを連続3日間点滴静注するが、その抗炎症効果はパルス療法終了後3～4日間しか持続せず、抗炎症効果は極めて短期的であることがわかる。したがってステロイドパルス療法は、後療法を用意して開始する必要がある。

　また、経口プレドニゾロンを減量するときには併発症状(withdrawal syndrome)の発生を避けるため少量ずつ漸減するのが定法であるが、患児の炎症病態には消炎に必要とするステロイドの量的レベルが存在し、不用意にそのレベルを超えて減量するとしばしばリウマチ性炎症の再燃をみる。すなわちステロイドの抗炎症効果は用量依存性である。これらの事実は基本的にはステロイドの作用が、「薬理学的意義」と「生理学的意義」とが重複していることから生じる問題であると考えられる。

2 小児例にみるステロイドの副作用

1. 小児例の注意すべき副作用

表1に示したように、ステロイドの投与によりCushing症候群、成長障害、骨粗鬆症、易感染性、皮膚や皮下組織の皮薄化、多毛、インスリン抵抗性糖尿病などが生じ、発育期にある小児にとって重要な問題となる。

a. Cushing症候群

Cushing症候群は、本来血漿ステロイドの持続的上昇に起因する本態性高グルココルチコイド血症の臨床症状に使われる用語であるが、ステロイドを薬剤として長期にわたり投与された場合にも出現する。生化学的には、血漿中のステロイド上昇と視床下部—下垂体—副腎皮質軸(hypothalamic-pituitary-adrenal axis)の抑制により特徴づけられる。体脂肪は特有の分布を示し、四肢は痩せているが脂肪は腹壁、顔面(moon face)、上背部(buffalo hump)に集まる(中心性肥満)。カロリー摂取が増加し、プレドニゾロンを内服している小児は、常に空腹を訴え、肥満に至る。薄くなった腹部の皮膚が皮下脂肪によって引かれると皮下脂肪が破れて赤紫色の線条痕(stria)が現れる。また蛋白質分解が過剰に起こるために蛋白質欠乏状態が生じる。しばしば高血圧を伴う。体型の変化は、成長期にあり学校という集団生活を送る小児にとって美容上大きな問題であり、「いじめ」の対象となったりもする。

b. 成長障害

成長障害(低身長)は小児に特有の副作用の1つであるが、幼少児ではステロイドをプレドニゾロン相当量として3 mg/日以上を、幼児から学童では5 mg/日以上を、中校生以上では7.5 mg/日以上を長期間使用すると生じる。なお成人におけるステロイドの一般的な副作用はプレドニゾロン換算で7.5 mg/日以上を長期間使用すると生じるとされている。成長障害発生の機構として、ステロイドはインスリン様成長因子-I (somatomedin C)の産生を抑制することが挙げられている。さらに一般的な成長障害の原因として、ステロイドは細胞増殖と細胞分裂に対し抑制的に働く。これらの副作用は、ヒト成長ホルモンの投与では克服できないことも知られている。

c. 骨粗鬆症

骨粗鬆症は、過剰なステロイドにより骨形成の減少と骨吸収の増大により骨組織の溶解を生じるために起こる(二次性骨粗鬆症)。骨形成細胞の活性化の一部は、IL-1β、IL-6などの炎症性サイトカインにより促進され、接着因子とRANK/RANKL系を介して破骨細胞の活性化も促される。ステロイドはこの炎症性サイトカインに抑制的に働き、両細

表1／小児例で注意すべきステロイドの副作用

- 成長障害
- 骨粗鬆症
- Cushing症候群様体型
- 蛋白異化、浮腫、代謝性アルカローシス
- 胃粘膜刺激
- 高血圧
- 易感染性
- 耐糖能減少
- 白内障
- 精神症状
- ステロイド性筋症状

胞の機能的均衡を崩すために骨粗鬆症が生じる。骨実質の喪失により骨折の原因となる。

　d．易感染性

　長期大量のステロイドを服用している小児は、細胞性免疫能の低下が指摘されており、易感染性は常に気をつけるべき副作用である。しかし実際は、わが国の衛生環境では敗血症や中枢神経系感染症などの重篤な感染症も、上気道・下気道炎、尿路系感染症などの一般的な感染症も罹患する例は少ない。小児例には 20 mg/日以上のプレドニゾロンを長期間使用することがごく稀になったこともあり、また少量〜中等量のプレドニゾロンでは免疫抑制作用は少なく、抗炎症作用が主であることによると思われる。ステロイドと免疫抑制薬の併用では、帯状疱疹の併発がしばしば認められる。当科で治療観察中の小児リウマチ性疾患児では、帯状疱疹の併発は約 10％に上る。水痘患児と接触した例や帯状疱疹例にはアシクロビルが有用である。細胞性免疫にかかわる遅延型過敏反応の低下に関連して、結核の併発が危惧される。成人例では時おり報告があるが小児例では少なく、特にわが国では報告例はない。

　e．凝固促進作用

　ステロイドは凝固促進的に作用することから、リウマチ性疾患の病態によっては抗凝固・抗血栓療法に配慮すべき事態が存在する。川崎病の大量 γ グロブリン療法不応例に、第 10 病日以降ステロイドを投与すると新鮮血栓を形成しやすいことは既に常識である。また大腿骨頭壊死は血管内病変に加えステロイド（特に中等量〜大量）の凝固促進作用が加わって発生すると考えられ始めている。血管炎を基本病態とする疾患の多い小児リウマチ性疾患、特に SLE、混合性結合組織病、若年性皮膚筋炎などでは大腿骨頭壊死の発生を考慮し、ステロイドの使用に際しては、抗凝固療法は常に念頭におくべき治療法である。

2．ステロイドの副作用の特徴からみた使用法 ── 副作用を最小限にする試み

　ステロイドは小児例に適用した場合、投与した小児の全例に副作用が発現することが特徴であり、ほかの薬剤のように％で表されるような副作用発現の仕方とは異なる。これもステロイドでは「薬理学的作用」と「生理学的作用」とが重複していることに由来し、抗炎症作用や免疫抑制作用に直接かかわる機序が、小児には副作用として発現することを意味している。したがってほかの薬剤の副作用のように、副作用さえ出なければ安全であると考えることはできず、リウマチ性疾患の治療戦略を樹立するにあたりこのステロイドのもつ特有の作用を勘案した投与方法をあらかじめ織り込んでおく必要がある。

　ステロイドの副作用を考えるうえでさらに大切な点は、副作用が薬理学的作用そのものであるとの観点に立てば、基本的には副作用はステロイドの「量的問題」として

表 2／ステロイドの同等力価相当量と作用時間

ステロイド	相当量	同等効果量	H-P-A axis* 抑制時間
短時間型			
コルチゾール	20 mg	1	
プレドニゾロン	5 mg	4	24～36 時間
メチルプレドニゾロン	4 mg	5	
中間型			
トリアムシノロン	4～5 mg	4～5	
長時間型			
ベタメタゾン	0.75 mg	30	48 時間
デキサメタゾン	0.7～0.75 mg	25～30	

*Hypothalamic-Pituitary-Adrenal axis

表 3／ステロイドの投与方法の違いによる利点と欠点

投与スケジュール	利点	欠点
1日数回分割投薬	疾患コントロールはより良好	副作用は増加
1日朝1回投薬	疾患コントロールは良好	副作用は増加
隔日投薬	副作用は少ない	疾患コントロールは不良
ステロイドパルス療法	長期の副作用は生じにくい	急性の副作用あり

とらえられ、「副作用量」はステロイドの種類・量および使用期間に依存している。

そこでまずステロイドの種類を選択するには、作用時間からみた考え方が有用である。基本薬であるプレドニゾロンの有効作用時間はほぼ24時間（生物学的半減期は8～12時間）であり短時間型（short-acting）とされている。他方、中間型（intermediate-acting）としてトリアムシノロンが挙げられるが、これに対しベタメタゾン、デキサメタゾンは長時間型（long-acting、生物学的半減期は36～72時間）に分類される（**表2**）。投薬のイメージとしては、プレドニゾロンを朝1回内服した場合、翌朝の次回服薬時には前日のプレドニゾロンの作用時間（24時間）は終了しているが、長時間型のベタメタゾンでは前日の服薬分の作用は24時間経過してもさらに持続しており、そのうえに新しく次回の服薬が加わるので、ステロイドの効果・副作用は日々蓄積していくことになる。このため長時間型ステロイドは効果と同時に「副作用量」が高くなる傾向にあることになる。

ステロイドの抗炎症効果と副作用は量が増すほど増加するし、また投与回数が増しても増加する（**表3**）。例えば、同じ量のプレドニゾロンでも1日4回の服薬と、1日1回の服薬とを比較すると、前者の方が効果は高くまた副作用も大きい。同様に、総量が同じでも連日投与と隔日投与では、連日投与の方が効果は高くまた副作用も大きい。ステロイドの投与は疾患活動性のコントロールが可能な範囲内で投薬回数は少なくし、プレドニゾロンは朝1回の内服を原則とする。逆に、量を変えずにやや強い効果を得たい場合には、投与量は一定のまま投薬回数を増やす場合もある。なお、小児リウマチ性疾患は多くの疾患で活動周期が24時間ごとに変化する。例えば、弛張熱はほぼ24時間周期であり、全身のだるさや独特の倦怠感も毎日午前中に集中してい

る。若年性特発性関節炎で出現する朝のこわばり、関節腫脹も毎朝生じるものであり、隔日に生じる症状ではない。したがって小児リウマチ性疾患ではステロイドは連日投薬(朝1回)が原則であり、隔日投与を行わない。副作用を危惧するのであれば、隔日投薬にもち込むのではなく、毎日の総量を減らす方向で考える。

ステロイドの減量方法は「漸減」が原則である。また疾患ごと、症例ごとに対応を考慮する必要があり、疾患による統一的な漸減方法の原則はつくりにくい。これも、ステロイドは薬物として投与されていても、実際は「生理学的作用」の中に組み込まれているためである。すなわち長期間にわたる一定のステロイド量に対し、生体の生理システム、特に代謝系がその量にセットされて順応しており、急速に減量を行えば生体のホメオスターシスが崩れるため併発症状(withdrawal syndrome)を生じることになる(steroid pseudorhematism、pseudotumor cerebriなど)。実際は、かつて用いていたような40〜60 mg/日(2 mg/kg/日)などの高用量の減量法では1回に10 mgの減量も可能であった。しかし低用量(例えば10 mg/日)では1 mgないし2 mgごとの減量が推奨されている。また全身型若年性特発性関節炎ではさらに少量の漸減法(0.5 mgの隔日減量など)が勧められており、疾患ごと、症例ごとに設定する必要がある。

2 剤型、投与方法の選択

1 経口投与

最も一般的な投薬方法として経口投与法が用いられる。基本薬はプレドニゾロンで、錠剤としてプレドニゾロン® 1 mg錠、5 mg錠、1%散、プレドニン® 5 mg錠、末がある。ほかにデキサメタゾン(デカドロン® 0.5 mg錠、デキサメサゾン® 0.5 mg錠)、ベタメタゾン(リンデロン® 0.5 mg錠、0.1%散、0.01%シロップなど)、トリアムシノロン(レダコート® 4 mg錠)などがある。

投与初期は抗炎症作用を期待し寛解導入量として中等量(15〜20 mg/日、乳幼児では1 mg/kg/日)のプレドニゾロンを用いても、寛解維持期には副作用を考慮して幼少児では3 mg/日まで、幼児・学童では5 mg/日まで、また学童以降は7.5 mg/日まで漸減する。漸減の量はそれぞれの疾患で個人差が大きく個別に対応するしかないが、おおまかには疾患ごとの目安がある(後述)。漸減時には散剤は苦味が強いため小児には使い難く、プレドニゾロン® 1 mg錠が使いやすい。なおそれぞれの副作用を考慮した1日量以下で抗炎症維持効果を得るためには、ステロイドに免疫抑制薬を加えた併用療法を考慮することになる。

2 静脈投与

　経口剤が使用できない場合や緊急時に的確な量を確保する場合にprednisolone sodium succinate（コハク酸プレドニゾロンナトリウム）が、水溶性プレドニン®（10 mg/20 mg/50 mg）として静注、点滴静注、筋注に用いられている。小児例で本剤が適応となる病態では抗凝固療法を併用する。

3 ステロイドパルス療法

　速効的に抗炎症効果を得ようとする場合にメチルプレドニゾロンを用いたステロイドパルス療法が用いられる。ソル・コーテフ® 30 mg/kgを約2時間かけて点滴静注する方法である。慢性腎炎の治療法として導入された方法であるが、ループス腎炎、中枢神経ループスなどの病態に対して速効的効果が得られることから頻用されるようになった。ステロイドは血中において本来的に凝固傾向をもつために、ヘパリンやウロキナーゼなどの抗凝固薬を必ず併用する。

　ステロイドパルス療法は速効的ではあるが、単独の治療ではその効果は短期的である。例えば、全身型若年性特発性関節炎（後述）にステロイドパルス療法を適用した場合、臨床所見は一挙に消褪するが、3～4日後には再び弛張熱に見舞われることをしばしば経験する。したがってステロイドパルス療法は消炎を狙った「寛解導入療法」と考え、寛解を維持する後療法の選択をあらかじめ行っておく必要がある。ステロイドパルス療法は「寛解導入療法」と「寛解維持療法」を1つの単位と考えるべきである。

　なお血圧上昇作用、すなわち血管壁に与える影響が大きく、血管壁に圧付加がかかることは考慮すべきで、血管壁の脆弱性が想定される病態にはステロイドパルス療法は避け、水溶性プレドニン®の静注を行う。血圧のモニター、眼圧上昇にも配慮が必要である。

4 リポステロイド

　dexamethasone palmitate（パルミチン酸デキサメタゾン4 mg、注射用）は、デキサメタゾンをレシチンで乳剤状にしたもので、炎症巣の活性化マクロファージが脂肪粒子を活発に貪食する性質を利用しデキサメタゾンを活性化マクロファージにtargettingする薬剤である。積極的に乳剤状の本剤を貪食したマクロファージは遊走能、貪食能、活性酸素生成能のいずれもが抑制される。マクロファージ活性化症候群、関節炎、ぶどう膜炎のような極微小病巣への標的ステロイド治療などで用いられる。また関節リウマチや若年性特発性関節炎の治療経過の中で天候や季節的な一過性増悪時に、基本薬剤は変更せずに一時的に抗炎症効果を得たいときにも有用である。

5 ステロイド注腸療法

潰瘍性大腸炎の活動期に、短期的効果を狙った使い方が行われる。しかし注腸されたステロイドそのものは極めて速やかに吸収を受けるので、全身的には静脈投与されたステロイドと同様の副作用が生じることは念頭においておく。

6 ステロイド軟膏療法

小児期ではアトピー性皮膚炎に用いられる方法が代表的である。製剤は効果と副作用とを勘案して mild、strong、very strong などの分類が行われており、病状に沿った使い分けが勧められている。単独療法とほかの非ステロイド性抗炎症用軟膏との併用療法とがあるが、病状に合った細かな使用法を家族とともに考えていくことが最も効果的な使用法である。

7 ステロイド吸入療法

2002年に「小児気管支喘息治療・管理ガイドライン」が作成され、この中で2～5歳の幼児にはステップ2(軽症持続型)で吸入ステロイドを考慮し、ステップ3(中等度持続型)で吸入ステロイドを標準的に用いることが明確化された。また6～15歳の年長児にはステップ2(軽症持続型)から吸入ステロイドが推奨されるようになった。小児気管支喘息も、その基礎には気管支壁の慢性炎症とそのリモデリングの進行があり、その結果、固定的な喘息が成立するとの考え方に立脚している。したがって炎症の早期から消炎を行う(early intervention)ことが長期的予後を改善するうえで重要になる。現在、わが国で使用可能な吸入ステロイドは、プロピオン酸ベクロメタゾン定量噴霧式吸入とプロピオン酸フルチカゾン・ドライパウダー吸入である。

3 小児期発症のリウマチ性疾患におけるステロイド療法の実際

1 若年性特発性関節炎におけるステロイド療法

1. 若年性特発性関節炎の診断

若年性特発性関節炎(juvenile idiopathic arthritis；JIA)は、自己免疫的機序による関節の慢性炎症性疾患である。多くは複数の大関節に左右対称性に関節滑膜炎を認め、1～2年の経過で軟骨および骨が破壊され、あるいは炎症後の線維化により関節拘縮に至る。病態の違いから全身型と関節型に大別して考える(表4)。

全身型は、弛張熱、リウマトイド疹、心膜炎、肝脾腫を伴って発症し、不明熱の精

表 4／若年性特発性関節炎の診断基準と病型分類

ILAR 基準(1997 年案)	横浜市大(2000 年案)
<診断基準> ・16 歳未満で発症 ・6 週間以上続く関節炎 <病型分類> ・全身型 ・少関節型 ・進展型少関節型 ・リウマトイド因子陽性多関節型 ・リウマトイド因子陰性多関節型 ・付着部炎関連関節炎 ・乾癬関連関節炎 ・その他	<診断基準> ・16 歳未満で発症 ・2 週間以上続く関節炎(滑膜炎、対称性) <病型分類> Ⅰ．若年性特発性関節炎 　a）全身型 　b）関節型 　　①リウマトイド因子陽性型 　　②抗核抗体陽性型 　　③血清因子陰性型 Ⅱ．二次性慢性関節炎 　・付着部炎関連関節炎 　・乾癬関連関節炎 　・炎症性腸疾患関連関節炎 　・反応性関節炎

査の過程で感染症、敗血症、悪性腫瘍などを鑑別後に診断される。成人において「成人発症 Still 病」と診断される病態に近い。関節炎はしばしば全身症状に遅れて発現するため、診断に苦慮することも多い。また病態を形成するサイトカイン・プロフィール(IL-6 が主体)の変換に伴って、マクロファージ活性化症候群へ「病態転換」を起こすことがあり、この病態に対しては緊急の対処が必要である。

　関節型は、成人の関節リウマチに近似の病態で、①リウマトイド因子陽性型、②抗核抗体陽性型、③血清因子陰性型、に分類する。

　リウマトイド因子陽性型は 10 歳以降の女児に多く、左右対称性に多数の関節に炎症を認め、発症病型として多関節型である。関節予後は不良で、早期から積極的な治療を要する。抗核抗体陽性型は、成人の関節リウマチの分類には含まれない病型であるが、この病型はぶどう膜炎を併発する例があることから独立して扱う。発症病型としては少関節型が多く関節予後は比較的良好であるが、眼科的予後が不良の例がある。

　血清因子陰性型では、関節炎は比較的軽度であることが多いが、しばしば多関節型と同様の難治例を経験する。またこの中には単関節型の例があり、診断は困難を窮め、治療に対する反応性もさまざまである。血清因子陰性型はさまざまな病型が含まれる。診断標識を欠くため診断は除外診断になるが、多くの例で診断に難渋する。治療はほかの病型に準じて行う。

　小児期に慢性関節炎を呈する疾患は、JIA のほかにも、乾癬関連関節炎、強直性脊椎炎関連関節炎、炎症性腸疾患関連関節炎、反応性関節炎などが挙げられるが、いずれも基礎疾患に伴って関節炎を生じることから「二次性慢性関節炎」としてまとめられる。

2. 若年性特発性関節炎の発症病型からみたステロイドの治療上の位置

a. 全身型

全身型は、全体からみると約半数は非ステロイド性抗炎症薬(NSAIDs)や短期のステロイドにより寛解が得られる。しかし残りの半数はこれまで多くの免疫抑制薬を用いたさまざまな治療が試みられてきたが、ステロイドに極めて依存性が高くステロイド以外の単独治療はことごとく不成功に終わっている。またステロイドを基本にしてアザチオプリン、シクロスポリン、メトトレキサートなどを併用することによりステロイド量を減量する効果はある。すなわち全身型ではステロイドが中核的薬剤である。

NSAIDs はフルルビプロフェン(フロベン®)、イブプロフェン(ブルフェン®)、ナプロキセン(ナイキサン®)が用いられる。

ステロイド療法の基本は経口プレドニゾロンである。NSAIDs を2週間ほど用いた後、不応例に対し寛解導入にステロイドパルス療法を用い、後療法に経口プレドニゾロン 1 mg/kg/日、朝1回(または 15〜20 mg/日、朝1回)を最大量として用いる。2〜4週間で弛張熱の改善、CRP の陰性化が得られれば漸減に入るが、減量は 0.5〜1 mg ずつ行うのが原則である。

この際、白血球数が $10,000/\mu l$ 以上にとどまる場合には、抗炎症は不十分でプレドニゾロン漸減により再燃の可能性が高い。また急性期の消炎に要するプレドニゾロン量のレベルは患児一人ひとりで異なり、減量を急ぐあまり不用意にそのレベルを超えて減量すると再燃する。副作用を恐れて減量を急いで行い、再燃により経口量を増量することになれば、それは逆に副作用を促す結果になることを銘記すべきである。

再燃時には寛解導入時に比べ消炎は困難を窮める。同量のプレドニゾロンを朝・夜の2回分服としたり、短期的にリメタゾン® 静注や水溶性プレドニゾロンで切り抜けたり、NSAIDs を不均等に分割し発熱前の服用量を増やすなどの方法を用いて対処する。いずれにしてもこのような治療は経験を要することであり、また方法も一律に決めかねるものであるため専門医への紹介を考える。

最近、本症の病態の理解が進み、病態の形成に IL-6 と IL-6 レセプターが重要な役割を担っていることが明らかになった。IL-6 は、発熱、急性相反応因子(CRP、血清アミロイド A、フィブリノゲンなど)の産生、骨粗鬆症の誘導、骨成長の停滞などの生物活性をもったサイトカインである。しかしその生物活性は IL-6 単独では発揮できず IL-6 レセプターと結合して複合体をつくり、この複合体がもう1つのレセプターである gp 130 に結合して発現する。そこで本症にヒト型化抗 IL-6 レセプター単クローン抗体(MRA)を投与したところ、臨床症状および検査所見の劇的な改善を認めた。今後、全身型 JIA に対して MRA が第一選択薬となる可能性が示されている。なお関節型に有効である TNF-α レセプター製剤や抗 TNF-α 単クローン抗体は本病型には無効である。

b．関節型
①MAP療法

　関節型JIAの第一選択の治療は、メトトレキサート少量パルス・少量プレドニゾロン・NSAIDsの3剤併用療法（MAP療法）である。遅効性薬剤であるメトトレキサートに速効性薬剤であるプレドニゾロンとNSAIDsを組み合わせ、速効的な効果を得ると同時に持続的な効果も保障する治療法である。

　この併用療法におけるステロイドの役割は、速効的効果により速やかな消炎を得ることにあり、関節炎による軟骨破壊、骨破壊の防止に重要である。当初、ステロイド作用による骨粗鬆症、成長障害が危惧されたが、むしろプレドニゾロンを加えない症例の方が炎症の進展による障害蓄積の大きいことが判明している。

　MAP療法に用いるメトトレキサートにはメソトレキセート®（2.5 mg錠）とリウマトレックス®（2 mgカプセル）とがある。投与法の原則は週1回で、この1回は12時間間隔で1〜3回に分割することが多い。投与量は欧米では10 mg/m²/週とされるが、わが国では成人においても最大10 mg/週とされており、幼少児には2〜5 mg/週、学童以降は5〜10 mg/週が用いられている。プレドニゾロンは原則として投与開始時には年齢を勘案して3〜5 mg/日とするが、病勢が強ければ当初10 mg/日で開始しメトトレキサートの効果が現れる3〜4週後より1〜2 mgずつ漸減して5 mg/日へ、また幼少であれば3 mg/日まで減量して以後3年間は維持する。

　全国の小児リウマチ専門施設へのアンケート調査の結果、MAP療法の関節型JIAに対する効果は70〜75％と報告されている。したがって不応例25〜30％への対応が今後に残された問題である。

　基本的な薬剤の内服（例：MAP療法）を行い沈静化していた関節炎が、天候や気候の変化により一過性に増悪することをしばしば経験する。基本薬を変更せず、この一時的増悪を乗り切る方法としてリポ化ステロイド（dexamethasone palmitate、リメタゾン®）を用い、リメタゾン® 1 A（1 ml）を1〜2回/週・静注する。

②生物学的製剤

　最近、生物学的製剤の開発が進み、欧米ではetanercept（エンブレル®、TNF-αレセプター）、infliximab（レミケード®、抗TNF-α単クローン抗体）、anakinra（キナレット®、IL-1レセプター・アンタゴニスト）などが上梓されている。わが国においても現在JIAに対する治験が進行しており、MAP療法不応例に対するsecond lineとして有望な治療薬と考えられる。但し生物学的製剤に共通の問題として極めて高価であることが挙げられ、関節型JIAの治療体系の中でどのような適用基準を設けるかなどは今後の問題である。

c．ぶどう膜炎を併発した少関節型JIAへの対処

　抗核抗体陽性型のJIAにはぶどう膜炎（虹彩毛様体炎）併発例があり、眼科的予後は極めて不良である。炎症が著しい場合点眼ステロイドのみでは対応が困難な例がし

ばしばあり、また失明に至らなくとも、虹彩後癒着、角膜帯状変性、白内障、緑内障などの眼科的後遺症を残遺することから、積極的な介入が必要となる。しかし虹彩毛様体という極微小領域の炎症であることから、ステロイドは全身的にかつ大量に用いることになる。そこで、炎症領域ではマクロファージが炎症形成にかかわっていることから、この活性化マクロファージの沈静化を目的としてリポステロイドを用いる。眼科医との協力の下で、ぶどう膜炎が激しい時期にはリメタゾン® 1ml 週2回静注、改善傾向を認めれば週1回〜2週1回とし、数年間は眼科的変化に応じて2〜4週間に1回の割合で継続する。

2 小児期発症の全身性エリテマトーデス(SLE)におけるステロイド療法

1. 小児期発症 SLE の診断

1985年、厚生省(当時)研究班(渡辺信夫班長)により作成された「小児全身性エリテマトーデスの診断の手引き」は、基本的には成人の SLE の診断基準を参考として、「低補体血症」の項目を加えることで特異度を上げることに成功した。現在でもこの「診断の手引き」は有用で、欧米でも高い評価を得ている(表5)。

小児の SLE の診断は、治療方針を樹立するために三段階に分けて行われる(表6)。第一段階として、診断の手引きに則って疾患の診断を行う。第二段階では、臓器障害の検索を十分に行い、中枢神経系(脳波、頭部 CT、脳血流シンチ)、呼吸器系(胸部 X 線、呼吸機能検査)、心血管系(胸部 X 線、心電図)、腎(腎生検)などの異常の有無、程度を明らかにする。第三段階では、併発リウマチ性疾患の診断、特に Sjögren 症候群、抗リン脂質抗体症候群などの検索を行う。

多臓器に障害を認める場合、ループス腎炎の WHO 国際分類基準Ⅲ〜Ⅳ型の場合、また併発リウマチ性疾患が存在する場合には、早期からの積極的な治療が必要である。

2. 小児期発症 SLE におけるステロイドの位置

かつて SLE の治療に、経口プレドニゾロン 2 mg/kg/日(max：60 mg/日)が golden standard として用いられ、また減量法として副作用を避けるため漸減法から隔日投薬法へ移行させることが推奨されていた。

しかし慢性炎症性疾患に対する一般的治療法の考え方の確立に伴い、SLE においても早期介入(early intervention)が予後改善の唯一の方法であること、ステロイドは基本的に短期的な抗炎症薬であり、大量・長期に用いた場合の副作用の不利益を考えると必ずしも絶対的な抗炎症薬ではないこと、免疫抑制薬の使用法に革新がもたらされたこと、などから、ステロイドは既に第一選択薬ではなくなった。抗炎症効果という利点をいかした使用法が主流となり、免疫抑制薬との併用の中で主たる治療薬というより副次的な併用薬と考えられるようになった。

表 5／小児期発症の全身性エリテマトーデスの診断の手引き

以下の 12 項目のうち、観察期間中に同時に、あるいは経過を追って 4 項目以上を満たす例を全身性エリテマトーデスと診断する。

1．蝶形紅斑
2．円板状紅斑
3．光線過敏症
4．口腔内潰瘍
5．関節炎
6．漿膜炎
　a）胸膜炎、or
　b）心膜炎
7．腎疾患
　a）蛋白尿（＞0.5 g/24 h or ＞3 g 持続的）、or
　b）細胞円柱
8．神経学的異常
　a）痙攣、or
　b）神経症
9．血液学的異常
　a）溶血性貧血、or
　b）白血球数減少（＜4,000/μl）、or
　c）リンパ球減少（＜1,500/μl）、いずれも異なる 2 回の検索で陽性、or
　d）血小板減少（＜100,000/μl）
10．免疫学的異常
　a）抗 DNA 抗体陽性、
　b）抗 Sm 抗体陽性、
　c）抗リン脂質抗体陽性
　　①抗カルジオリピン IgG、IgM 抗体陽性、
　　②ループスアンチコアグラント陽性、
　　③梅毒反応偽陽性
11．抗核抗体陽性
12．血清補体価低下（CH 50＜25 単位）

(1986 年、渡辺班)

表 6／全身性エリテマトーデスの診断の手順

全身性エリテマトーデスの臨床的診断は、以下の 3 段階をすべて実施すること。

Step 1：全身型エリテマトーデスの診断
・厚生省「診断の手引き」に則って診断する。
注 1：「診断の手引き」に照らして診断には至らないが、全身性エリテマトーデスが疑われる場合には、①抗核抗体陽性、②抗 dsDNA 抗体陽性、の 2 点を満たせば全身性エリテマトーデスを疑い経過を追う必要がある。専門医へ相談する。
　2：「診断の手引き」に照らして診断には至らないが、全身性エリテマトーデスが疑われる場合に、①抗核抗体陽性、②抗 dsDNA 抗体陰性、であれば、全身性エリテマトーデス以外のリウマチ性疾患（混合性結合組織病、若年性皮膚筋炎など）を疑う。専門医へ相談する。

Step 2：臓器障害の確定と障害の程度の検索
・腎：低補体血症を認めれば、一義的にループス腎炎を起こしている。尿所見に異常を認めなくとも、腎生検が必須である。診断時に低補体血症と尿所見に異常を認めた場合には、既に 3〜5 ヵ月前より病態が形成されていると考えるべきであり、腎生検の組織所見はおおむね WHO III〜IV 型と考えてよい。
・中枢神経：脳波検査（徐波、徐波群発を認める）、頭部 CT スキャン（血管病変、石灰化）、脳血流シンチグラム（局所的血流低下所見）が必要である。
・呼吸器：胸部 X 線検査、胸部 CT スキャン、呼吸機能検査（DLSO を含む）。
・筋炎、関節炎は、身体診察から有無を明らかにする。

Step 3：併発する他のリウマチ性疾患の検索
・シェーグレン症候群が約 50％に、また抗リン脂質抗体症候群が約 15％に併発する。
・シェーグレン症候群は、抗 SS-A 抗体、抗 SS-B 抗体のいずれか、あるいは両方が陽性であることから検索が始まる。唾液腺造影（疼痛のため小児例では必須ではない）、口唇生検（必須）を行う。小児期のシェーグレン症候群は外分泌腺の崩壊が不完全であるため乾燥症状は目立たず、従来行われてきた Shirmer test や Gum test などは正常例がほとんどであり、診断には役立たない。
・抗リン脂質抗体症候群は梅毒反応偽陽性、ループスアンチコアグラント陽性、抗 β_2-GPI 抗体陽性などから判断される。PT、APTT のうち APTT 単独延長例は活動性の血栓形成の疑いがある。PAIgG 価が疾患活動性マーカーになる。

現在の標準的な治療法は（図 1）、診断未確定例や、多臓器障害、併発リウマチ性疾患がなく、腎生検所見が WHO 分類 I〜II 型である場合には経口プレドニゾロン 15〜20 mg/日（幼少児では 1 mg/kg/日）で開始し、漸減して 5〜10 mg/日で維持を行う。しかし多臓器障害、併発リウマチ性疾患、低補体血症があり、腎生検所見が

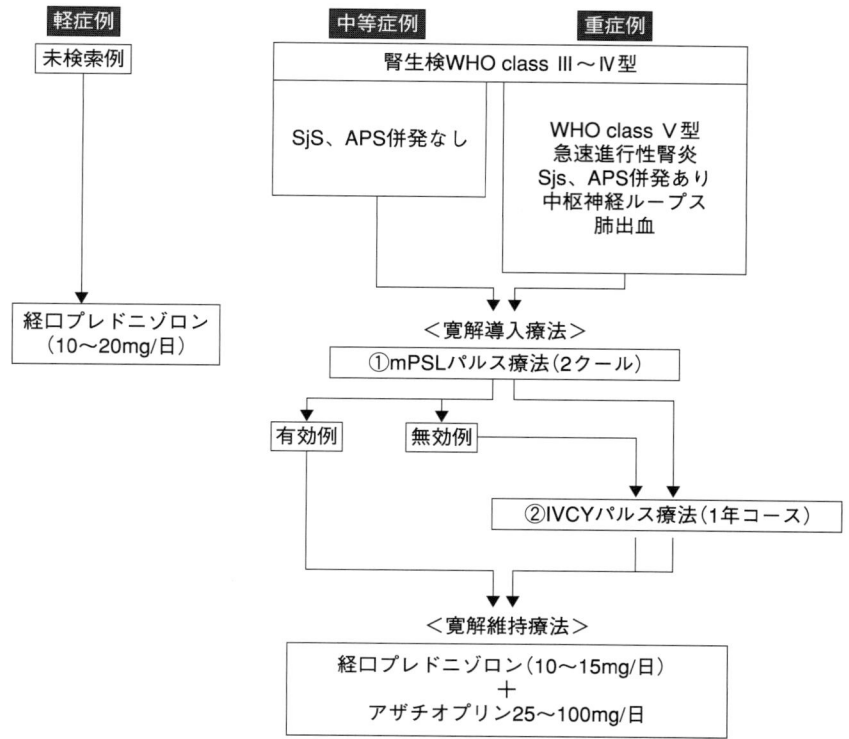

```
軽症例              中等症例      重症例
未検索例          腎生検WHO class Ⅲ～Ⅳ型
                 ┌──────────┬──────────┐
                 │SjS、APS併発なし│WHO class Ⅴ型 │
                 │              │急速進行性腎炎 │
                 │              │Sjs、APS併発あり│
                 │              │中枢神経ループス│
                 │              │肺出血        │
                 └──────────┴──────────┘
    ↓                        ↓
経口プレドニゾロン        <寛解導入療法>
(10～20mg/日)          ①mPSLパルス療法（2クール）
                   ↙            ↘
                有効例          無効例
                                 ↓
                          ②IVCYパルス療法（1年コース）
                                 ↓
                          <寛解維持療法>
                       経口プレドニゾロン(10～15mg/日)
                                 ＋
                         アザチオプリン25～100mg/日
```

図 1／小児期発症全身性エリテマトーデスの治療ガイドライン
SjS：シェーグレン症候群　APS：抗リン脂質抗体症候群　mPSL：メチルプレドニゾロン
IVCY：シクロホスファミド

WHO 分類Ⅲ～Ⅳ型である場合にはステロイドパルス療法 2 クール行い、その直後からシクロホスファミドパルス［cyclophosphamide(IVCY) pulse］療法の 1 年コース（NIH 方式）に入る。IVCY パルス療法はシクロホスファミド $500\,mg/m^2$ を約 2 時間かけて点滴静注、その後輸液 2,500～3,000 ml を行い、膀胱内シクロホスファミドを wash-out する。はじめの 6 ヵ月は 1 回/月、その後は病状の回復状況により 1～2 ヵ月に 1 回とする。またパルス療法の間は、経口プレドニゾロン 10～15 mg/日およびアザチオプリン 25～100 mg/日（1～1.5 mg/kg 程度）の併用により寛解維持を行う。この方法により再燃する例が極めて少数となった。

3. SLE におけるステロイド使用上の留意点

わが国では SLE 小児例にシクロホスファミドを使用することの可否についていまだ躊躇があるように見受けられることもある。しかしその効果、副作用を十分に検討したうえで、またこれまで本症に標準的に用いられてきたステロイドとの厳密な比較のうえで、IVCY パルス療法は安全で効果的な治療法といえる。シクロホスファミドの生殖腺への影響はその個人への蓄積量が 20～30 g/個人以上で初めて問題となる例

を認めることが明らかにされているが、IVCY パルス療法1年コースでの総量は約4gに過ぎない。NIH の勧告もありアメリカでは既に標準的治療法となっている。小児の SLE の治療をめぐるこのような状況の中で、ステロイドの位置は既に治療における主要薬剤ではないこと、しかしその速効的な抗炎症作用という利点をいかして寛解導入の一助にステロイドパルス療法として用いられ、また寛解維持の補助薬剤として少量の経口ステロイドが用いられていること、などである。

3 若年性皮膚筋炎におけるステロイド療法

1. 若年性皮膚筋炎の臨床的特徴

若年性皮膚筋炎は、成人とは異なる発症病理が想定されており、小児リウマチ性疾患の中でも若年性特発性関節炎(JIA)とともに「若年性」の語が加えられている。

臨床的には独特の皮疹を呈する皮膚症状と筋線維の崩壊を伴う筋炎とからなるが、最近、皮下組織炎、特に脂肪織炎の徴候を併発する症例の経験が報告され、またかねてから若年性皮膚筋炎の大きな特徴とされていた皮下石灰化が実はこの皮下組織炎にかかわる所見であった可能性がある。したがって若年性皮膚筋炎は、小児期に発症する皮膚—皮下組織—筋を系統的に侵襲する炎症的病態である。

臨床症状は、微熱の持続、倦怠感の発現とともに、筋力低下、筋痛が生じる。幼少児であれば、特有の皮疹から診断に至る例もあるが、抱っこを要求するようになる、三輪車がこげなくなった、階段を昇れなくなった、などの日常動作の退行的変化として認識されることも多い。診断は特有の皮疹(手指小関節伸側面の敷石状の発赤疹：Gottron 徴候、ヘリオトロープ疹、蝶形紅斑、色素沈着と色素脱失の混在：poikiloderma など)と、筋症状の客観的把握(四肢筋の把握痛)と、諸検査により行われる。

2. 病態生理と検査所見

若年性皮膚筋炎の病理学的特徴は、皮膚、筋を栄養とする小・中型動脈の血管炎(血管周囲の細胞浸潤と浮腫)と、炎症に伴う筋束遠位部の筋線維崩壊・萎縮である。発症時の検査所見は、筋原性酵素(CK、アルドラーゼ、AST、LDH など)とミオグロビンの上昇、炎症所見(赤沈値亢進、しかし CRP 上昇は認めないか軽度上昇)、白血球数・血小板数の減少、フィブリン分解産物の上昇(FDP-E、D dimer)がみられる。抗核抗体陽性例は約半数にみられ、IgE 値の上昇が約1/3の例にみられる。把握痛のある筋の MRI 検査(脂肪抑制)ではびまん性の筋組織の炎症を認める。筋電図検査では筋源性変化が著しい。筋生検は MRI で炎症所見の確認された筋を標的に行うのが一般である。

本症は、①Brunsting 型、②激症型、③Banker 型、の3病型に分類される。Brunsting 型が約90％、激症型が約10％を占め、Banker 型は稀であり、わが国の

小児例の報告は2〜3例にとどまる。Brunsting型はCK値もたかだか数100 mg/dlで、2,000 mg/dlを超えることは少ない。一方、激症型は急激に進行する筋崩壊によりしばしば短期間のうちにCK値が数10,000 mg/dlとなり、筋崩壊に伴う高ミオグロビン血症による急性腎不全を考慮せねばならない。Banker型は全身性血管炎を基盤とする病態であり、筋崩壊とともに皮膚・粘膜の潰瘍性病変による消化管出血が進行する。

皮下石灰化部の成分は骨組織と同様のカルシウム・アパタイトであり、「異所性石灰化」の一例である。石灰化が進行する前段階として皮下に貯留液が蓄積し、局所の発赤を伴う皮下組織炎を生じる。また全身性の発熱を伴うこともある。この貯留液は「カルシウム・ミルク」と呼ばれ、液内容には著しい量の炎症性サイトカインが含まれる。

3. 治療

若年性皮膚筋炎はBrunsting型が多いことから、教科書的にはプレドニゾロン1〜2 mg/kg/日（最大量60 mg/日）が推奨され、ステロイドに対する反応も良好なことが多い。ステロイドに対する反応性から単周期型と慢性再燃型とに分ける。

慢性再燃型に対する標準的な治療法はないが、当科ではSLEに対するNIH標準的治療法、すなわちIVCYパルス療法を適用して好成績を修めている。病初期の検査所見のうち、白血球数減少や赤沈値とCRP値との乖離現象はSLEに認められる特徴であり、SLEと同様の病因的素地が推定され、IVCYパルス療法を用いる根拠となる。後療法にはプレドニゾロン10〜15 mg/日とアザチオプリン1〜1.5 mg/kg/日の併用を行う。

現時点では皮下石灰化の予防、治療には確定的なものはない。ステロイドは無効である。皮下貯留液中の炎症性サイトカインを中和する生物学的製剤の利用が今後の課題である。

●●● おわりに

小児期の疾患、特に小児リウマチ性疾患におけるステロイドの考え方、使用法についてまとめた。ステロイドは最も強い抗炎症作用を有する速効性の薬剤である。しかしステロイドの特徴は、本来生体自体が産生するグルココルチコイドであるため、その薬理作用は同時に生理物質としての作用であるところにある。生体内の変化に応じてステロイドは微妙に量的調節を受けているが、そこへ薬剤として大量に作用すれば代謝系や免疫系に大きな変化を及ぼすことは当然であり、このことが副作用として現れる。小児リウマチ性疾患に対するステロイドの使い方は、その速効的な抗炎症効果を最大限に引き出し、副作用を最小限にとどめることが最も大切で、病因にかかわる免疫系の異常に対しては大量のステロイドを用いるのではなく、免疫抑制薬を併用す

ることで達成する方向へと軌道修正されつつある。最近開発されている生物学的製剤の利用も含め、小児リウマチ性疾患も極めて専門性の高い分野に変貌しつつあり、大量のステロイド投与で取り返しのつかない状態に至る前に専門医への受診を勧めることが最良の方法と思われる。

（横田俊平）

◆参考文献

1) 渡邉言夫（編著）：小児の膠原病．永井書店，大阪，1994．
2) Cassidy JT, Petty RE：Textbook of Pediatric Rheumatology. 3 rd(ed), Churchill Livingstone, New York, 1998.
3) Isenberg DA, Miller III JJ：Adolescent Rheumatology. 2 nd(ed), Martin-Dunits, London, 2001.
4) 横田俊平：小児慢性関節炎の最近の治療法の進歩．リウマチ 39：860-866, 2000．
5) Takei S, Maeno N, Shigemori M, et al：Clinical feature of Japanese children and adolescents with systemic lupus erythematosus：results of 1980-1994 survey. Acta Paediatr Jpn 39：250-256, 1997.
6) 宮前多佳子，中島章子，今川智之，ほか：小児期ループス腎炎寛解維持の改善；メチルプレドニゾロンパルス療法後の寛解維持療法における免疫抑制剤導入の効果．リウマチ 39：829-835, 2000．

STEROID 2 ステロイドパルス療法・間欠療法

●●● はじめに

　ステロイドは通常連日投与されるが、それ以外にステロイドを超大量短期間投与する「パルス療法」と、隔日(あるいは数日に1日)投与する「間欠療法」という使用法があり、主に膠原病に対して用いられてきた。両者とも特殊な使用方法であるが、症例あるいは病態に応じてこれらの使用法が用いられている。本稿ではこれらの使用法についての原理・使用法・適応例・問題点などについて、これまでに報告例の多い膠原病類縁疾患を中心に具体的に紹介する。

1 ステロイドパルス療法

　ステロイドパルス療法(以下：パルス療法)は、ステロイドを超大量、すなわちメチルプレドニゾロン1,000 mgを3日間点滴静注することを1クールとし、必要に応じて数週ごとに繰り返す方法である。

▶ 処方例
〈ステロイドパルス療法の処方〉
- メチルプレドニゾロン500〜1,000 mg(原法は1,000 mg)を生理食塩水または5%ブドウ糖溶液に溶解
- 1時間以上かけて点滴静注
- 3日間を1クール
- 必要に応じて1〜4週に1クールずつ追加

　本法は移植腎の急性期拒絶反応による高度の間質病変に対して有効であった報告に始まり、以後各種疾患に対して多く試みられるようになった。これまでにパルス療法が有効であった報告例は数多いが、通常のステロイド療法に比べてより有効であったかどうかの比較検討試験は残念ながら少数である[1)2)]。さらに、ステロイド超大量療法特有の作用機序もいまだ十分には明らかでない。

1 パルス療法の原理

　ステロイドの作用は本書他稿に譲るが、パルス療法における特殊な作用機序も想定

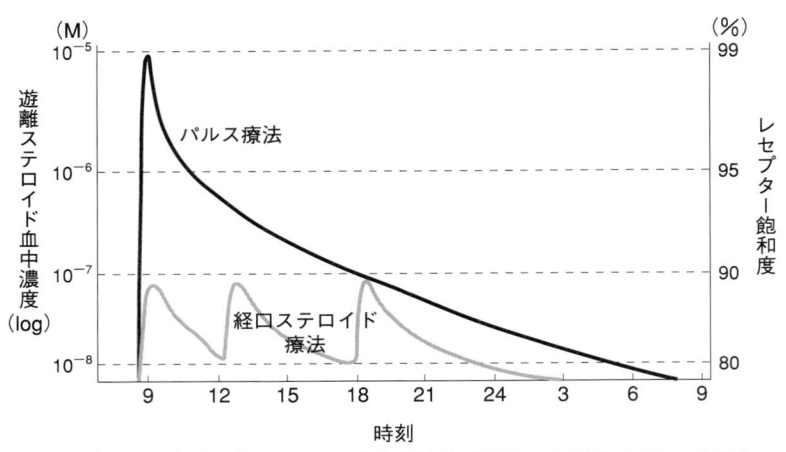

図1／パルス療法と経口ステロイド療法(3分割)におけるステロイド血中濃度とレセプター飽和度の関連

されている。まず、パルス療法でしか得られない効果の原理について述べる。

　パルス療法の最大の特徴は、超大量のステロイドを使用することにある。パルス療法に用いられるメチルプレドニゾロンは、プレドニゾロンに換算すると1回に1,250 mgを投与することになる。現在でも通常の経口ステロイド療法では最大1回に20〜30 mg、1日あたり60〜120 mg(1〜2 mg/kg)である。したがって、超大量のステロイド投与により、通常ステロイドが移行しにくい部位でも十分なステロイド濃度を得られることと、細胞膜などへの作用がパルス療法の特異的作用機序の1つと考えられている。

　また、ステロイドは細胞質内に存在するステロイドレセプターに結合した後核に移行し、臓器特異的に複数の標的遺伝子の転写活性を増減させることにより効果を現す[3]。この際ステロイドとレセプターとの結合が律速段階となると考えられている。通常経口で20 mgのプレドニゾロンを投与すると、ピーク時にはレセプターを約90％飽和するステロイド濃度となる。しかし、1日1〜3回の経口投与では、服用前あるいは特に夜間にはレセプターの飽和度は低下し、80％以下になる時間も多くなる。これに対してパルス療法では、点滴投与後の血中濃度は経口投与に比し約100倍となり、レセプターをより飽和に近い濃度に保つ時間が長く続くと考えられる(図1)。

　実際のデータでは、免疫グロブリン産生はパルス療法後ほぼ停止し、半減期に従ってその濃度は低下する。また、リンパ球混合試験、リンパ球ナチュラルキラー活性、末梢血白血球分画、サイトカイン合成(TNF-α、IL-8)、好中球凝集、接着因子に対するステロイドの効果では、通常のステロイド療法では得られない血中ステロイド濃度(パルス療法時には1〜10 mg/ml)での効果が報告されている。したがって、もともと多岐にわたるステロイドの効果が、パルス療法時にはより強く発揮されると想定

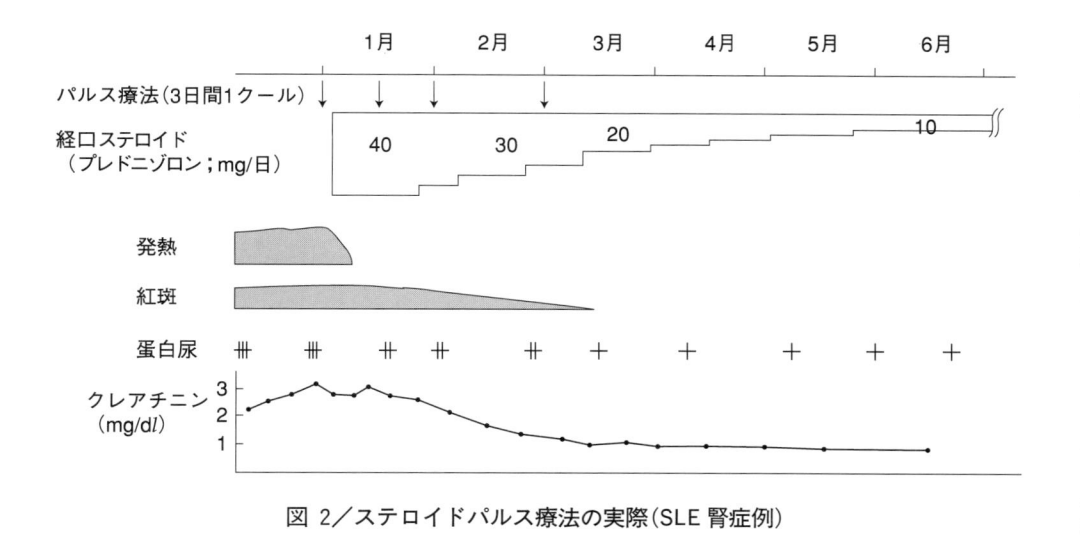

図 2／ステロイドパルス療法の実際(SLE 腎症例)

される。

2 パルス療法の利点と欠点

　パルス療法の利点は、通常の経口大量療法で無効であった症例に対しても有効性が期待できる点である。しかし、以下に述べるように必ずしもすべての症例に対して厳密なエビデンスがあるわけではないため、その効果をモニターしながら施行すべきである。もう1つの利点としては、後療法としてパルス療法後に行う経口ステロイド投与量を少なくし得ることである。通常ループス腎炎で 60 mg/日の経口投与が必要な症例では、パルス療法後は 40 mg/日で開始できる点が挙げられる。欠点としては、パルス療法時の高血圧、不整脈、耐糖能異常、精神障害など、後述する副作用も少なからず認められることであり、パルス療法時には慎重なモニタリングが必要とされる。

3 全身性エリテマトーデスに対するパルス療法(図2)

1. ループス腎炎に対する効果と適応

　全身性エリテマトーデス(SLE)の予後に最も影響する病態はループス腎炎であり、時に急速に腎機能が悪化する症例も経験される。1976年 Cathcart ら[4]は、パルス療法が初めて適用された移植腎とびまん性ループス腎炎の病理組織の類似性に着目し、急速に進行するループス腎炎7例に対してパルス療法を行い、5例で著明な改善のみられたことを報告し、注目された。

　しかしその後パルス療法がループス腎炎全体にしばしば行われるようになり、パルス療法に反応しにくいループス腎炎症例のあることも知られてきた[5]。これまでの報告でパルス療法が有効であった症例は、組織型ではほとんどびまん性増殖性ループス

腎炎であり、半月体形成を伴う症例もあった。また免疫蛍光法では糸球体の免疫グロブリン・補体の著明な沈着がみられたが、パルス療法後の再生検ではそれらが著減している。一方検査所見上では、腎機能が急激に悪化し、抗DNA抗体価の上昇、血清補体価の低下がみられる症例、すなわちSLEとしての自己免疫異常による活動性が亢進している症例でパルス療法が著効している。すなわち、SLEの活動性により免疫複合体が盛んに形成され、それが腎組織に沈着して腎機能障害を呈する時期にパルス療法が有効といえる。活動性のあるループス腎炎に対しても、糸球体硬化性病変をはじめとする不可逆的変化に対しては、パルス療法あるいはステロイド経口大量療法がそれらを増悪させるとの見解[6]や、抑制するとの報告[7]がある。したがって、通常の経口大量療法で無効な症例、あるいは副作用の点から早期にステロイド量を減量したい症例を選んでパルス療法を施行するのが賢明である。

2. ループス腎炎に対するパルス療法の対照試験

パルス療法が活動性のある急速に腎機能の悪化する症例に対して著効することは知られてきたが、果たして通常のステロイド経口大量療法に比しより有効であるかの判定には対照試験が必要である。

糸球体腎炎 pulsetherapy 研究会の retrospective な検討[8]では、パルス療法を行った症例が通常のステロイド経口大量療法を行った症例よりも優位に改善率の高かったことが、腎機能正常群(78%対32%)、腎機能異常群(86%対31%)、ネフローゼ症候群(80%対36%)を呈した群のいずれの群でも認められている。さらにパルス療法後3ヵ月間のステロイド投与量は経口ステロイド療法より少なかった。また厚生省膠原病治療調査研究班および市川ら[9]の無作為割付によるprospectiveな検討では、パルス療法後のステロイド投与量が少なかったにもかかわらず、尿所見の改善効果が経口ステロイド大量投与に比し優れていた傾向を認めたが、症例数が少なく優位差はなかった。しかし、パルス療法における重篤で新たな副作用はなく、パルス療法後は通常のステロイド療法よりステロイド投与量を減少させ得ることが示された。しかしこれは、プレドニゾロンで40 mg以上を通常より早めに減量するということであり、10 mgといった少量ではパルス療法としての効果は得られないようである。一方本間ら[10]の成績では、血清学的な改善が経口大量投与に比べて早くみられ、主治医による改善度も優れていた。パルス療法による血清学的活動性の早期の是正も多くの報告で指摘されており、腎病変の進行防止と改善に重要な作用機転といえる。また1ヵ月に一度パルス療法を行うことでループス腎炎に対して効果のあったことも報告されており、パルス療法施行の方法について示唆に富むと思われる。

またKimberly[5]らの報告をはじめ、パルス療法で効果のあった症例となかった症例の分析では、やはりループス腎炎としての血清学的活動性のある場合と組織学的にびまん性変化の強い症例でより効果があったようである。さらに組織型では、necrosis のある症例で効果があり、WHO の V 型では効果がなかったとされる。また、腎病変の増悪から早期にパルス療法を施行した例では効果的である。

3. その他の重篤な臓器病変に対するパルス療法

ループスクリーゼは、全身痙攣・高熱から昏睡に至る SLE の中枢神経症状の中で最も重篤なものである。それらの症例に対してはパルス療法を試みる価値がある。本法の多施設共同研究では、SLE による種々の器質性脳症状はパルス療法 40 日以内に症状が消失した[11]。特にメチルプレドニゾロン 800 mg を発症 10 日以内に投与すると 400 mg 投与よりもより早期に症状の消失がみられている。

そのほか SLE に伴う血小板減少・溶血性貧血、血管炎症状、腎症を呈さない SLE、cutaneous lupus、ループス腹膜炎、ループス髄膜炎の症例に対するパルス療法の有効性も報告されている。

4 その他の膠原病類縁疾患に対するパルス療法

1. 関節リウマチ

関節リウマチは、持続性の多関節炎を特徴とする慢性進行性の疾患である。近年、メトトレキサート・レフルノミドや抗 TNF-α 抗体が強力な治療薬として登場したが、依然としてこれらの薬剤でも効果の不十分な例や副作用から使用できない症例も多い。一方、ステロイドは現実に少量投与が広く行われているのにもかかわらず、長期的な予後ならびに合併症を増悪させる可能性も指摘され、その使用にあたっては議論の尽きないところである。パルス療法は早くから関節リウマチにも応用され、当然の如くステロイドであるため投与直後は劇的な臨床効果を上げている。パルス療法により、24 時間以内に TNF-α の血中、滑膜液中濃度の低下、滑膜 lining および sub-lining 細胞での発現低下、IL-1β の低下も近年報告されている。

関節リウマチに対するパルス療法の二重盲検試験では、金剤、D-ペニシラミン、アザチオプリン、メトトレキサートなどを併用する条件で二重盲検あるいは無作為割付でパルス療法の中期的効果が検討されている。それらの成績ではいずれも併用した抗リウマチ薬あるいは免疫抑制薬の効果出現までの数ヵ月間は臨床症状の改善がみられている。併用した薬剤の中では金剤、メトトレキサートとの組み合わせで観察終了時の成績がよいようであり、アザチオプリンではその効果発現までの期間が長く 1 クールのパルス療法では不十分であった。また、対照試験ではないがパルス療法の成績として、アザチオプリン、金剤、シクロスポリン、他の抗リウマチ薬とを併用した場合、それらの薬剤の効果が出るまでの比較的短期間の間パルス療法が有効であり、総合的にパルス療法併用の効果を指摘されている。

現段階では、パルス療法が年単位での関節リウマチの機能的予後を改善し得るか否かは明らかでない。したがって、抗リウマチ薬の使用を前提に活動性の強い症例で患

者とのコミュニケーションによりパルス療法を選択し得るか否かを決定すべきであると考えられる。

間質性肺炎、血管炎など重篤な臓器合併症を呈した場合に対するパルス療法はこの限りではなく、病変に応じて積極的に試みられてよいと思われる。

2. 強直性脊椎炎

強直性脊椎炎に対するパルス療法の検討では、1日のみパルス療法を施行した場合には2週間で症状が再発したが、2～4日間にわたってパルス療法を行った場合には4～14ヵ月疼痛の軽減と脊椎運動範囲の改善、赤沈値の改善を認めている。確かに強直性脊椎炎に対してパルス療法は1年近くの間に関しては有効であるといえよう。しかし、パルス療法が強直性脊椎炎の根治的治療法ではないことおよび1年以上効果の続く例が多くないことを考えると、現時点での強直性脊椎炎に対するパルス療法の適応は、通常の非ステロイド性抗炎症薬(NSAIDs)でコントロール不可能な重症例あるいは社会的理由で早期の臨床症状の改善の望まれる例などで、一例ごとに慎重に検討されるべきであると考えられる。

3. 強皮症

強皮症に対しては、皮膚スコアの改善、関節可動域の向上、皮膚生検所見の改善がみられる。これまでに、強皮症の初期段階である皮膚の膨化に対してステロイドの少量から中等量の使用が有効であることは知られていた。しかし強皮症に対するステロイド治療は、強皮症腎を誘発する可能性が指摘されており、実際に強皮症例でパルス療法を施行し強皮症腎を発症した例も報告されている。強皮症腎の発症率は必ずしも高くないが、発症した場合の重篤さを考慮すると強皮症に対するパルス療法の適応に関しては消極的にならざるを得ない。しかし、強皮症は慢性の進行性の疾患で有効な治療薬がなく、末期には日常生活動作など患者のQOLを著しく障害するものであり、パルス療法時の皮膚所見の改善効果も見逃せないのも事実である。

進行性の間質性肺炎あるいはANCA関連血管炎を合併する強皮症例に対しては、パルス療法の有効例が報告されており、対照試験はないが有効な治療法といえよう。

4. 血管炎症候群

血管炎症候群の中で、多発性動脈炎、Churg-Strauss症候群などに対して、ステロイドは免疫抑制薬とともに現在でも第一選択薬の1つとなっている。パルス療法は、多発性動脈炎の進行する腎病変をはじめとする諸症状に対して有効であったことが報告されている。また、経口の大量ステロイド治療で改善のみられなかったChurg-Strauss症候群、HBウイルス関連の血管炎、半月体形成性腎炎を伴った高安動脈炎、急速進行性糸球体腎炎を呈した多発性動脈炎、c-ANCA陽性の多発性動脈

炎、重篤な過敏性血管炎、p-ANCA関連血管炎、多発性脳出血を伴ったChurg-Strauss症候群の一例にパルス療法が効果を示したことが報告されている。残念ながら、血管炎症候群は症例数の少ないこと、および重篤な状態であることが多いことなどより、二重盲検をはじめとする対照研究は行われていないのが現状である。しかし臨床的には通常の経口ステロイド治療で反応しない例も多く、免疫抑制薬とともに予後改善のためにパルス療法を用いることはやむを得ないと考えられる。しかし、血管炎症候群ではパルス療法後のステロイド後療法および免疫抑制薬の適切な使用が必要であると考えられる。

5 その他の疾患に対するパルス療法

そのほか呼吸不全（ARDS）、骨髄抑制・骨髄線維症、皮膚壊死、横断性脊髄炎、自律神経不全、パーキンソン症状、pure red cell aplasia、肺水腫、pseudocyesis、急性肝不全、神経因性膀胱、胸腺腫、cutaneous lupusの症例に対するパルス療法の有効例が報告されている。

2 ステロイドパルス療法におけるステロイド使用量

メチルプレドニゾロン1,000 mg/日を3日間連続投与する方法が、パルス療法の原法である。しかし近年、半量以下のメチルプレドニゾロンを用いる方法も試みられてきている。スレプタン酸メチルプレドニゾロンを用いた用量検討試験では、今までのメチルプレドニゾロンの約半量で、ループス腎炎や原発性ネフローゼ症候群に対してパルス療法の原法とほぼ同等の効果が得られている。しかしSLEの中枢神経障害（器質性脳症候群）に対しては、メチルプレドニゾロンで800 mgの方が400 mgより症状の速やかな消失という点で優れていた[11]。

SLEの難治性病態、特に通常のステロイド療法で反応しない病態自体の解明が十分でないこと、およびパルス療法の薬理効果もいまだ十分解明されていないことを考えると、パルス療法におけるステロイドの使用量を決定することは困難と考えられる。さらに、3日間という投与期間が適切であるか、パルス療法は何クールをどの程度の期間ごとに繰り返してもよいのか、デキサメタゾンなどの超大量経口短期投与は同様の効果が得られるか、など不明な点も多い。現時点では、パルス療法が元来急速に病態の改善を望まれるような症例・病態に対して検討されてきた背景を考えると、臨床の場では十分量のステロイド、すなわち原法に即した1回1,000 mgでのパルス療法を施行することが確実と思われる。

表 1／ステロイドパルス療法時のチェック項目と対処法

①活動性(あるいは陳旧性)結核、または慢性の感染症があるか(胸部 X 線、若年者ではツベルクリン反応)
　→原則としてパルス療法を行わない。原病の状態からやむを得ない場合には、適切な抗菌薬と併用
②耐糖能異常の存在、または既往
　→1日1回以上の血糖測定、必要による血糖降下薬またはインスリン投与
③骨粗鬆症または骨減少症(高齢者、閉経後)
　→単純 X 線あるいは骨塩量測定で骨量減少以下(若年正常人の 80％未満)であれば、カルシウム・ビタミン D 投与。男性または閉経後の女性ではビス製剤投与
④消化管潰瘍またはその既往
　→粘膜保護薬、H_2ブロッカー。活動性潰瘍の場合は原則として治癒期に入るまでパルス療法を延期、やむを得ない場合はプロトンポンプインヒビター併用
⑤高血圧、心血管障害、電解質異常
　→血圧、脈拍、心電図、電解質のモニター(適宜)により、降圧薬、電解質補充など
⑥精神障害の既往
　→適宜抗不安薬、睡眠導入薬など
⑦食事管理
　→カロリー、カルシウム、食塩制限、脂質制限

3 ステロイドパルス療法時の副作用ならびに代謝に及ぼす影響

　パルス療法特有の副作用について以下に述べるが、パルス療法後に後療法として連日の経口ステロイド投与が行われることが多いため、通常のステロイドの副作用もパルス療法後には考慮しなくてはならないのは当然である。パルス療法を行うときにチェックすべき点と対処方法を表1に示した。

　パルス療法を行った直後に、一過性に腎糸球体濾過量が低下することがある。これは血清クレアチニンと尿蛋白排出量の一過性減少によるものであり、通常最後のパルス療法施行後 48 時間以内には回復する。したがって、この時期には効果の判定はできない。

　パルス療法では点滴中に味覚異常(金属臭など)、発赤、熱感などの軽微な副作用はしばしばみられていたが、点滴時間を1時間以上かけることでそれらの副作用は低率となっている。一般にパルス療法を健常人に施行した場合には、脈拍、血圧、呼吸数などにはほとんど影響を与えないとされている。しかし、自己免疫疾患をはじめとする患者に施行した場合に、頻度は多くないがその他の副作用が報告されている。その中では、心室性頻拍、徐脈などの不整脈、心筋梗塞、突然死、高血圧など心血管系に関するものが多い。パルス療法時の循環系に対する影響としては、点滴中の 20 分間に末梢血管抵抗と動脈圧の上昇がみられ、腎移植後に増加している血中ノルアドレナリンに対する血管収縮反応の増大がみられる。しかし、パルス療法時にメチルプレドニゾロンを1時間以上かけて静脈内投与するようになってから、不整脈、突然死の頻度は減ってきているようである。一方、メチルプレドニゾロンにはほとんどミネラルコルチコイド様の電解質作用はほとんどないとされているが、1g という超大量時には、ある程度の電解質作用が認められるようである。市川ら[12]は SLE の患者でパル

ス療法を行ったときの血中および尿中の電解質をモニターした。その結果、血中のナトリウム値は有意の変化を示さなかったが、尿中ナトリウム排泄量は明らかに減少しており、パルス療法時には体内でのナトリウム貯留のあることが想定された。また血清カリウム値の変動はなかったが尿中カリウム排泄は増加していた。これらのナトリウム、カリウムの変化はパルス療法直後には消失していた。したがって、パルス療法時には体内の電解質バランスが変動していることが予測され、心血管系に病変のある患者あるいはその既往のある患者にパルス療法を施行する場合には高血圧、不整脈の発生に注意すべきである。

一方ステロイドとしての糖質および脂質代謝に及ぼす影響も無視し得ないものがある。既に高血糖のある患者では耐糖能異常を増長するので注意が必要であるのは当然であるが、早朝空腹時血糖が正常の場合でも平均74～104 mg/dl まで増加し、血中インスリン濃度はやや遅れて上昇していた[12]。またステロイドによる脂肪異化作用と考えられる血中遊離脂肪酸の増加、トリグリセリドの低下がパルス療法1日後にみられたが、その後は有意の変化を示していない。したがって、インスリンの分泌能が正常な症例ではパルス療法が糖代謝、脂質代謝に及ぼす影響は少ないとされている。しかし、既に経口ステロイドの投与を受け脂質代謝異常のある患者や、耐糖能異常のある患者ではこれらの値を計測しながら注意を払うべきであると考えられる。

またパルス療法後窒素バランスは負となり、ステロイドによる蛋白異化作用が現れると考えられる。臨床上も軽度の血中尿素窒素の一過性上昇がみられることがある。さらに、おそらくステロイドによるプロスタグランジン生合成抑制に伴った腎血流量の低下によると考えられる一過性の血清クレアチニン値の上昇のみられることがある。これらの変化は一過性で軽度であるが、腎機能が低下している例ではこのような生理的変化を予想して観察する必要がある。

長期のステロイド療法では、しばしばステロイド誘発性の骨粗鬆症の発症が問題となる。パルス療法時のカルシウム、骨代謝の変動に関しては、1回のパルス療法直後(24時間後)には腸管からのカルシウム吸収の低下および腎尿細管でのカルシウム再吸収の低下により血清カルシウムはわずかに低下し、その結果副甲状腺ホルモン、活性型ビタミンDが軽度上昇するが、これらの変化は一過性でパルス療法終了後には速やかに前値に戻るとされている。また血清オステオカルシン、アルカリホスファターゼ、PICPは低下し、骨形成の低下がみられる。骨吸収も、ハイドロキシプロリン、ICTPの減少から考えると低下しているようである。しかしこれらの骨代謝マーカーの推移も一過性であった。副作用として、パルス療法単独で重篤な骨粗鬆症をきたしたり脊椎圧迫骨折を引き起こしたりすることはないようで、骨塩量も対照群と比しパルス療法前後で変化がない。このように数日という短期間の超大量のステロイドの投与のみでは一過性のカルシウム・骨代謝の変化は起きるが実際の骨または骨塩量の変化は極めて少ないものと考えられる。

また大腿骨頭に多い骨壊死は、パルス療法施行例に多かったことが報告されている[13]。近年、骨壊死の単純X線像や症状が現れる「発症」以前に、骨壊死像がMRIで検出される「発生」が起こっていることが知られるようになった。したがって、パルス療法直後に骨壊死が「発生」していることも考えられる。現在骨壊死の予防・治療法に確立したものがないことを考えると、パルス療法の適応を慎重に考慮する必要があろう。

　一方感染症に関しては、パルス療法に直接関連したものは少ないといえる。むしろ、パルス療法に引き続く後療法として大量ステロイド投与が、易感染性と密接に関連していると思われる。結核もステロイド療法の副作用として知られているが、むしろステロイド投与開始から3ヵ月以降に多くみられることから、パルス療法による急性の効果とは関連が薄いであろう。しかし、パルス療法施行時には重篤な感染症でもその症状や検査所見をマスクしてしまうため、注意深く観察を続けることが必要なのは当然である。

4 ステロイド間欠投与

1 間欠投与の原理

　ステロイドの副作用を減少させるのに最も効果的なことは、ステロイド間欠投与であり、通常1日おきすなわち隔日投与が行われる[14]。これは生理的ステロイド（グルココルチコイド）の日内リズムに合わせた方法である。すなわち朝コルチゾール濃度が最高となり、夜には最低となる。さらに投与日の翌日、すなわち非投与日には副腎の回復を図り生理的ステロイドの分泌を促そうというものである。そのため、ステロイドの種類としては半減値が中間のもの、すなわちプレドニゾロンがよく用いられる。コルチゾン、コルチゾールは半減期が短く、デキサメタゾン、ベタメタゾンは長過ぎるため用いられない。

2 間欠投与の実際（図3）

　間欠投与を成功させるキーポイントは、柔軟に投与スケジュールを調整することと、非投与日の症状の管理を行うことである。

　実際には、48時間おきに朝1回ステロイドを投与するのが隔日投与である。すなわち、2日分の投与量を投与日の朝1回に服用する。翌日は非投与日である。連日投与から移行する場合は、それまでの投与量2日分を投与日の朝服用させる。

　しかし、移行期にはいきなり隔日ではなく数週間かけて隔日投与に移行する柔軟性も必要である。すなわち、ある1日を増量し、翌日を減量するということを最初行い、少しずつ完全な隔日投与に移行する。また、非投与日には関節痛・筋肉痛などの

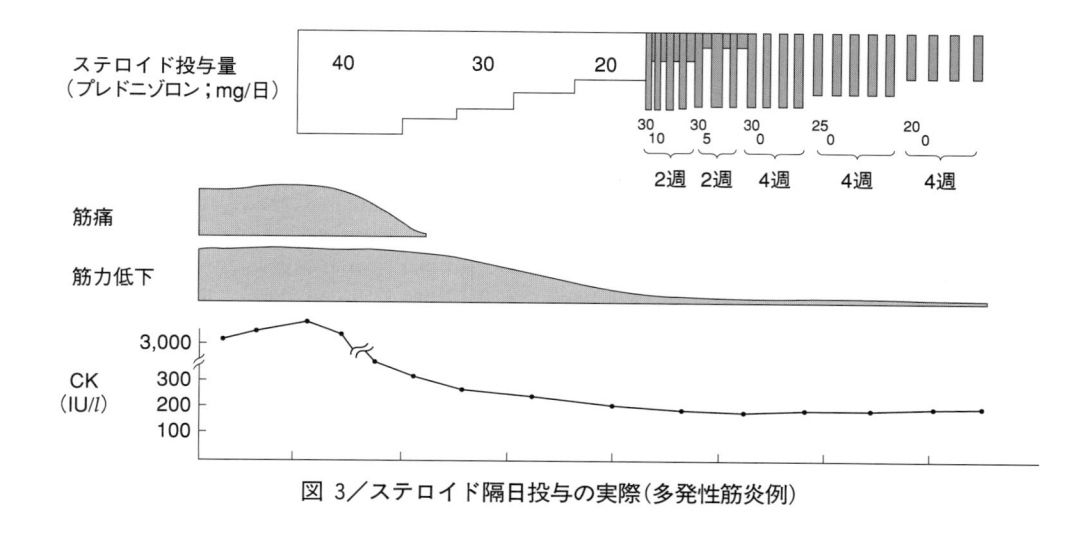

図 3／ステロイド隔日投与の実際（多発性筋炎例）

症状に対して、必要であればNSAIDsを投与する。長期連日投与者では、非投与日には原病の悪化による症状ではなく、副腎皮質不全による症状すなわち倦怠感、関節痛、筋痛、微熱などの症状が出現することがある。この場合は少量のステロイド（プレドニゾロンで5mgくらい）を非投与日の朝服用して、ゆっくり半年くらいかけて減量する。

3 間欠投与の問題点

ステロイドの隔日投与は連日投与に比べ抗炎症効果も少ないことが知られている。Hunderらは、巨細胞動脈炎で1日あたりの投与量を同じにした場合、最も有効なのが8時間ごとに3等分して投与した連日投与であり、それに次いで毎日1回投与、最も効果の少なかったのが隔日投与であったと報告している[15]。したがって、当初の治療目的が達成された後に、ステロイド減量と離脱を目標に隔日療法に移行するのが一般的である。しかし、Wegener肉芽腫症ではシクロホスファミドを併用しつつ比較的早期からステロイド隔日投与を行うことが試みられている。

（大島久二）

◆文献

1) 大島久二：ステロイドパルス療法Ⅰ．炎症と免疫 6(3)：318-324, 1998.
2) 大島久二：ステロイドパルス療法Ⅱ．炎症と免疫 6(4)：431-440, 1998.
3) 大島久二：ステロイド剤の新しい考え方；基礎と臨床．日本内科学会雑誌 89(2)：374-380, 2000.
4) Cathcart ES, Idelson BA, Scheinberg MA：Beneficial effects of methylprednisolone 'pulse' therapy in diffuse proliferative lupus nephritis. Lancet i：163-166, 1976.
5) Kimberly RP, Lockshin MD, Scherman RL, et al：High-dose intravenous methylprednisolone pulse therapy in systemic lupus erythematosus. Am J Med 70：817-824, 1981.
6) 大野岩男，柴崎敏昭，五味秀穂，ほか：ループス腎炎に対するステロイドパルス療法

の腎機能長期予後に関する検討. 日本臨床免疫学会会誌 19：185-192, 1996.
7) Makino H, Yamasaki Y, Shikata K：Transition of morphologic features in lupus nephritis；does steroid therapy accelerate glomerulosclerosis? Intern Med 34：982-987, 1995.
8) 糸球体腎炎 pulsetherapy 研究会：糸球体腎炎に対する副腎皮質ステロイド pulse therapy の治療成績. 腎と透析 8：407, 1980.
9) 市川陽一, 大島久二, 本間光夫：ループス腎炎に対するパルス療法と経口ステロイド大量療法の対照試験. 厚生省自己免疫疾患研究班昭和 59 年度報告書, pp 375-380, 1983.
10) 本間光夫, 恒松徳五郎, 水島　裕, ほか：ループス腎炎に対するパルス療法の対照試験. 厚生省特定疾患膠原病治療調査研究班昭和 56 年度研究事業報告書, pp 277-283, 1982.
11) 市川陽一, 橋本博史, 柏崎禎夫, ほか：全身性エリテマトーデス中枢神経障害に対するメチルプレドニゾロンパルス療法. リウマチ 34(4)：733-743, 1994.
12) 市川陽一, 斉藤栄造, 阿部好文, ほか：パルス療法の免疫機能及び生体代謝に及ぼす影響. 基礎と臨床 14：5-11, 1980.
13) 廣田良夫, ほか：ステロイドの種々投与法と特発性大腿骨頭壊死症との関連；SLE 患者における症例・対照研究. 厚生省特定疾患特発性大腿骨頭壊死症調査研究班平成 7 年度研究報告書, pp 17-22, 1996.
14) Fauci AS：Alternate-day corticosteroid therapy. Am J Med 64：729-735, 1978.
15) Hunder GG, Sheps SG, Allen GL, et al：Daily and alternate-day corticosteroid regimens in treatment of giant cell arteritis；comparison in a prospecive study. Ann Intern Med 82：613-618, 1975.

STEROID 3 ステロイド不応症のメカニズム

●●●はじめに

　ステロイドは、近代医学に最も貢献した薬物の1つであるが、臨床では時にステロイドに反応し難い症例を経験する。本稿では、こうしたステロイド不応症につき、現在までに実証された、または想定されているメカニズムをまとめてみたい。

1 薬物動態の不応症機序

1 吸収・服薬コンプライアンス

　ステロイドは、経口投与の場合、どの種類でも70～100％が吸収される[1]。一部の水酸化アルミニウム製剤により若干吸収が阻害されたとする報告はあるが、臨床的にはほとんど問題にならない。むしろ、臨床でステロイド不応症を診たとき、吸収段階で最も疑うべき原因としては、果たしてその患者はステロイドを服用しているか否かである。

　ステロイドは、あまりにも厳しい副作用キャンペーンがなされたため、患者の中には時に処方された薬をまったく、または一部しか服薬しなくなるケースがみられる。ただ、こうした事実はなかなか調査しにくいことであり、医師と患者の信頼関係にも影響を及ぼす可能性があるため、実際には証明できないことが多い。

2 代謝

　体内に吸収された後に生じるステロイド不応症の原因として、最も影響が強いと考えられるのは、ステロイド代謝の亢進によるものである。内因性ステロイドの1つであるヒドロコルチゾン（コルチゾール）の主な代謝経路は、ステロイド骨格の中のA環の還元反応とそれに続くグロクロン酸抱合だが、ほかの代謝部位としては、肝のチトクローム P-450 により代謝される 6β 位の水酸化反応がある。最近の詳細な研究により、P-450 は多くの異なった酵素で構成されていることがわかった（表1）。

　このステロイドの 6β 水酸化を触媒する酵素は、P-450 の中でも CYP3A4 というアイソザイムであることが明らかとなった。この CYP3A4 は、抗結核薬のリファンピシン、また抗てんかん薬のフェニトインやバルビタールなどにより強力に誘導されて活性が増強する。その結果、ステロイドの代謝が亢進し、ステロイド不応症となる。

表 1／チトクローム P-450（CYP）の種類と代謝を受ける薬物

CYPの種類	代謝を受ける代表的薬物
CYP1A2	テオフィリン、フェナセチン、プロプラノロール
CYP2C9	ワルファリン、トルブタミド、フェニトイン、イブプロフェン、ジクロフェナク、ピロキシカム、フルバスタチン
CYP2C19	ジアゼパム、イミプラミン、オメプラゾール
CYP2D6	プロパフェノン、ハロペリドール、イミプラミン、アミトリプチリン、プロプラノロール、コデイン
CYP3A4	シンバスタチン、ロバスタチン、コルチゾール、エリスロマイシン、リドカイン、テルフェナジン、ニフェジピン、ジルテアゼム、ベラパミル、シクロスポリン、ジアゼパム、カルバマゼピン

したがって、臨床的にこの CYP3A4 誘導の程度を知りたい場合には、尿中の 6β 水酸化コルチゾール濃度を測定する方法が用いられている。

一方、ステロイドは、その種類によって代謝経路が異なっている。前述したように、コルチゾールでは主な代謝経路は A 環の還元であるのに対し、デキサメタゾンやベタメタゾンでは A 環還元はなく、この 6β 水酸化が代謝の中心である。プレドニゾロンはちょうどその中間で、一部が 6β 水酸化経路とされている（Ⅰ-2「種類・代謝動態・相互作用」、16頁参照）。したがって、CYP3A4 の誘導によりステロイド代謝が亢進する場合、デキサメタゾンやベタメタゾンが最も影響を受けやすく、ステロイドの効果が 1/5 程度にまで著減する。一方、コルチゾールは 20% 程度効果が減弱するのみである。また、プレドニゾロンはちょうど中間で、効果は 1/2 程度となる。例えばリファンピシンを服用していた場合、1日 30 mg のプレドニゾロンを内服していたとしても、約半分の 1日 15 mg 弱ほどの効果になることが予測されている[2]。

図1にリファンピシン併用によりプレドニゾロン不応症となった多発性筋炎の自験例を示した[3]。こうしたステロイド不応症が生じた場合、CYP3A4 誘導の原因薬剤が例えばリファンピシンであれば、ほかの抗結核薬に変えることが対策の1つである。しかし、抗てんかん薬も含めてこうした薬物の変更は時に困難である。そこで、別の対策としては、もしデキサメタゾンやベタメタゾンを使っていたとしたら、酵素誘導の影響を被ることがより少ないプレドニゾロンやコルチゾールに変更する方法が考えられる。但し、コルチゾールに変更するときにはミネラルコルチコイド作用が強くなるため、血圧や心臓への影響に対しては特に留意する必要がある。また、例えばプレドニゾロンを使用していると、理論的には2倍量を服用すればリファンピシンなどを併用したままでも期待する効果が得られるということになる。但し、その場合は本来の用量の臨床的妥当性を十分に再確認する必要がある。

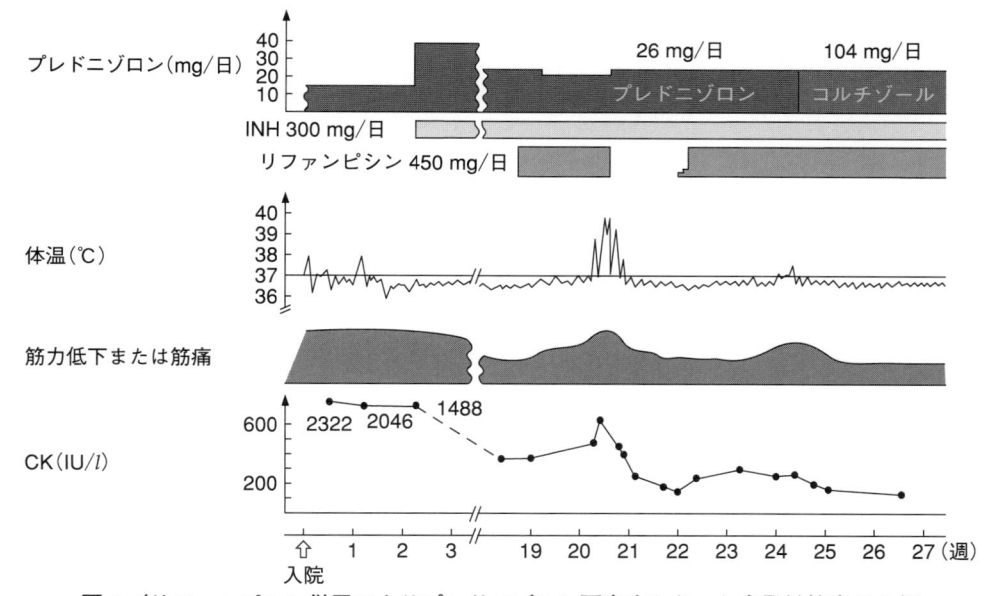

図 1／リファンピシン併用によりプレドニゾロン不応症となった多発性筋炎の1例
(Kawai S, et al：Rifampicin-induced resistance to prednisolone treatment in collagen disease；a pharmacokinetic study. Jpn J Rheumatol 1：135-141, 1986 より引用)

2 細胞レベルの不応症機序

1 ステロイドレセプター

　ステロイドの薬理作用は、一般にはステロイドレセプター(グルココルチコイドレセプター、glucocorticoid receptor；GR)を介するものと考えられている。血中を運ばれたステロイドは拡散によって細胞内に入り、細胞質内のGRに結合する。このGRは2分子の熱ショック蛋白90と分子シャペロンという弱い結合をしているが、ステロイドが結合することによりこれらが解離し、活性化される。次に、ステロイド-GR複合体は核内に移行し、2量体として標的DNAの特定部位に結合することにより、その遺伝子の転写を調節する。すなわち、GRはリガンド(ステロイド)依存性の転写因子である。

　GRの異常によりステロイド不応症が生ずる機序が報告されている。これには、GRとステロイドの結合親和性が減弱する場合とGR数の減少とが考えられ、それぞれ特殊な症例の報告がある。ともにGRの異常によりコルチゾール反応性が低いことから、血中コルチゾール濃度が高いにもかかわらず、クッシング症候を呈さないのが特徴である。

1. GR親和性の低下

Chrousos[4]らの報告はクッシング症候群の症状を呈さない高コルチゾール血症の親子例であった。図2に、症例の末梢血単核球を用いたスキャッチャード分析によるGRの親和性とGR数に関する成績を引用した。この例は、デキサメタゾン抑制試験でも十分に内因性コルチゾールが抑制されず、患者リンパ球のGRはステロイドとの結合親和性が著明に低下していた。この原因については、後日の検討により、GR遺伝子の点変異であることが判明している[5]。すなわち、点変異によってGRの高次構造が変化し、GRは産生されるものの、ステロイドとの結合親和性が低下するという機序である。こうした症例では、仮にステロイド治療が必要になった場合にも、内因性のコルチゾールと同様にプレドニゾロンなどの治療薬にも不応症となることが予想される。

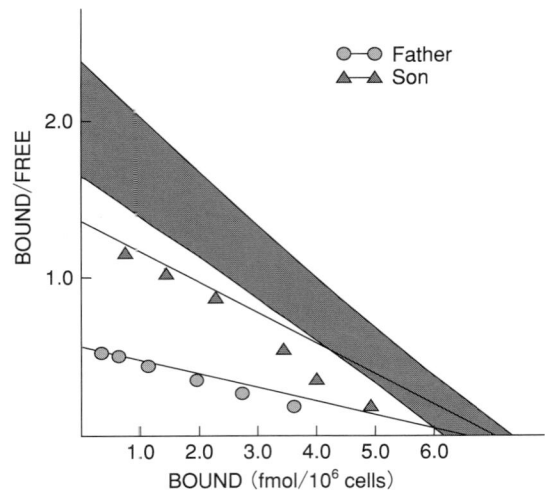

図2／クッシング症候を呈さないステロイド不応症の親子例の末梢血単核球を用いたGR結合親和性の検討
(Chrousos GP, et al : Primary cortisol resistance in man ; A glucocorticoid receptor-mediated disease. J Clin Invest 69 : 1261-1269, 1982 より引用)

2. GR数の減少

Iidaら[6]は、GR数の減少のために、高コルチゾール血症を呈しながらクッシング症候群の特徴を有さない家系を報告した。しかし、元来GR数は個人によってかなりの変動がみられている。Tanakaら[7]によれば、健常人に対してステロイド投与をした際にみられる好中球数の増加とリンパ球数の減少は、GR数と相関したという(図3)。すなわち、GR数が少ない症例ではGR反応性が不十分ということになる。さらに、大島[8]は、ステロイド治療を行うことによるGR数の減少、いわゆるダウンレギュレーションを観察した。大量ステロイド投与時のステロイド不応症の要因の1つと考えられる。

2 転写調節およびそれ以降の分子レベル

ステロイド-GR複合体が核内に移行すると、この複合体は転写因子として働いているが、核内の転写調節には、GR以外にも極めて多くの転写因子や核蛋白が作用している。したがって、ある遺伝情報のmRNAへの転写は、最終的にはこれらすべての相互作用によって決定される。以下、分子生物学的なステロイドの作用機序をまとめた

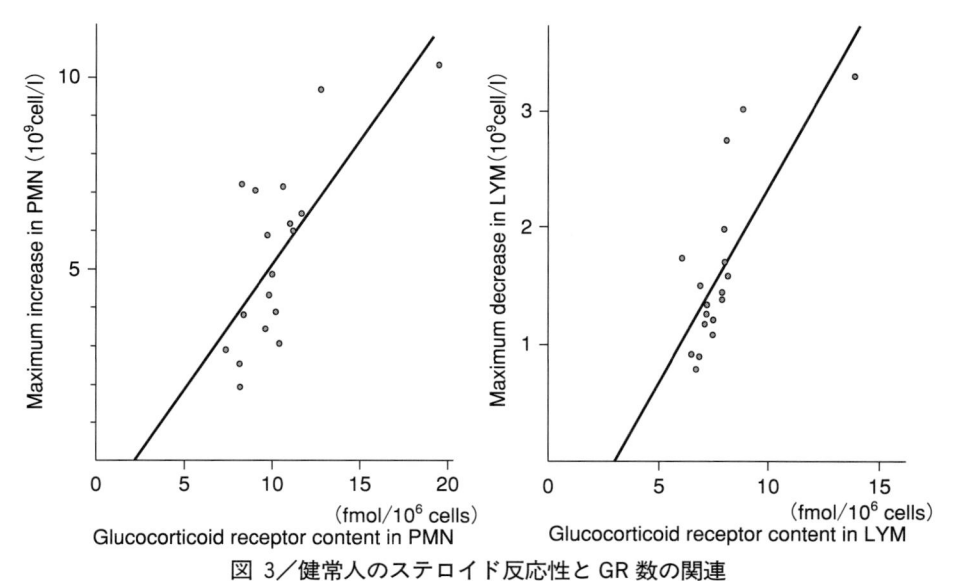

図 3／健常人のステロイド反応性と GR 数の関連

(Tanaka H, et al：*In vivo* responsiveness to glucocorticoid correlated with glucocorticoid receptor content in peripheral blood leukocytes in normal humans. Acta Endocrinol (Copenh) 121：470-476, 1989 より引用)

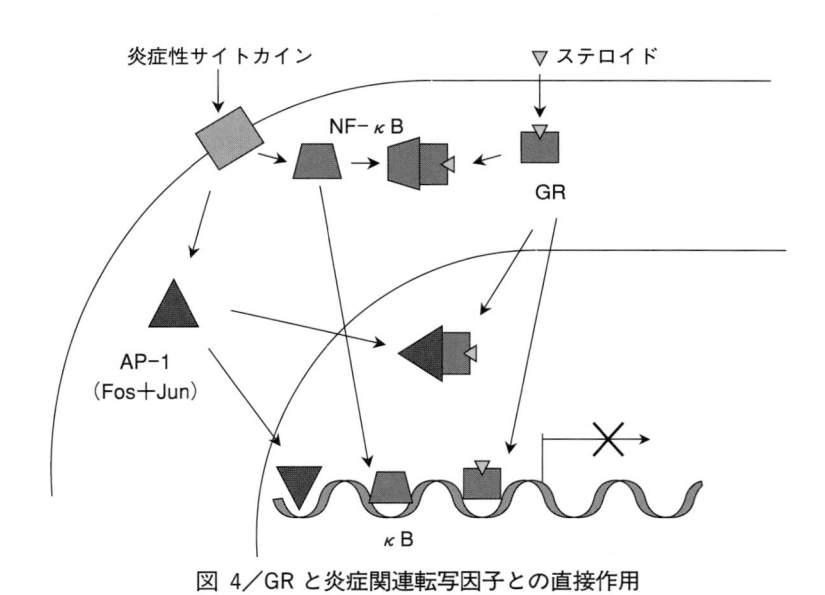

図 4／GR と炎症関連転写因子との直接作用

が、いずれもステロイド不応症の機序となり得るものである。

1. NF-κB

　NF-κB(nuclear factor κB)は、p 65 と p 50 という 2 種の蛋白のヘテロダイマーで構成されているが、普段は IκB(inhibitor of κB)という抑制蛋白が結合して細胞質内に存在する。細胞外よりリガンド刺激が加わると、IκB はリン酸化されて破壊される。

それにより、NF-κB は核内に移行して転写因子活性を発揮する(図4)。活性化した GR は NF-κB と直接ヘテロダイマーをつくり、その転写調節活性を低下させる機序があるとされている[9]。一方、ステロイドは IκB 産生を増強する[10)11]。これらによっても NF-κB 活性を抑制するが、すべての細胞でステロイドが IκB 産生を増強するわけではないことが確認されている。したがって、この機序は IκB と NF-κB を有するすべての細胞に共通しているとはいえない。いずれにせよ、なんらかの原因で NF-κB が活性化されればステロイド不応症の原因となる。

2. AP-1

AP-1(activator protein-1)はプロトオンコジーンの産物である Jun と Fos のヘテロダイマーで構成されている。ステロイドは AP-1 活性を抑制するが、活性化 GR と Jun がヘテロダイマーを形成するために AP-1 形成を阻害するという機序が報告されている[12]。図4には、ステロイドと NF-κB または AP-1 との直接作用による相互作用について図示した。NF-κB と同様に、AP-1 の活性化はステロイド不応症の原因となる。

おわりに

以上、ステロイドの作用機序に沿って、ステロイド不応症のメカニズムについてまとめた(表2)。一部については現時点では十分な証明はなく、本文では解説を省略した。これらの中で、リファンピシンなどとの相互作用によるステロイド代謝亢進のメカニズムについては十分に解明されており、臨床での対応も可能であることから、ステロイド不応症を経験した場合には併用薬剤を見直してみることが解決策の1つと考えられる。また、その他のメカニズムについても、常に臨床で意識して取り組むこと

表 2／実証または推定されたステロイド不応症の機序

1. 服薬コンプライアンス
2. ステロイド吸収障害
3. ステロイド代謝亢進
    ① CYP3A4 の誘導
    ② その他(臓器障害・遺伝？)
4. ステロイド汲み出し蛋白
5. ステロイドレセプター・熱ショック蛋白の異常
    ① GR 数の減少(家族性、その他)
    ② GR 親和性の低下(家族性＝点変異)
    ③ 熱ショック蛋白の異常(点変異)
    ④ 病態・生理学的変動
6. 転写因子レベルの異常
    ① 直接の相互作用の活性化(NF-κB、AP-1 など)
    ② 活性化因子(p160 family、CBP/p300 など)の異常
    ③ 抑制因子(SMRT など)の亢進
7. 転写効率の低下
8. 翻訳効率の低下
9. 二次蛋白レベルの効率低下

により、より適確に対処し得る可能性がある。ステロイド不応症のさらなる解明のためには、臨床での詳細な観察が必須であることを強調して、本稿を終えたい。

(川合眞一)

◆文献

1) 川合眞一, 市川陽一, 本間光夫:合成ステロイド剤の代謝. 最新医学 39:1556-1563, 1984.
2) 川合眞一:リファンピシン服用者における各種糖質コルチコイド代謝動態の比較. 日内分泌会誌 61:145-161, 1985.
3) Kawai S, Ichikawa Y, Homma M:Rifampicin-induced resistance to prednisolone treatment in collagen disease ; a pharmacokinetic study. Jpn J Rheumatol 1:135-141, 1986.
4) Chrousos GP, Vingerhoeds A, Brandon D, et al:Primary cortisol resistance in man ; A glucocorticoid receptor-mediated disease. J Clin Invest 69:1261-1269, 1982.
5) Hurley DM, Accili D, Stratakis CA, et al:Point mutation causing a single amino acid substitution in the hormone binding domain of the glucocorticoid receptor in familial glucocorticoid resistance. J Clin Invest 87:680-686, 1991.
6) Iida S, Gomi M, Moriwaki K, et al:Primary cortisol resistance accompanied by a reduction in glucocorticoid receptors in two members of the same family. J Clin Endocrinol Metab 60:967-971, 1985.
7) Tanaka H, Ichikawa Y, Akama H, et al:*In vivo* responsiveness to glucocorticoid correlated with glucocorticoid receptor content in peripheral blood leukocytes in normal humans. Acta Endocrinol(Copenh)121:470-476, 1989.
8) 大島久二:ヒト末梢血リンパ球グルココルチコイド受容体に関する研究 II ; グルココルチコイドによる調節. 日内分泌会誌 62:1298-1305, 1986.
9) Ray A, Prefontaine KE:Physical association and functional antagonism between the p 65 subunit of transcription factor NF-κB and the glucocorticoid receptor. Proc Natl Acad Sci USA 91:752-756, 1994.
10) Scheinman RI, Cogswell PC, Lofquist AK, et al:Role of transcriptional activation of IκBα in mediation of immunosuppression by glucocorticoids. Science 270:283-286, 1995.
11) Auphan N, DiDonato JA, Rosette C, et al:Immunosuppression by glucocorticoids ; inhibition of NF-κB activity through induction IκB synthesis. Science 270:286-290, 1995.
12) Yang-Yen HF, Chambard JC, Sun YL, et al:Transcriptional interference between c-Jun and the glucocorticoid receptor ; mutual inhibition of DNA binding due to direct protein-protein interaction. Cell 62:1205-1215, 1990.

STEROID 4 妊娠・手術での使用法

1 妊娠でのステロイドの使用法

1 妊娠中・授乳中の薬剤投与の原則

　妊娠中の投与薬剤は妊娠による母体の変化、胎盤への移行性や代謝により影響を受け、さらに胎児に移行して解剖学的、機能的影響を与える可能性がある。また、出産後には薬剤の母乳移行による乳児への影響を考慮する必要がある。妊娠中の薬剤投与により、妊娠初期に胎児死亡、催奇形、妊娠中期に胎児発育抑制、妊娠末期には新生児への影響がみられる。乳児では肝臓の代謝機構、腎臓の排泄機構も十分でないため副作用が現れやすい。妊娠中・授乳中の投薬の原則を表1に示した。ステロイドは種々の自己免疫疾患やアレルギー性疾患、血液疾患、神経疾患、皮膚疾患などの治療に内服、注射、外用などの形で用いられ、強力な抗炎症作用と免疫抑制作用を有することから、妊娠患者でもしばしば治療の中心となる。

2 妊婦におけるステロイドの安全性[1]

　ステロイドの大量服用時に月経異常はしばしばみられるが永久不妊はない。基礎疾患の病態が安定しステロイド投与量が減れば月経周期の回復がみられ、妊娠も可能であり、妊娠前のステロイド投与が受精能に影響を与えることはないようである。大量のステロイド投与後、実験動物モデルにおいて口蓋裂が、ヒトでは低体重児がみられる。ヒトではプレドニゾロンやメチルプレドニゾロンの催奇形性のエビデンスはない。ステロイドで治療されている喘息の妊婦では、低用量のプレドニ

表1／妊娠中・授乳中の投薬の原則

＜妊娠中の投薬＞
- 薬剤量、投与期間を必要最小限にする
- 薬剤はできるだけ単剤とする
- 催奇形性のない薬剤を用いる
- 妊娠初期（妊娠2〜7週）には投薬を回避する
- 投薬による母体利益が胎児への危険性を上回る

＜授乳中の投薬＞
- その薬剤の投与の必要性を十分に考慮する
- 最も安全な薬剤を用いる
    - 副作用がないことが判明している薬剤
    - 母乳への移行量が少ない薬剤
    - 半減期が短く排泄の早い薬剤
- 危険性がある場合、乳児の血中薬剤濃度測定を考慮する
- 乳児の薬剤への曝露を極力少なくする
    - 授乳直後に内服
    - 乳児がまとまった眠りにつく前に内服

ゾン（平均 8 mg/日）を受胎時も服用していたが一般の妊婦と比較しても出産異常の頻度の増加はみられていない。妊娠後期の呼吸促迫症候群の予防におけるデキサメタゾン投与でも胎児異常の増加はない。

3 妊娠中のステロイドの投与指針[2]

1. 母体を治療対象とする場合

半減期の短いプレドニゾロン、メチルプレドニゾロンは胎盤の 11-hydroxysteroid hydrogenase type II により代謝され、胎児には母体の約 10% しか移行しない。したがって、これらのステロイドは母親の疾患の治療に用い得る。ステロイドは疾患の活動性をコントロールするのに必要な最少量を投与すべきで、プレドニゾロン換算で 10〜15 mg/日以下であれば胎児にほぼ影響がないとされる。

2. 胎児を治療対象とする場合

ステロイドを未熟児の呼吸促迫症候群の予防などに用いる場合、胎盤で代謝をあまり受けず胎児への移行のよいデキサメタゾンやベタメタゾンが用いられる。胎児の血中濃度はベタメタゾンでは母体の血中濃度の 33%、デキサメタゾンでは母体とほぼ同じである。

3. 妊娠中の手術、出産などの場合

出産前に長期間あるいは中等量以上のステロイドの全身投与を受けていた患者は副腎不全状態の可能性がある。そのような患者では妊娠中の緊急手術、帝王切開、遷延分娩や出産時には、ストレスに対してステロイドカバーが必要である（262 頁参照）。

4 妊娠中のステロイド投与の問題点

1. 母体に関する問題点

免疫抑制、無菌性骨壊死、骨減少症、高血圧症、高血糖、白内障、そして皮膚線条などのステロイド投与に伴う副作用は、妊娠患者と非妊娠患者の間に差はない。しかし、前期破水、妊娠による糖尿病や高血圧症の増悪など妊娠に関連した合併症が問題となる。

2. 胎児に関する問題点

大量のベタメタゾンの投与により一過性の胎動減少が報告されているが、妊娠中のステロイド大量パルス療法の影響は確定していない。半減期の短いステロイドでは母体から胎児にわずかしか移行しないが、ステロイドに曝露した新生児では副腎皮質機能抑制や感染症のモニタリングが重要である。幸いに副腎皮質機能抑制や感染症の頻度は極めて低いようである。

表 2／妊娠・出産・授乳中のステロイドの使用指針

妊娠中	・母体を治療対象：特発性血小板減少性紫斑病、全身性エリテマトーデス、など	プレドニゾロン メチルプレドニゾロン	疾患活動性をコントロールするのに必要な最少量を投与
	・胎児を治療対象：早期破水、呼吸促迫症候群予防、など	デキサメタゾン：12時間ごと 6 mg を 4 回筋注 または ベタメタゾン：24 時間ごと 12 mg を 2 回筋注	ベタメタゾンで胎動減少
	・緊急手術	ヒドロコルチゾン（コルチゾール）	ストレスに応じたステロイドカバーを行う
出産	出産 帝王切開 遷延分娩	ヒドロコルチゾン（コルチゾール） 　分娩開始直前 100 mg 　出産後 1 日目 8 時間ごと 100 mg 　出産後 2 日目 8 時間ごと 50 mg	ストレスに応じたステロイドカバーを行う
授乳中		プレドニゾロン	服用後 4 時間待って授乳開始、あるいは授乳直後服用

5　妊娠中のステロイド使用指針（表 2）

1．ステロイド局所投与

　花粉症、気管支喘息などのアレルギー疾患において点眼・点鼻・吸入剤、妊娠性瘙痒性蕁麻疹様丘疹局面や妊娠性痒疹などの妊娠に特異的な皮膚疾患において外用剤、関節炎では外用剤や関節内投与といったステロイド局所投与がなされることがある。いずれの場合でも吸収され、全身循環に至るため有効最低用量で短期使用が原則である。体内に吸収後、不活性化ないしは作用が減弱するアンテドラッグは局所作用は強力だが全身性副作用が弱いため使いやすい。

2．ステロイド全身投与

a．前期破水、新生児の呼吸促迫症候群の予防

　7 日以内に予定より早い分娩の危険性のある妊娠 24〜34 週の妊婦では出産前に 1 コースのステロイド治療が推奨されている。具体的には胎児を治療対象として、24 時間ごとに 12 mg のベタメタゾンを 2 回筋注するか、12 時間ごとに 6 mg のデキサタサゾンを 4 回筋注する。それにより新生児の呼吸促迫症候群、新生児死亡率、そして心室内出血を減少させるが、他の治療法での有効性は確立していない。デキサメタゾンでは胎動の減少がみられないため、胎児発育遅滞を伴うようなリスクのある妊娠ではデキサメタゾンを好んで用いる。このステロイド治療では胎児発育制限、児の発育・成長の障害との関連はみられない。母体あるいは胎児に顕性感染症がある場合には、この治療を行わない。

b．抗リン脂質抗体を伴う習慣性流産

　抗リン脂質抗体は胎盤トロンボキサン A_2 を増加させ、胎盤の血栓症をきたす。習

慣性流産の原因として抗リン脂質抗体は重要である。母体を治療対象とするステロイド療法とアスピリンの併用はこれまで有効と考えられていたが、早産が有意に増加し流産の有意な減少は認められなかったとするランダム化試験の報告もあり、今後の検討を要する。ステロイドの抗体産生抑制能と妊娠正常化率とは関係がない。現在、アスピリンとヘパリンの併用がランダム化試験の結果からも有意に流産を減少させることが示され第一選択となっている。

　　c．特発性血小板減少性紫斑病

　血小板に対する抗体が産生され、抗体感作血小板の多くは脾臓で破壊される。妊娠は本疾患の再発や増悪の危険性を高める。母体を治療対象とするステロイド療法により約90%に有効である。IgG抗血小板抗体が胎盤を通過して、胎児・新生児に血小板減少を起こす。間接血小板抗体価が新生児血小板減少のリスクを反映する。重症例では分娩による頭蓋内出血の危険性があるため帝王切開を選択する。新生児の血小板数は分娩1ヵ月後で自然に正常化する。

　　d．全身性エリテマトーデス(SLE)

　妊娠可能な若年女性に好発し、活動性がコントロールされていれば妊娠・出産も可能である。妊娠中から分娩直後の増悪例は40～50%といわれるが、寛解状態では増悪が10%以下との報告もある。SLE患者の妊娠率は正常女性と差はないが、自然流産、早産、低体重児、子宮内胎児発育遅延は高率である。ベタメタゾンやデキサメタゾンを投与されている場合、妊娠後はプレドニゾロンへの変更が望ましい。母体血中の抗SS-A抗体が胎児に移行し、不可逆性の完全房室ブロックをきたすことがあるため、母体を治療対象としたステロイド治療や血漿交換療法による抗体価を下げる試みがなされている。出産時のステロイドカバー後は、増悪がなければ妊娠前のステロイド量を継続する。

6　授乳時のステロイド使用指針(表2)

　授乳に関しては、母乳への移行はわずかであり副作用の報告はなく、プレドニゾロンが安全で授乳に適している。プレドニゾロン換算で30 mg/日まではおそらく安全とされている。母乳への移行は大量に母体に投与するほど、母乳中濃度/血中濃度比が上昇する傾向にあるが、80 mg投与でも母乳経由で入る量はその0.1%以下とされる。授乳中の女性でのデキサメタゾンやベタメタゾンに関するデータはない。ステロイドを服用している女性が授乳を希望する場合、母乳中のステロイド量を減らすために、服用後4時間待ってから授乳を開始する。

2　手術とステロイド治療

1　手術時のステロイドカバー

　手術は生体に大きな侵襲を与えるストレスであり、視床下部―下垂体―副腎系の活性化などの応答を生体に惹起する。正常人の1日のヒドロコルチゾン（コルチゾール）分泌量は15 mg前後とされているが、大手術時にはその10～20倍のコルチゾールが分泌され、恒常性維持に寄与している。したがって、副腎皮質機能低下症患者の手術時にはステロイド補充療法（ステロイドカバー）が必要となる。補充されなかった場合、低血圧、意識障害など、急性副腎不全の徴候を呈する。かかる低血圧の病態に関しては、ミネラルコルチコイド作用の不足よりもむしろPGI_2合成の亢進による血管壁トーヌスの減少の関与が示唆されている。視床下部―下垂体―副腎系の抑制はプレドニゾロン換算で20 mgを5日以上投与されている患者ではステロイド中止により起こり得る。ステロイド投与期間が短ければ短いほど短期間で回復する（早ければ数日以内）。しかし、視床下部―下垂体―副腎系の回復には1年以上を要する場合があることにも留意する。下垂体機能は副腎機能回復に先行する。臨床的には、数日以上ステロイドが投与されている患者、過去6ヵ月以内に1ヵ月以上ステロイドを投与された患者、過去6ヵ月以内に1 g以上のステロイドを投与された患者、Addison病、両側副腎摘除、下垂体摘出の既往またはこれらの手術が予定されている患者、などではステロイドカバーを考慮すべきと考えられる。術前に副腎皮質機能低下が疑われる際には、迅速ACTH負荷試験などで確認する。合成1-24 ACTH（コートロシン®）250 μgを静注し、注射前と30、60分後に採血して血漿コルチゾールを測定する。正常では60分後に6 μg/dl以上増加し、20 μg/dl以上となる。本試験は原則的にはステロイド服用中の患者にも施行し得るが、プレドニゾロンなどはコルチゾールの測定系に影響を与える場合もあるので注意する。

　表3は手術時における従来の教科書的な補充療法を示したものであるが、易感染性などのステロイドの副作用を考慮するとその投与量・投与期間は必要最低限であることが望ましく、表3の投与量などを基準に各手術・患者の病態によって投与量や期間などが経験的に調節されてきた。手術侵襲の程度と副腎皮質機能の関係は定量的に評価し難いが、関

表 3／周術期のステロイドカバーの方法

		コルチゾール
術前夜		100 mg 筋注
術当日	麻酔前1時間	100 mg 静注
	麻酔開始後2時間	100 mg 静注
	術後（6時間ごと）	50 mg 静注
術後	1日目	50 mg 静注×4回
	2日目	50 mg 静注×3回
	3日目	50 mg 静注×2回
	4日目	40 mg 経口×2回
	5日目	30 mg 経口×2回
	6日目	20 mg 経口×2回
	7日目以降	朝20 mg、夕10 mg 経口

表 4／ステロイド補充療法のガイドライン

	内科的、外科的ストレス	ステロイド投与量・方法
軽症	鼠径ヘルニア手術 大腸内視鏡 微熱性疾患 軽度嘔気、嘔吐 胃腸炎	コルチゾール 25 mg またはメチルプレドニゾロン 5 mg を手術当日あるいは発症時に静注
中等度	開腹胆嚢摘出手術 半結腸切除術 重症発熱性疾患 肺炎 重症胃腸炎	50～75 mg のコルチゾールまたは 10～15 mg のメチルプレドニゾロンを手術当日あるいは発症時に静注し、以降漸減して通常量に戻す
高度	心血管、胸部手術 膵頭十二指腸切除術 肝切除 急性膵炎	100～150 mg のコルチゾールまたは 20～30 mg のメチルプレドニゾロンを手術当日あるいは発症時に静注し、以降漸減して通常量に戻す
重症	敗血症性ショック	50～100 mg のコルチゾールを 6～8 時間ごとに静注するか、0.18 mg/kg/h の持続静注さらに 50 mg/日のフロリネフ® をショックから離脱するまで投与する（数日から 1 週間）。バイタルサイン、血清電解質などをモニターしながら漸減して通常量に戻す

節リウマチ患者の人工股関節全置換術において、尿中の 17-OHCS を測定したところ、手術当日は術前の約2倍に増加していたが、術後1日目には1.5倍に低下し、2日目にはほぼ正常化していたとする報告は興味深い。このような背景から、最近、手術侵襲の程度に応じてステロイド補充量・期間を調節することも提唱されている（表4）[4)-6)]。

2　高度侵襲手術の合併症とステロイド

開胸開腹食道亜全摘術などの高度な侵襲を伴う手術後、サイトカインストームともいうべき血中サイトカインの高値と発熱、頻脈、頻呼吸、白血球数異常などの臨床徴候が出現することがある（systemic inflammatory response syndrome；SIRS）。その際、TNF-α、IL-1β、IL-6、IL-8 などの炎症性サイトカインが病態形成に関与している。これらのサイトカインの遺伝子プロモーター上には転写因子 AP-1 や NF-κB などの結合配列が存在するため、術前ないし術中にステロイドを投与して SIRS の発症を予防することが試みられている。投与量はメチルプレドニゾロン換算で 250 mg～1 g であり、一定の効果があるとする報告もある。最近、内視鏡下胆嚢摘出術や心臓血管バイパス術におけるデキサメタゾン術前投与の有用性を示唆する成績もある。しかし、SIRS は組織の修復や防御と関連した生体応答でもあり、今後、risk-benefit の視点からも SIRS に対するステロイド投与の意義や適応などに関して慎重に検討されるべきである[7)]。

3　その他の手術などにおけるステロイド

臓器移植手術時、免疫応答抑制の目的で周術期にステロイドが投与される。表5に

表 5／生体肝移植における免疫抑制薬投与プロトコール（京都大学移植外科）

		投与回数（回）	投与経路	目標トラフ値（ng/m*l*）
タクロリムス	術前日	0.05 mg/kg/回×朝夕2回	経口	（体重20 kg以上は1 mg/回×2回）
	術後1〜14日	朝夕2回	経管〜経口	15
	14〜28日	〃	〃	10〜15
	1〜3ヵ月	〃	経口	5〜10
	3ヵ月〜	〃	〃	5

		薬剤	投与回数	投与経路	投与量（mg/kg）
ステロイド	術直後	メチルプレドニゾロン	1	経静脈的	1
	1〜3日	〃	2	〃	1
	3〜6日	〃	1	〃	1
	7日	〃	1	〃	0.5
	8〜28日	プレドニゾロン	1	経口	0.5
	1〜3ヵ月	〃	1	〃	0.3
	3〜6ヵ月	〃	1	〃	0.1
	6ヵ月		中止		

（文献8）より引用）

生体肝移植における免疫抑制薬のプロトコールの1つを示した[8]。このほか、周術期のショック、急性呼吸促迫症候群、脳外科周術期における脳浮腫・脳圧亢進、脊椎・脊髄の神経減圧術などにおいてもステロイドが適応となり得る。ステロイドが癌悪液質症候群に伴う全身倦怠感や食欲低下にも有効であるとする報告もある。

4　副作用の対策

　ステロイドの副作用は多彩であり、投与中は常に注意を払わなくてはならないが、周術期に特に注意すべき点もある。

　①感染症：ステロイドの抗炎症作用や免疫抑制作用のため、易感染性となる。また、手術後は炎症徴候もマスクされ、感染症もより重篤化しやすいため、白血球数・分画、CRP値などを注意深くモニターする。感染症が疑われた際には、各種培養やPCR検査などによる起因菌同定を積極的に行うとともに適宜画像検査を実施する。結核の再燃にも留意する。治療は全身管理、糖尿病コントロールに加えて適切な抗生物質の投与やドレナージを行う。

　②消化管潰瘍：手術前後のストレスにより発症ないし増悪することがある。高齢者、低アルブミン血症、ステロイド投与量が多い症例（プレドニゾロンで20 mg/日以上）では特に注意が必要であり、H_2拮抗薬やプロトンポンプ阻害薬の投与を考慮する。末梢血検査とともに、胃管排出内容や便にも留意し、疑われた際には内視鏡検査などを実施する。

　③創傷治癒遷延：局所〜全身の感染予防とともに、高カロリー輸液などによる栄養管理や糖尿病のコントロールも重要である。

（細野　治、田中廣壽）

◆文　献

1) Roubenoff R, Hoyt J, Petri M, et al : Effects of antiinflammatory and immunosuppressive drugs on pregnancy and fertility. Semin Arthritis Rheum 18(2) : 88-110, 1988.
2) Janssen NM, Genta MS : The effects of immunosuppressive and anti-inflammatory medications on fertility, pregnancy, and lactation. Arch Intern Med 160(5) : 610-619, 2000.
3) Empson M, Lassere M, Craig JC, et al : Recurrent pregnancy loss with antiphospholipid antibody ; a systematic review of therapeutic trials. Obstet Gynecol 99(1) : 135-144, 2002.
4) Axelrod L : Perioperative management of patients treated with glucocorticoids. Endocrinol Metab Clin North Am 32(2), 367-383, 2003.
5) 名和田新，土師正文：内分泌疾患を有する患者．合併症を持つハイリスク患者の手術管理，杉町圭蔵（編），pp 160-176，中外医学社，東京，1989．
6) Coursin DB, Wood KE : Corticosteroid supplementation for adrenal insufficiency. JAMA 287 : 236-240, 2002.
7) 篠澤洋太郎：高度侵襲手術における SIRS とステロイド投与．臨床外科 57(7)：931-937，2002．
8) 猪俣裕紀洋，ほか：臓器移植後の免疫抑制剤の使い方と効果．小児科 40：1070-1078，1999．

関節内ステロイド注入療法

●●● はじめに

　関節内ステロイド注入の歴史は古く約50年前に遡る。1950年コルチゾンに引き続き、1951年ヒドロコルチゾン(コルチゾール)懸濁液が導入されて、関節リウマチ(RA)の炎症関節に著効を示すことが報告された[1]。その後、プレドニゾロン、メチルプレドニゾロン、トリアムシノロン、デキサメタゾンなどのステロイドおよびそれらの結晶懸濁液が開発されて、有効率、持続期間とも改善されて今日に至っている。現在、関節内ステロイド注入療法は、RAのみならず、変形性関節症や肩関節周囲炎にも好んで用いられ、リウマチ・整形外科領域で、日常診療の大きな柱となっている。本稿では、ステロイドの関節内注入の臨床について述べるとともに、実際の関節穿刺方法についても簡単に触れる。

1 関節内ステロイド注入に使われる薬剤および薬理

　現在、関節内ステロイド注入には、メチルプレドニゾロン懸濁液、トリアムシノロン懸濁液、デキサメタゾン水溶液などが用いられている。これまでの臨床報告では、トリアムシノロンが最も有効性が高く、その中でもトリアムシノロンヘキサニドがトリアムシノロンアセトニドより有効性が高いとされている[2]が、本邦で使用可能な製剤は後者のみである。水溶性ステロイドは関節内に注入されると、注入後1～2時間で分解されてしまうが、結晶懸濁液にすると、滑膜組織に沈着して長時間有効性が持続する。関節内投与の利点の1つは、関節局所に限局的に作用し、全身作用が少ないことである。プレドニゾロン50 mgあるいは100 mgを関節内に注入した場合、血漿中濃度は2～4時間にピークになり、100 mg投与では2日間にわたって副腎機能の抑制がみられる。プレドニゾロン10～15 mgを経口摂取した場合、血中濃度のピークは投与後1～2時間で、血中濃度は50 mg関節内注入時と同等である[3]。また、通常用量の2～4倍であるメチルプレドニゾロン80 mgを一側の膝関節に注入した場合、48時間後のインスリンによる血糖降下作用が減弱し、血中コルチゾール値は3～6日低下したことが報告されている[4]。

　ステロイド関節内注入は、経口投与に比べて少ない全身的影響で高用量のステロイドを投与することができるが、通常用量を超えて投与すれば、全身作用が無視できなくなる。

2 関節内ステロイド注入の対象疾患

1 関節リウマチ(RA)

　RAによる滑膜炎は、関節内ステロイド注入のよい適応であり、多くの比較試験でその有効性が認められている。関節腫脹をきたした肩、肘、手、手指、膝、足関節、足趾関節に、治療の一環として関節内ステロイド注入が行われており、多くの症例で注入後1日〜数日のうちに関節腫脹が改善する。ステロイドの薬理作用によって滑膜組織からの炎症性メディエーター(PGE_2、サイトカインなど)産生が抑制され、浸潤白血球からのライソゾーム酵素の分泌が抑制されることにより、滑膜炎が沈静化すると考えられる。膝関節内にメチルプレドニゾロンを注入すると、滑膜量が平均49％、関節液量は平均65％減少することがMRIを用いた研究で確認されている[5]。臨床的には、関節腫脹・疼痛の改善、水腫の軽減、熱感の消失が認められ、数週間から数ヵ月効果が持続する。われわれの行った手指関節に対するステロイド注入の研究では、累積有効率は、2ヵ月で80％、3ヵ月で70％、1年で32％であり、効果持続時間は患者の赤沈値やCRP値とは相関がみられなかった[6]。効果持続期間を延ばすためには、注入後の関節の安静が必要であることが指摘されている。手関節注入後に前腕装具をつけたり、膝関節注入後に数日のベッド上安静を行うことにより、効果持続期間を延長することができる[7]。

　関節水腫のある場合は、通常排液後ステロイドを注入するが、その方が再燃率が低い[8]。

2 変形性膝関節症

　膝関節の場合、65歳以上の約30％にX線学的変形性変化がみられ、そのうち1/3はなんらかの治療を必要とするとされている。理学療法、薬物療法などを組み合わせた治療が行われているが、関節内注入は治療の大きな柱の1つであり、ヒアルロン製剤関節内注入の有効性はよく認められている。一方、ステロイドの有効性については賛否が分かれる。Millerらは、コルチゾール、生食、プロカインの比較試験で、いずれも差はみられなかったと述べている[9]。Friedmanらは、関節内ステロイド注入(トリアムシノロン20 mg)はプラセボに比較して、1週間後の効果は優っていたが、6週間後では差がみられなかったと報告している[10]。一方、Raynauldらは、3ヵ月ごとにトリアムシノロン40 mgを2年間にわたって膝関節内注入したところ、ステロイド注入群はプラセボ群に比較して、疼痛およびこわばりの改善が優れており、ステロイド関節症の発症もみられなかった[11]。長期成績はともかく、ステロイドの関節内注入は、短期的に疼痛・腫脹に著効を示すことは確かである。患者は痛みをとっても

らうことを期待して来院するのであるから、1週間以内の短期治療と考えれば、有益な治療法である。

3 肩関節周囲炎

　加齢とともに発症する、いわゆる"五十肩"といわれる病態で、関節包が拘縮し関節腔が狭小して、関節痛、こわばり、可動域制限をきたす疾患である。数週間で治癒するものから、数ヵ月を要するものまでさまざまである。主に、運動療法、理学療法で治療するが、疼痛が頑固で激しい場合は関節内ステロイド注入を行う。肩関節周囲炎患者を、① 鎮痛剤投与、② 運動・温熱療法、③ 関節内ステロイド注入＋運動療法、④ ステロイド局所注入＋運動療法、に分けて肩関節可動域を指標にその効果を調べたところ、統計学的な有意差はみられなかったが、最も改善がみられたのはステロイド局注＋運動療法群であった[12]。また、Carette らは、① 関節内ステロイド注入＋理学療法併用群、② 関節内ステロイド注入群、③ 生食注入＋理学療法併用群、④ 生食注入単独群、の4群に分けて、痛みと機能障害を12ヵ月観察した。全経過を通して関節内ステロイド注入群、特に理学療法併用群の効果が優れていたが、統計学的有意差がみられたのは3ヵ月目までであった[13]。肩関節周囲炎に対する関節内ステロイド注入は効果があってもその持続期間は限られている。症状に応じて経過中に関節内ステロイド注入を何度か試みるとともに、理学療法を併用することが患者の苦痛を軽減するのに重要である。同じ肩関節に疼痛を訴える疾患でも石灰化腱炎、あるいは石灰沈着性滑液包炎は、夜間、激痛とともに急激に発症する疾患である。X線写真で上腕骨頭上外方に石灰化がみられ、ステロイドを関節内、滑液包内あるいは局注することにより、その症状は劇的に改善し完治することも多い。

4 その他の疾患

　痛風および偽痛風は激烈な疼痛を伴う発作が特徴的である。膝関節などに関節液貯留を認める場合があり、穿刺吸引後のステロイド注入は著効する。

3 関節内ステロイド注入の禁忌

　化膿性関節炎は治療が難しく、激しい関節破壊をきたす場合がある。したがって、化膿性関節炎を引き起こす可能性のある操作は絶対的禁忌である。既に化膿性関節炎が存在する場合のほか、関節穿刺部位の創や潰瘍、支膚疾患、敗血症のある場合は関節穿刺を避けるべきである。人工関節など関節内に異物が存在すると、細菌が付着しやすく化膿性関節炎を引き起こす可能性が高いため禁忌である。治療されていない血液凝固障害のある場合、ステロイド製剤に過敏反応の存在する場合も禁忌である。相対的禁忌として、慢性感染巣の存在、抗凝固療法が挙げられる。吸引した関節液が混

表 1／関節内ステロイド注入の禁忌

絶対禁忌	化膿性関節炎 穿刺部位の創、感染、皮膚疾患 敗血症 人工関節あるいは関節内異物 治療されていない血液凝固障害 ステロイド製剤に対する過敏症 高度の動揺関節
相対禁忌	慢性感染巣 抗凝固療法

表 2／関節内ステロイド注入でみられる主な副作用と頻度

副作用	頻度(％)
ステロイド滑膜炎[*1]	2〜5
顔面紅潮	＜1
皮膚萎縮	＜1
ステロイド関節症[*2]	0.8[*3]
医原性感染性関節炎	＜0.00006

[*1]：本文参照
[*2]：頻回注入後の骨壊死あるいは不安定関節
[*3]：現在は注意喚起がされているので、かなり低率と考えられる。

(文献7)より改変して引用)

濁著しく、感染の疑いが濃厚な場合は、原因の検索を優先させるべきである(**表1**)。

4 関節内ステロイド注入の合併症(表2)

1 ステロイド関節症

　ステロイド関節症は、関節内ステロイド注入を頻回に行った荷重関節に発症する関節症で、関節は高度に破壊する。報告によれば発症頻度は0.8％未満で、そのときに行った関節注入の頻度は1週間から数ヵ月、回数は6〜50回以上とさまざまであった[7]。破壊の程度は神経病性関節症(Charcot関節)に類似することから、知覚の低下によって関節に過度の負荷が加わり発生すると考えられる。また、ステロイドによって軟骨代謝が障害されて発症する可能性もある。対策として注入間隔を1ヵ月以上空け、注入後はしばらく安静を保つことを心がけることが賢明である。

2 感染性関節炎

　禁忌を守って厳重な消毒を心がけていればそれほど恐れることはない。14,000〜50,000回に1回の確率である。

3 皮膚障害

　ステロイドが皮膚(下)に漏れると皮膚萎縮を生じる。特に、トリアムシノロンによる皮膚および皮下の萎縮はよく知られているが、通常、3〜6ヵ月待機すれば自然寛解する。関節腔内に確実に注入して皮下に漏らさないことと、指などの小関節には薬液を注入し過ぎないようにする注意が必要である。

4 顔面紅潮

　関節注入に限った反応ではないが、ステロイド、特にトリアムシノロン製剤でみら

れる。注入後にのぼせ感を訴え、数日持続する場合がある。重篤な副作用ではないが、薬剤を変更したり、対効果を考えて使用を控えることが望ましい。

5 結晶性滑膜炎

懸濁ステロイドの結晶に滑膜炎が誘発される場合がある。ヒドロコルチゾンアセテートで多くみられたが、その他の製剤では稀である。

5 関節内ステロイド注入の実際

1 消毒

通常、皮膚には1 cm²あたり数百～数十万個の細菌が存在しており、最も病原性が強い菌はブドウ球菌である。手指は身体の中で最も細菌数の多い部位であるので、消毒後穿刺部位には絶対触れないようにする。ヨード剤（ポビドンヨード）でよく消毒し、30秒以上待機した後（菌種により殺菌までの時間が異なる）、穿刺を行う。注射針は、関節液の排液を行うには18 Gの注射針を用いる。単に薬液の注入のみなら25 Gあるいは手指には27 Gの針で十分である。

2 使用薬剤および使用量

現在本邦で用いられる懸濁ステロイドはトリアムシノロンおよびメチルプレドニゾロンである。肩、肘、股、膝、足関節には20 mg、手関節には10 mg、手指関節には大きさに応じて1～5 mg用いる。1回に3関節以上（指関節は除く）、合計40 mg以上は行わない。同一関節に繰り返し行う場合は原則として1ヵ月以上間隔を空け、年4回以上は行わないようにする。

3 穿刺手技の概略

1. 肩関節（図1）

肩関節を内外旋することによって上腕骨骨頭を皮膚の上より触知し（小結節が動くのが触れる）、烏口突起外側下端より骨頭に向けて刺入する。骨頭に当たった部位からやや針先を引き、薬液を注入する。抵抗がなければ関節腔内に入っている。

2. 肘関節（図2）

肘を直角に曲げ、腰に手を当てさせる。肘頭の外側（橈側）の関節裂隙を目がけて穿刺する。内側（尺側）は尺骨神経があるので避ける。

図 1／肩関節

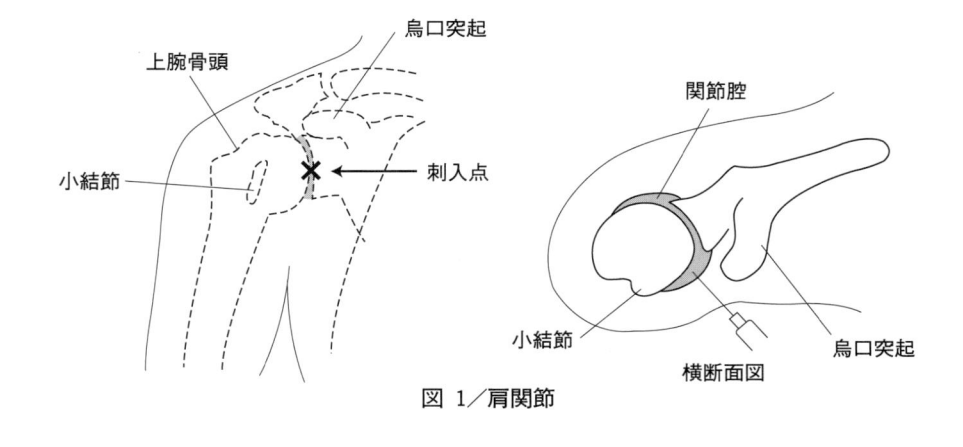

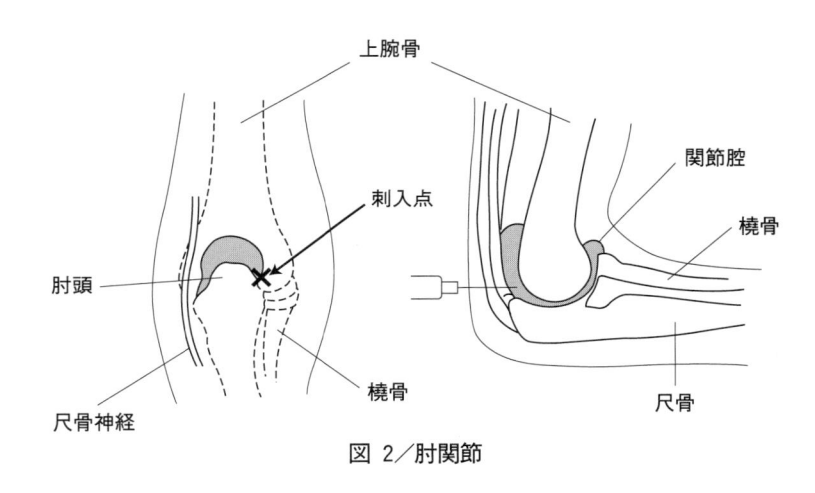

図 2／肘関節

3. 手関節（図3）

　手を牽引しながら軽度屈曲させ、手根骨と橈骨、あるいは手根骨と尺骨の裂隙に向けて穿刺する。

4. 手指関節（図4）

　指を軽く牽引屈曲させ、関節裂隙を目がけて穿刺を行う。

5. 股関節（図5）

　上前腸骨棘と恥骨結合を結ぶ線と脈を触れる大腿動脈の交点から2横指下外方で大腿動脈より約1横指外側の部分で皮膚に直角に穿刺する。関節位置が深いので長針を用意する。自信がなければ透視下で行った方が無難である。

6. 膝関節（図6）

　左手で膝蓋骨を内下方に押しつけ、外側の関節裂隙を開くようにして、膝蓋骨上部

図3／手関節

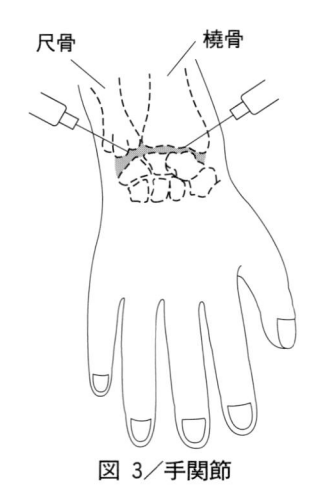

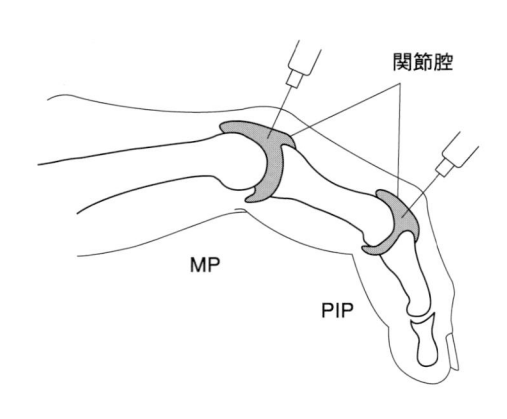

図4／手指関節

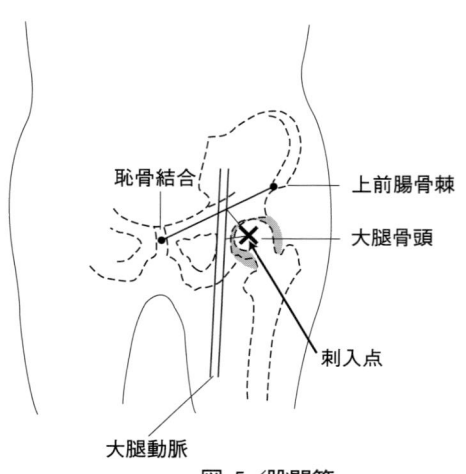

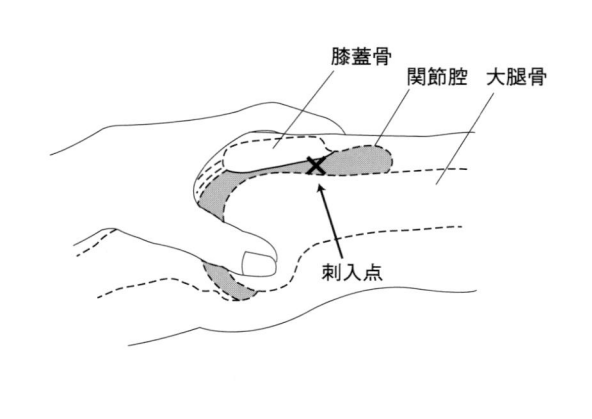

図5／股関節

図6／膝関節

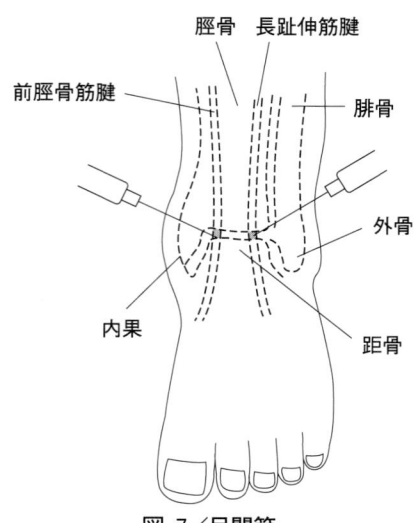

図7／足関節

の膝蓋大腿関節裂隙に刺入する。皮下脂肪が少なければ、関節腔まではすぐである。

7. 足関節（図7）

内側穿刺は、内果の上外方1cmの前脛骨筋腱の内側から距腿関節裂隙に向かって刺入する。外側穿刺は外顆の上内方2cm、長趾伸筋腱外側から関節裂隙に向かって刺入する。

（中村　洋）

◆文献

1) Hollander JL, et al：Hydrocortisone and cortisone injected into arthritic joints. JAMA 147：1629, 1951.
2) Blyth T, et al：Pain relief in the rheumatoid knee after steroid injection；A single-blind comparison of hydrocortisone succinate, and triamcinolone acetonide or hexacetonide. Br J Rheumatol 33：461-463, 1994.
3) Reeback JS, et al：Plasma steroid levels after intra-articular injection of prednisolone acetate in patients with rheumatoid arthritis. Ann Rheum Dis 39：22-24, 1980.
4) Koehler BE, et al：The systemic effects of intra-articular corticosteroid. J Rheumatol 1：117-125, 1974.
5) Ostergaard M, et al：Changes in synovial membrane and joint effusion volumes after intra-articular methylprednisolone；Quantitative assessment of inflammatory and destructive changes in arthritis by MRI. J Rheumatol 23：1151-1161, 1996.
6) 中村　洋，西岡久寿樹：慢性関節リウマチの手指関節腫張に対するステロイド関節内注入の効果．臨床リウマチ 13：110-115, 2001.
7) Gray RG, et al：Intra-articular corticosteroids；An updated assessment. Clin Orthop 177：235-263, 1983.
8) Weitoft T, et al：Importance of synovial fluid aspiration when injecting intra-articular corticosteroids. Ann Rheum Dis 59：233-235, 2000.
9) Miller JH, et al：The value of intra-articular injections in osteoarthritis of the knee. J Bone Joint Surg Br 40-B：636-643, 1958.
10) Friedman DM, et al：The efficacy of intraarticular steroids in osteoarthritis；a double-blind study. J Rheumatol 7：850-856, 1980.
11) Raynauld JP, et al：Safety and efficacy of long-term intraarticular steroid injections in osteoarthritis of the knee；a randomized, double-blind, placebo-controlled trial. Arthritis Rheum 48：370-377, 2003.
12) Lee PN, et al：Periarthritis of the shoulder；Trial of treatments investigated by multivariate analysis. Ann Rheum Dis 33：116-119, 1974.
13) Carette S, et al：Intra-articular corticosteroids, supervised physiotherapy, or a combination of the two in the treatment of adhesive capsulitis of the shoulder；a placebo-controlled trial. Arthritis Rheum 48：829-838, 2003.

和文索引

あ
アザチオプリン	79, 235
アトピー性角結膜炎	209
アトピー性皮膚炎	188
アナフィラクトイド紫斑病	187
アメリカリウマチ学会の分類基準	70
アラキドン酸	222
アレルギー性結膜炎	209
アレルギー性肉芽腫性血管炎	84
アンジオテンシン変換酵素阻害薬	97
アンテドラッグ	18
亜急性甲状腺炎	48, 51
悪性関節リウマチ	70
悪性眼球突出症	54
悪性腫瘍	76
悪性リンパ腫	113
圧迫骨折	72

い
インスリン抵抗性糖尿病	224
インターフェロン療法	165, 174
インフリキシマブ	155
易感染性	110, 224, 225
遺伝的素因	60

う
ウイルス性内耳炎	196
ウェゲナー肉芽腫症	84
ウルソデオキシコール酸	162, 168

え
栄養療法	155
炎症性サイトカイン	223, 237
炎症性腸疾患	150

お
温式(warm-type) AIHA	105

か
カリニ肺炎	28
カルシウム・ミルク	237
下垂体機能低下症	46
化膿性関節炎	268
潰瘍性大腸炎	150
角膜移植	208
角膜炎	212
角膜周辺部浸潤、潰瘍	213
肩関節周囲炎	268
滑膜炎	70
川崎病	225
肝移植	164, 168
寒冷凝集素症	105, 106
間質性肺炎	76
寛解維持療法	228
寛解導入療法	228
感染症	119, 248
関節内ステロイド注入	73
——療法	266
関節リウマチ	69, 243, 267
環境因子	60
眼圧上昇	215, 228
眼球突出	55
眼筋型 MG	176
顔面神経麻痺	199

き
気管支喘息	139
気管切開術	204
気道狭窄	204
季節性アレルギー性鼻炎	201
器質脳症候群	25
偽痛風	268
吸入ステロイドの早期治療介入	146
急性感音難聴	195
急性喉頭蓋炎	203
急性喉頭気管気管支炎	203
急性散在性脳脊髄炎	174
急性蕁麻疹	186
急性声門下喉頭炎	203
急性副腎皮質不全	45
——の治療	45
急性リンパ性白血病	112
急速進行性糸球体腎炎	135
球後注射	207
巨細胞動脈炎	249
巨大乳頭性結膜炎	210
拒絶反応	209
胸腺摘出術後の治療	176
強直性脊椎炎	244
強皮症	244
——腎	244
——腎クリーゼ	97
凝固促進作用	225
筋原性酵素	78

く
クリーピング甲状腺炎	49
クローン病	153
グルココルチコイド	42
——作用	16
——(ステロイド)レセプター	4, 78, 253

け
経口剤	17
経口ステロイド	78
経腸栄養療法	156
劇症肝炎	162
血管炎	236
血管炎症候群	82, 244
——の分類	82
血球貪食症候群	63
血小板結合性免疫グロブリンG	99
血小板輸血	102
血清因子陰性型	230
血清補体価	63, 242
血栓性血小板減少性紫斑病	63
血中サイログロブリン	50
結核性髄膜炎	180
結節性多発動脈炎	84
結節性動脈周囲炎	179
結膜下注射	206
顕微鏡型 PN	179
顕微鏡的多発動脈炎	84, 135
懸濁剤	18
原発性糸球体腎炎	133
原発性胆汁性肝硬変	166
原発性副腎皮質不全	41
——の補充療法	41

こ
コルチコステロイド結合グロブリン	20
コルチゾール	42
呼吸促迫症候群	260
甲状腺眼症	55
甲状腺機能低下症	56
甲状腺クリーゼ	52
甲状腺シンチグラム	51
甲状腺腫	49
好酸球性筋膜炎	185
抗 DNA 抗体価	242
抗 TNF-α 抗体	155

抗炎症効果	221	若年性皮膚筋炎	236	——の代謝速度	21
抗炎症作用	222	手術	262	——の代謝動態	19
抗核抗体陽性型	230	授乳	258	——の体内分布	21
抗凝固療法	228	習慣性流産	260	——の転写調節	254
抗甲状腺ペルオキシダーゼ抗体		重症筋無力症	175	——の副作用	264
（抗 TPO 抗体）	50	重症薬疹	184	——の副作用とその対策	23
抗甲状腺薬	53,54	出産	258	——不応症	251
抗好中球細胞質抗体	135	春季カタル	210	——療法	46
抗サイログロブリン抗体		小児科領域のステロイド療法		——レセプター	
（抗 Tg 抗体）	50		221		4,78,253
抗てんかん薬	21	小児期発症 SLE	233	ステロイド性骨粗鬆症	28
抗ミトコンドリア M₂抗体	167	小児リウマチ性疾患	221	——予防治療ガイドライン	
抗ミトコンドリア抗体	167	消化性潰瘍	34		33
抗リウマチ薬	71	消毒	270	ステロイドパルス療法	
虹彩毛様体炎	232	上強膜炎	211		66,223,228
高血圧症	121	神経サルコイドーシス	180	——の対照試験	242
高度侵襲手術	263	神経病性関節症	269	——の副作用	245
高ミオグロビン血症	237	神経ベーチェット症候群	180	ステロイド離脱	46
高齢発症 RA	69	神経変性	201	——・インターフェロン併	
喉頭蓋	203	尋常性乾癬	188	用療法	165
絞扼麻痺	200	尋常性天疱瘡	182	——症候群	25
膠原病	239			——療法	165
国際予後指標	115	す		ストレス時のステロイド補充	
骨壊死	247	スウィート病	187	療法	45
骨芽細胞や骨細胞のアポトー		スティーヴンス-ジョンソン型		水痘-帯状疱疹ウイルス	200
シス	30		184	水疱性類天疱瘡	183
骨髄巨核球	100	ステロイド	16,76,258	水溶性剤	18
骨粗鬆症	72,224,247	——カバー	262		
混合性結合組織病	91	——外用剤	18,182	せ	
		——（外用剤）・バッシング		生理学的意義	222
さ			190	成長障害	224
サイトカイン	263	——隔日投与	239,248,249	精神病群	25
サルコイドーシス	214	——関節症	269	脊髄症	178
坐剤	17	——吸入療法	229	全身型若年性特発性関節炎	228
		——筋症	24	全身症状	61
し		——シャルコー	73	全身性エリテマトーデス	
シクロスポリン	79	——性精神病	68		60,91,178,261
シクロホスファミド	79,235	——代謝	57	全身性強皮症	91,96
——（間欠）大量静注療法		——注腸療法	229	全身性自己免疫性疾患	178
	67,79,89	——抵抗症	13	前頸部の自発痛	48
——パルス療法	235	——抵抗性	79	喘息の長期管理	144
脂肪織炎	236	——軟膏療法	229		
視床下部-下垂体-副腎系	262	——の運搬	19	そ	
視神経炎（球後視神経炎）	174	——の吸収	19	巣状糸球体硬化症	126
紫斑	104	——の局所投与	182	臓器移植	263
自家感作性皮膚炎	186	——の減量方法	227	臓器病変の重症度	64
自己免疫性肝炎	158	——の剤型	17	側頭動脈炎	84,179
自己免疫性膵炎	168	——の種類	16	続発性副腎皮質不全	41,45
自己免疫性水疱症	182	——の絶対的適応	72		
自己免疫性副腎炎	41	——の全身投与	182	た	
自己免疫性溶血性貧血	105	——の相互作用	21	ターゲット製剤	18
湿疹・皮膚炎群	188	——の相対的適応	73	タクロリムス	79
若年性特発性関節炎	229	——の代謝経路	20	ダウンレギュレーション	254

ダナゾール	102	内リンパ水腫	197	ブデソニド	141
多発性筋炎	75,91	内リンパ嚢開放術	199	プレドニゾロン	44,93
多発性硬化症	173	軟膏	206	プロピオン酸フルチカゾン	141
多発性骨髄腫	117			プロピオン酸ベクロメタゾン	139
多発性動脈炎	244	**に**		不整脈	246
耐糖能異常	247	二次性副甲状腺機能亢進症	30	服薬コンプライアンス	251
胎盤	258	日本皮膚科学会アトピー性皮膚炎治療ガイドライン	192	副腎クリーゼの治療	45
帯状疱疹	225	日内リズム	248	副腎性アンドロゲン	42
高安動脈炎	83	乳児	258	副腎皮質機能低下症	262
単純ヘルペスウイルス1型	200	妊娠	258	副腎皮質不全	52
短時間型	226			副腎不全	248

ち

チトクローム P-450（CYP）	252	**ね**		**へ**	
中間型	226	ネフローゼ症候群	124	ヘリコバクター・ピロリ	101
中枢神経症状	243	粘液水腫性昏睡	56	ヘルペス	212,216
中枢神経ループス	178	**は**		ベーチェット病	187,215
中毒性表皮壊死融解型	184	ハプトグロビン	106	変形性膝関節症	267
注射剤	18	バセドウ病	51	扁桃摘出	134
長時間型	226	バルビタール	251	**ほ**	
鎮痛効果	72	肺病変	62	ホメオスターシス	227
つ		白内障	216	母乳	258
通年性アレルギー性鼻炎	201	橋本病	51	発作性寒冷ヘモグロビン尿症	105
痛風	268	原田病	214		
て		斑状出血	99	**ま**	
テノン嚢下注射	207	**ひ**		マクロファージ	222
デキサメタゾン	44,245	びまん性増殖性腎炎	65	——活性化症候群	230
デヒドロエピアンドロステロンサルフェート	42	びまん性大細胞型B細胞リンパ腫	115	マントル細胞リンパ腫	114
低血糖	45	ヒトTリンパ球向性ウイルスI型	178	膜性腎症	129
低補体血症	132	ヒト型化抗IL-6レセプター単クローン抗体	231	膜性増殖性糸球体腎炎	132
点眼	206	ヒドロコルチゾン	42	末梢神経症候	179
点状出血	99	ビスホスフォネート	32	満月様顔貌	24
転写共役因子	4	ピラミッド計画	71	慢性B型肝炎	165
と		日和見感染	27	慢性炎症性疾患	223
トリアムシノロンアセトニド	74	皮膚筋炎	75,91	慢性炎症性脱髄性多発ニューロパチー	176
トリアムシノロン懸濁液	266	皮膚線条	24	慢性肥厚性硬膜炎	180
ドライアイ	213	非Hodgkinリンパ腫	114	**み**	
糖尿病	121	非ステロイド性抗炎症薬	65,71,92,231	ミネラルコルチコイド	42,246
動脈硬化	35	脾摘	103,107	——作用	16
特定疾患治療研究対象疾患	91	微小変化型ネフローゼ症候群	124	水・電解質代謝異常	45
特発性血小板減少性紫斑病	99,261	鼻アレルギー	201	**む**	
突発性難聴	195	標的遺伝子	240	無顆粒球症	58
な		**ふ**		無機ヨード剤	54
内因性感染	119	ぶどう膜炎	214,230,232	無菌性骨壊死	26
内耳の循環障害	196	フェニトイン	251	無菌性腹膜炎	62
		フリクテン	211	無筋痛性皮膚筋炎	76
				無痛性甲状腺炎	51

索引

め

メソトレキセート®	232
メチルプレドニゾロン	245
――懸濁液	266
――パルス療法	89, 93
メニエール病	197
免疫性神経疾患	172
免疫抑制作用	222
免疫抑制薬	79, 100

や

野牛肩	24
薬剤性甲状腺中毒症（薬剤性甲状腺炎）	58
薬剤性溶血性貧血	105
薬剤胎児危険度分類	143
薬剤誘発性過敏性症候群	184
薬理学的意義	222

ゆ

遊離甲状腺ホルモン	57

ら

ラミブジン	165

り

リウマチ性血管炎	70
リウマチ性疾患	221
リウマチ性多発筋痛症	179
リウマトイド因子陽性型	230
リウマトレックス®	232
リバウンド現象	193
リファンピシン	21, 252
リポステロイド	18, 228, 232
リポ製剤	18
流行性角結膜炎	211

る

ループス腎炎	61, 241
類上皮細胞肉芽腫	180

れ

レセプター	240
レミケード®	155

ろ

ロイコトルエン類	223
濾胞性リンパ腫	114

欧文索引

Ⅰ型自己免疫性肝炎	158
Ⅱ型自己免疫性肝炎	158
Ⅲ型自己免疫性肝炎	158
5-アミノサリチル酸(5-ASA)製剤	151, 155
11β-HSD	11
γグロブリン大量療法	102, 103, 107

A

ACTH	42
――（負荷）試験	46, 262
acute disseminated encephalomyelitis	174
Addison病	41, 262
ADEM	174
――の治療	175
AIHA	105
ALL	112
anakinra	232
ANCA	135
――関連腎炎	135
AP-1	256
autoimmune hemolytic anemia	105

B

BDP	139
Bell麻痺	199
BUD	141
Burkittリンパ腫	114
B型肝炎ウイルス	165

C

CBG	20
Charcot関節	269
CHOP療法	116
chronic hypertrophic cranial pachymenigitis	180
――inflammatory demyelinating polyradiculoneuropathy	176
Churg-Strauss症候群	179, 244
CIDP	176
――の治療	177
CNSループス	61, 65
CO_2ナルコーシス	56
cold agglutinin disease	105
Coombs試験	106
COPD	147
CSS	179
Cushing症候群	224
CYP3A4	251

D

DDS	17
DHEA-S	42
DMARDs	71
drug-induced hypersensitivity syndrome	184
D-ペニシラミン	97

E

early intervention	146, 229, 233
easy bruising	103
ecchymosis	99
ELISPOT	100
enteral nutrition	156
etanercept	232
Evans症候群	65

F

FAB分類	110
FP	141

G

GOLD (Global Initiative for Chronic Obstructive Lung Disease)	148
GR	4, 253
――遺伝子の点変異	254
――親和性の低下	254
――数の減少	254
――による転写活性化	4
――による転写調節	4
――による転写抑制	8
Guillain-Barré症候群	176

H

HAM	178

——の治療	178	——の呼吸器病変	95	Ramsey Hunt 症候群	199
HHV-6	184	——の治療法	92	REAL 分類	110
Hodgkin リンパ腫	114	MG	175	**S**	
HPA axis	11	——の治療	175	Schmidt 症候群	44
HPS	63	MPO-ANCA	84	SeGRM	13
HSV-1	200	MRA	231	SIRS	263
HTLV-I	178	MS (multiple sclerosis)	173	Sjögren 症候群に伴う神経症状	178
——associated with myelopathy	178	——の治療	173	SLE	60, 91, 178, 261
——関連脊髄症	178	myasthenia gravis	175	SSc	91, 96
I		**N**		systemic inflammatory response syndrome	263
IBD (inflammatory bowel disease)	150	Neuro-Behçet 症候群	180	**T**	
idiopathic thrombocytopenic purpura	99	Neuro-Sarcoidosis	180	TA (temporal arteritis)	84, 179
IgA 腎症	133	NF-κB	255	Tolosa-Hunt 症候群	179
IgG 4	169	NSAIDs	65, 71, 92, 231	TTP	63
infliximab	232	**O**		tuberculous meningitis	180
IOIBD assessment score	156	organic brain syndrome	25	**U**	
ITP	99	**P**		UDCA	162, 168
J		palpable purpura	104	**V**	
JIA (juvenile idiopathic arthritis)	229	paroxysmal cold hemoglobinuria	105	VAD 療法	119
L		PBC	167	VZV	200
LDL アフェレシス	127	petechia	99	**W**	
M		Philadelphia (Ph) 染色体	113	Waterhouse-Friderichsen 症候群	45
MALT リンパ腫	114	PMR (polymyalgia rheumatica)	179	WHO 分類	110
MAP 療法	232	PN	179	withdrawal syndrome	223
MCTD (mixed connective tissue disease)	91	PR 3-ANCA	84		
——による筋炎	95	primary biliary cirrhosis	166		
——の血液障害	95	psychosis	25		
		P-糖蛋白質	80		
		R			
		RA	69, 243, 267		

索引

実地医家のためのステロイドの上手な使い方
ISBN4-8159-1702-7 C3047

平成 16 年 11 月 1 日　第 1 版発行

編　　集	川　合　眞　一
発 行 者	松　浦　三　男
印 刷 所	三 報 社 印 刷 株式会社
発 行 所	株式会社　永　井　書　店

〒553-0003　大阪市福島区福島 8 丁目 21 番 15 号
電話(06)6452-1881(代表)／Fax(06)6452-1882
東京店
〒101-0062　東京都千代田区神田駿河台 2-10-6(7F)
電話(03)3291-9717(代表)／Fax(03)3291-9710

Printed in Japan　　　　　　　　　　　　Ⓒ KAWAI Shinichi, 2004

・本書の複製権・翻訳権・上映権・譲渡権・公衆送信権（送信可能化権を含む）は株式会社永井書店が保有します．
・JCLS ＜㈱日本著作出版権管理システム委託出版物＞
本書の無断複写は著作権法上での例外を除き禁じられています．複写される場合には，その都度事前に㈱日本著作出版権管理システム（電話03-3817-5670，FAX 03-3815-8199）の許諾を得て下さい．